Flow Yoga

Meditation in Bewegung

Beate Cuson

Flow Yoga

Meditation in Bewegung

THESEUS VERLAG

Bildnachweis

© Tom Cuson: S. 10, 12, 15, 16, 32, 34, 42, 44, 56, 61, 62, 67, 90, 131, 172, 173, 176.
Alle anderen Fotos © Janne Peters.

Bibliografische Information der Deutschen Bibliothek
Die Deutsche Bibliothek verzeichnet diese Publikation in der Deutschen Nationalbibliografie; detaillierte bibliografische Daten sind im Internet über https://dnb.ddb.de abrufbar.

ISBN print 978-3-89901-280-4
ISBN eBook 978-3-95883-305-0

Print on Demand Ausgabe

www.theseus-verlag.de

Lektorat: Claudia Seele-Nyima
Umschlaggestaltung: Morian & Bayer-Eynck, Coesfeld, www.mbedesign.de
unter Verwendung eines Fotos von © Royalty Free / Corbis
Gestaltung und Satz: Ingeburg Zoschke, Berlin
Druck: Books on Demand GmbH, Norderstedt
Printed in Germany

Inhalt

Vorwort von Alexander Radszun 7
Einführung 11
Willkommen – Namaste! 13

Teil 1 Grundlagen

1 Flow Yoga 17
Vinyasa 17
Die Quellen des Flow – T. Krishnamacharya 18
Parinamavada – der Fluss der Veränderung 20
Der Wandel des modernen Lebens 21
Vinyasa Krama 22
Die Fülle der Flows 23

2 Die Qualität der verkörperten Asanas 27
Das Asana 27
Das belebte Asana 28

3 Der Tanz der Gunas 31
Die Qualitäten der Gunas 31
Der Tanz der Gunas in den Asanas und im Flow 32

4 Der Fluss des Atems 35
Atem ist … 35
Die atmende Bewegung 37
Unseren Atem kennenlernen 37
Der Atem im Asana und im Flow 38
Der Atem während des Übens 39
Atem – Träger des Prana 40

5 Die Qualität des Übens 43

6 *Die verkörperte Philosophie* 45

Das Yogasutra 45

Die Yamas in der Asana-Praxis 47

Die Niyamas in der Asana-Praxis 51

7 *Ein Spaziergang durch den Yogagarten* 57

Teil 2 Praxis

8 *Die Kunst des Übens* 63

Das eigene Üben 63

Die Flows auswählen 65

9 *Flows und Asanas* 67

Der schwingende Schneidersitz 68

Die tanzende Katze 73

Der aufgehende Mond 80

Der schwingende Hund 86

Sonnengruß 91

Tanzender Krieger 102

Fest verwurzelt im Boden 109

Stehend und drehend 116

Der Tanz mit der Balance 124

Eine kraftvolle Körpermitte 132

Ein kraftvoller Oberkörper 139

Auf dem Zentrum liegend gestärkt werden 144

Herzöffnende Rückbeugen 151

Ost-West-Flow 160

Schwingende Beine – lockere Hüften 166

Der Schulter-Flow 172

Entspannung an der Wand 177

Hineindehnen in die tiefe Entspannung 180

Ein Danke an … 187

Anmerkungen 188

Literaturempfehlungen 189

Über die Autorin, Kontaktadresse 191

Die Modelle 192

Vorwort

von Alexander Radszun

Freudige Anstrengung

Beate Cuson schreibt also ein Buch über Flow Yoga, Vinyasa Yoga, wie auch immer man es nennen will. Eben über das, was sie seit vielen Jahren lehrt, anleitet, entwickelt, unterrichtet. Und wovon ich seit fünf Jahren profitiere.

Ich erinnere mich noch gut daran, wie ich in ihr Moveo Studio kam. Ich hatte knochenbrechende Sportarten hinter mir, wollte weg vom Martialischen, wollte meditieren, wollte meinen Zorn verlieren, transformieren. Hab' auch Yoga als Kampf begonnen, natürlich gleich bei den Fortgeschrittenen. Anstrengung. Vorbeuge auf einem Bein. Stehender Spagat. Ging nicht. Hab' mich reingequält in die Positionen. Alles tat weh. Es hat ein bisschen gedauert, bis ich Beate verstand, bis ich Yoga verstand. Was den Körper befreit, statt ihn zu quälen. Und den Geist. Klar.

Es gibt nichts Besseres als die persönliche Anleitung durch einen kompetenten Lehrer. Aber jetzt ein Buch? Wie kann man solche komplexen Strukturen zu Papier bringen? Lebendigkeit aufgeben zugunsten technisch steifer Formulierungen? Wie bitte lassen sich Beates ermutigende Art, der spielerische Aufbau, ihre fröhliche Konzentration auf dem Papier verbinden mit der Tiefe und Ernsthaftigkeit ihrer Arbeit? Wo ist die Schrift-Sprache der ganz eigenen Art zum Aufspüren körperlicher Grenzen, zum Öffnen und Erforschen unbekannter Räume ohne Blut, Schweiß und Tränen, für entspannte Anstrengung, Gefühl und Kraft – nicht Härte?

Beate Cuson hat diese Sprache gefunden, und ich kann neu entdecken, was ich bei ihr gelernt habe oder noch nicht gelernt habe. Oder in meiner buddhistischen Praxis noch dabei bin zu lernen: einfach da zu sein, einsgerichtet, aufmerksam, mich in das hineinzuatmen, hineinzuentspannen, was gerade geschieht.

In meiner Arbeit als Schauspieler kann ich nur in dem Maße Leben darstellen, wie es gelingt, auf Herausforderungen nicht mit Anspannung zu reagieren. Es ist so wichtig, geradezu entscheidend, in der Bewegung, in der Anstrengung durchlässig zu bleiben. Bei hoher Konzentration und Präzision die eigenen Konzepte offenzuhalten und den Atem fließen zu lassen ist eins. Dann kann ich den Augenblick erfahren und mit ihm spielen.

Darauf neugierig zu werden und das zu lernen, dazu leistet dieses Buch einen wichtigen Beitrag.

Vielen Dank, Beate.

Berlin, 6. Mai 2007 *Alexander Radszun*

Die einfachste Geste
wie auch die anspruchvollste Übung
führst du mit fließenden Bewegungen aus,
ohne Unterbrechung und Sprünge.
Das Ende ist ein Anfang …
Und dann kommt die Zeit,
da Yoga nicht mehr etwas ist,
was du zweimal am Tag tust.
Es ist immer da.
In jeder Geste, in jedem Schritt.
Du gehst, du wendest den Kopf,
du hältst eine Tasse, du triffst eine Entscheidung,
alles ist Asana.
Es zeigt sich in allem …

Leichtigkeit und Anmut.
Freiheit und Harmonie.

FREDERIC LEBOYER[1]

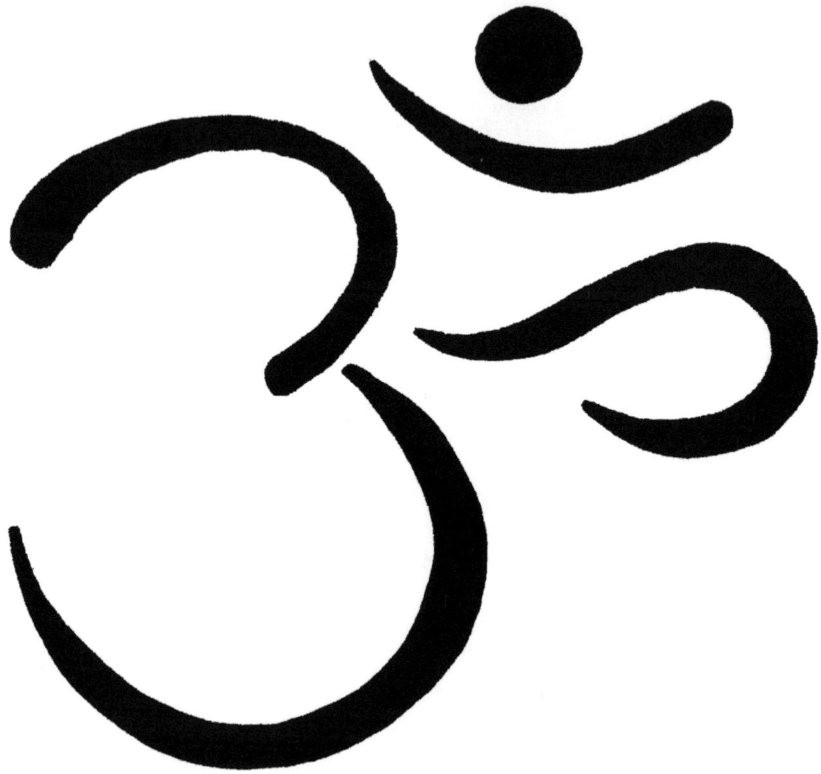

Einführung

Kraftvolle Stille und Klarheit im Fluss der Asanas
Die Freude am Tun und am Wahrnehmen
Die Freude an der äußeren und inneren Bewegung
Das Verschmelzen von Atem und Bewegung
Eine Meditation in Bewegung

Flow Yoga ist Hatha-Yoga, das sich achtsam dem Fluss der Bewegung und dem Fluss des Atems hingibt. Es ist kein neu entwickeltes Yoga, kein neuer Trend, kein weiteres neues Trademark auf dem yogischen Markt.

Im Flow Yoga werden die Asanas nicht allein statisch ausgeführt, sondern fließend miteinander verbunden. Wir bewegen uns in einem kontinuierlichen Fluss von Asana zu Asana und verweilen auch immer wieder in einzelnen Asanas. Die verbindende Kraft ist immer der Atem, der uns durch die äußeren und inneren Bewegungen trägt, führt, leitet und begleitet.

Flow Yoga betont das wirkliche Erleben und Beleben eines jeden Asana und nicht nur die Technik der äußeren Form. Es betont die Freude am Tun, das spielerische Erforschen und Wahrnehmen, und kultiviert gleichzeitig die kraftvolle Stille und Klarheit im Fluss der Asanas, des Atems und der Bewegung. Die Asanas werden nicht als eine Vorbereitung zur Meditation angesehen, sondern sie werden selbst zur Meditation – zu einer Meditation in Bewegung.

Das Erlebnis, freudig und meditativ in etwas aufzugehen, wenn man sich selbst ganz in ein Tun hineingibt, wurde von Mihaly Csikszentmihalyi erforscht und als »Flow-Phänomen« beschrieben. In seinem Buch *Flow – das Geheimnis des Glücks*[2] schreibt er: »Die Ähnlichkeiten zwischen Yoga und Flow sind außerordentlich. Es ist sogar sinnvoll, sich Yoga als eine sehr sorgfältig geplante Flow-Aktivität vorzustellen. Beide zielen darauf ab, ein freudiges, sich selbst vergessenes Einssein durch Konzentration zu erreichen, die wiederum durch Körperdisziplin ermöglicht wird.«

Sich im Flow zu befinden ist ein ähnlicher Bewusstseinszustand wie *Samadhi* – ein Gefühl der Hingabe und des Verschmelzens mit dem aktuellen Tun und der freudigen Erfahrung des Nicht-Getrenntseins. Körper, Atem und Geist verbinden sich, unser »Ich« tritt zurück, und Gefühle des Glücks und der Zeitlosigkeit entstehen.

Die Asanas und die Flows in diesem Buch sind wie Orte auf einer Landkarte, die Reise jedoch ist deine eigene. Sieh die Asanas als bewegte Erlebnisse, wie ein Leben, das in Bewegung bleibt – dein Leben als Tanz.

Ich würde nur an einem Gott glauben,
der zu tanzen verstünde.
NIETZSCHE

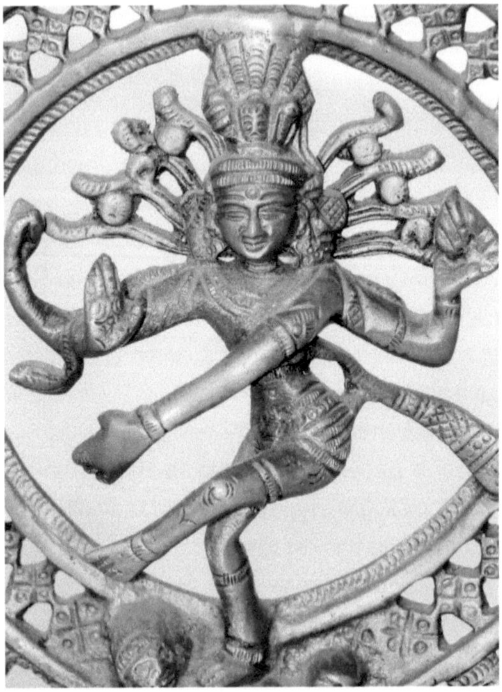

Willkommen – Namaste!

In Asien ist es Brauch, zur Begrüßung die Handflächen vor dem Herzen aneinanderzulegen. Diese schöne, ausdrucksvolle Haltung wird Anjali-Mudra genannt. Ein Mudra ist eine symbolische Geste, Anjali bedeutet, »es kommt vom Herzen«. Das Anjali-Mudra ist eine Geste der Begrüßung, des Dankes und der Ehrerbietung wie ein »heiliges« Hallo. In Indien wird diese Haltung von dem Grußwort *Namaste* begleitet. Wörtlich übersetzt bedeutet Namaste »Verneigung sei dir« und meint, »das Göttliche in mir verneigt sich vor dem Göttlichen in dir«.

Häufig beginnt und endet Yogaunterricht mit dem Anjali-Mudra. Wir finden diese Geste auch in manchen *Asanas*, wie zum Beispiel im Berg vor dem Sonnengruß oder im Baum. Es ist eine sehr kraftvolle Handposition, die sofort die Energie zum Herzen führt, zu unserem Zentrum. Es ist die symbolische Verbindung, das Zusammenführen unserer rechten und linken Gehirnhälfte, unserer aktiven und empfangenden Natur, von Logik und Intuition, unserer männlichen und weiblichen Energien, von Stärke und Sanftheit.

Wenn du spüren möchtest, wie stark die Wirkung dieser Handgeste ist, kannst du nun eine kleine Übung durchführen. Komme in den Schneider- oder Fersensitz. Führe langsam die Handflächen vor deinem Herzen zueinander. Nimm wahr, was du fühlst. Bewege die Hände weg vom Herzen zur Seite oder mehr seitlich nach oben. Wie fühlt sich das an? Komme zurück zum Zentrum. Spürst du die Verbindung mit deinem Inneren, das Gefühl, zentriert zu sein? Häufig entstehen ein tiefes Einatmen und ein tiefes, entspannendes Ausatmen, ein Wohlgefühl, angekommen zu sein.

Von hier aus können wir beginnen – mit diesem Buch, mit unserem Üben, mit dem Meditieren oder jeder anderen Tätigkeit, die Konzentration und Achtsamkeit erfordert. Immer dann, wenn wir unsere Balance verloren haben, nach einem Streit oder bei großem Stress: Das Anjali-Mudra hilft uns, wieder unsere Mitte zu finden – unser Herz.

Namaste.

Teil 1 Grundlagen

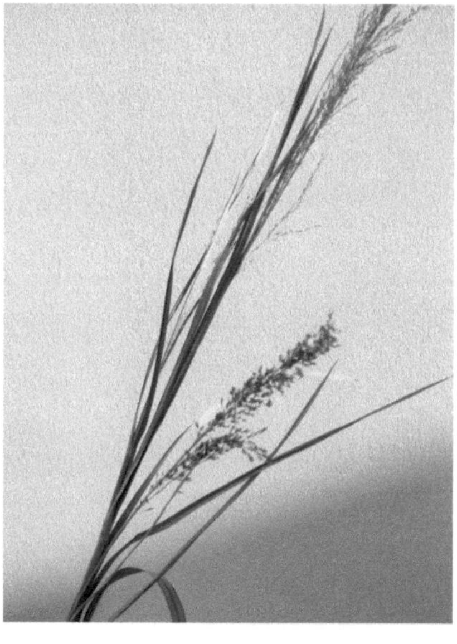

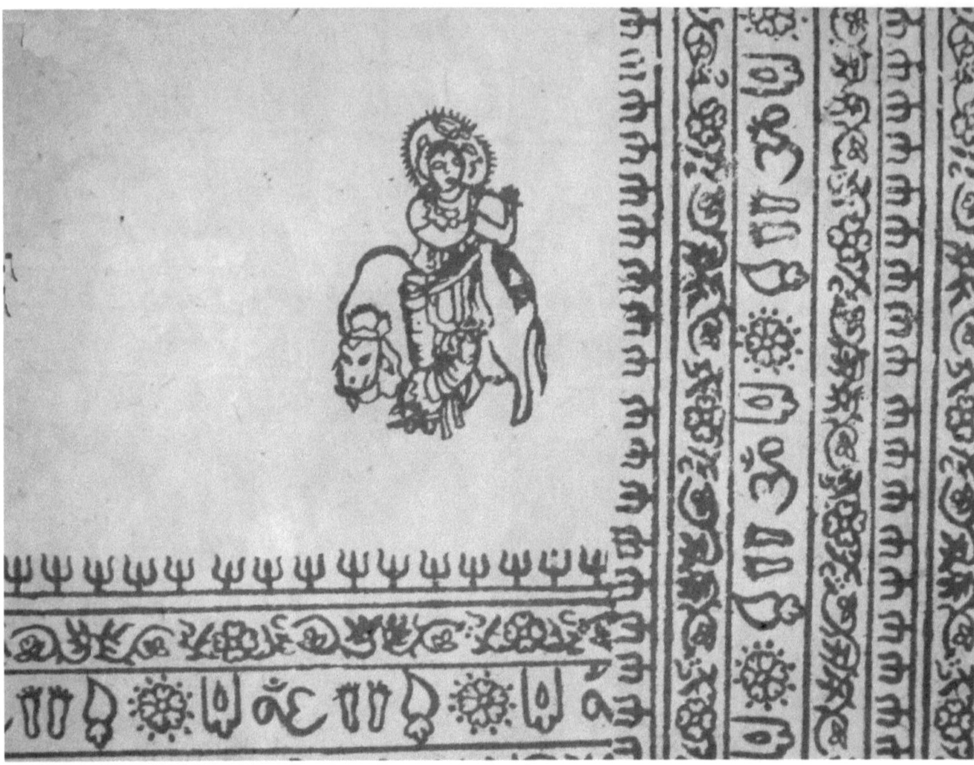

I *Flow Yoga*

Vinyasa

Alles ist in Bewegung. Alles kommt und geht. Da ist nichts, was wir festhalten könnten. Beständig ist nur das Fließen. Die Permanenz liegt im Fließen, nicht in der Statik. Achtsamkeit weckt in uns die Fähigkeit, dieses Fließen und zugleich die Ruhe in aller Bewegung zu erfahren.

WILLIGIS JÄGER

Flow Yoga basiert auf dem Konzept des *Vinyasa. Vi* bedeutet »in einer speziellen Weise«, und *nyasa* kann als »anordnen, platzieren« wiedergegeben werden. Im Vinyasa und somit im Flow Yoga werden die Asanas in einer speziellen Weise angeordnet, platziert und variiert. Das bekannteste Vinyasa, der bekannteste Flow, ist der Sonnengruß.

Vinyasa ist wie das Arrangement der Noten in einer Melodie, die Schritte in einem Tanz, die Worte in einem Gedicht. Nachdem wir die Noten gelernt haben, die Technik der Bewegungen und die Asanas, kreieren und spielen wir damit. Unsere Melodie, unser Tanz, unser Flow kann sanft, sinnlich, weich und verspielt sein oder anregend, dynamisch, kraftvoll und herausfordernd. Flow Yoga ist ein fließender Strom der Veränderungen, harmonisch verbunden mit unserem Atem.

Im Flow Yoga gibt es keine festgelegte Reihenfolge, keine vorgegebenen Sequenzen. Yoga Flow ist vielfältig, ein sich immer wieder veränderndes Üben. Es ist ein spielerischer, freier und kreativer Umgang mit den Asanas, mit den Variationen in den Asanas und den bewegten Verbindungen.

Ein Asana verwandelt sich in das nächste in choreografierten Abläufen. Mit unserem Atem initiieren wir harmonisch das Hineingleiten in ein Asana und das Wiederherausgleiten. Wir gleiten in das Asana, verweilen darin und lösen es wieder auf; wir kreieren, erhalten, zerstören und kreieren aufs Neue in einem fortlaufenden Fluss. Nicht dem Asana allein gilt im Flow Yoga unsere volle Achtsamkeit, sondern auch den bewegten Verbindungen. Die Asanas werden Teil eines Ganzen, sind nicht mehr nur isolierte Formen.

Wir fließen von einer Erfahrung in die nächste, bewegen uns in einem Zustand nahtloser Konzentration und der Zeitlosigkeit. Die Übergänge zwischen den Asanas erscheinen unauffällig, natürlich und leicht. Ein Gefühl der Einheit von Körper, Bewegung, Atem und Geist entsteht. Wir erleben die Meditation in Bewegung.

Im Yogasutra heißt es: »Wenn Gedanken und Eindrücke im gleichmäßigen Strom den Geist durchfließen, sammelt sich der Mensch – das ist Yoga.«[3]

Die Quellen des Flow – T. Krishnamacharya

Flow Yoga schöpft aus den zahlreichen traditionellen Quellen des Yoga, wie dem Yogasutra des Patañjali (siehe Kap. 6), der Bhagavad Gita[4], dem Grundkonzept des traditionellen Sonnengrußes (siehe S. 91) und im Besonderen aus dem Lebenswerk des Gelehrten T. Krishnamacharya (1888–1989).

Yoga ab dem 20. Jahrhundert und wie wir es heute kennen wurde wesentlich von dem großen Meister Krishnamacharya und seinen vier wichtigsten Schülern geprägt, die ihrerseits zu weltweit bekannten, herausragenden Persönlichkeiten des Yoga wurden: Indra Devi, B. K. S. Iyengar, Pattabhi Jois und T. K.V. Desikachar.

Krishnamacharya begann bereits als Kind, Sanskrit und Yoga von seinem Vater zu lernen, widmete sich später an Universitäten unter anderem philologischen und religiösen Studien, studierte Musik, Rechtswissenschaft und Ayurveda.

Krishnamacharyas Sohn T. K. V. Desikachar erklärte einmal in einem Interview: »Mein Vater hatte nach unseren heutigen Maßstäben sechs Professorentitel, darunter einen in Logik. Er war ein Genie, und es war für ihn die größte Ehre, als Yogalehrer und Heiler betrachtet zu werden. Alles, was Yoga seit Jahrtausenden ausmachte, hatte er in den Bergen Tibets im Himalaya von den Gurus direkt gelernt, und – und das ist wahrscheinlich sein größtes Verdienst – er hat Yoga revolutioniert, indem er es an die modernen Verhältnisse anpasste.«[5]

1928, als Krishnamacharya nach acht Jahren Lehrzeit mit dem spirituellen Meister Sri Ramamohan Brahmachari den tibetischen Himalaya verließ, war Yoga eine aussterbende Kunst, die nur von wenigen praktiziert wurde. Als 1931 Krishnamacharya vom Maharaja von Mysore nach Südindien berufen wurde, begannen für ihn zwei fruchtbare Jahrzehnte. Die königliche Familie des Maharaja förderte seit über zweihundert Jahren die indische Kultur und Yoga. Im königlichen Palast in Mysore befindet sich noch heute die *Sritattvanidhi,* eine der ältesten bebilderten Sammlungen von Asanas.

Während Krishnamacharyas Zeit in Mysore waren Indra Devi, B. K. S. Iyengar und Pattabhi Jois seine Schüler. 1950, nach der Unabhängigkeit Indiens, zog Krishnamacharya nach Chennai (Madras) und entwickelte dort seinen individuellen Ansatz weiter.

T. Krishnamacharya leistete Pionierarbeit in der Verfeinerung der Asanas, ihrer therapeutischen Anwendung und dem Ausüben der Asanas in einer sinnvollen Reihenfolge (*Vinyasa Krama*). Er legte den Akzent darauf, die Asanas immer mit dem Atem zu verbinden, und machte sie so zu einem wesentlichen Teil der Meditation, statt sie nur als einen Schritt zu sehen, der zu Meditation führt. Er betonte die Hingabe in jeder Handlung, die innere Ruhe in jedem Asana und die spirituelle Bedeutung des Atems.

In seiner tiefen Ehrfurcht und Achtung vor der Einzigartigkeit eines jeden Menschen hob er hervor, Yoga solle immer dem Menschen angepasst werden, nicht der Mensch dem Yoga. So wurde Krishnamacharya immer zu dem Lehrer, den ein Schüler gerade brauchte, getreu seiner Maxime: »Lehre einen Schüler immer das, was er braucht, nicht mehr und nicht weniger.« Er betonte das Konzept des *Vinyasa Krama* als einen kunstvollen Zugang zum Leben, für alle Rhythmen, Phasen und Zyklen des Lebens, für unsere Beziehungen und unsere persönliche Entwicklung.

Indra Devi (1899–2002), die »First Lady des Yoga«, übte als erste Frau eine herausragende und nachhaltige Wirkung auf den internationalen Yoga aus. Sie gründete 1939 die erste Yogaschule in Shanghai, überzeugte den Kreml von den Vorzügen des Yoga, woraufhin das Yogaverbot aufgehoben wurde. 1947 zog sie nach Hollywood und löste von dort die erste populäre Yogawelle aus. 1952 schrieb sie den ersten Yoga-Bestseller. 1985 machte Indra Devi Buenos Aires zu ihrer Heimatstadt und gründete dort sechs Yogaschulen.

B. K. S. Iyengar (geb. 1918) ist der Meister der wissenschaftlichen und therapeutischen Analyse der Positionen. Er brachte eine neue Dimension der Genauigkeit und präzisen Ausrichtung in das Üben der Asanas und verhalf dadurch dem Yoga im Westen zu Akzeptanz und Anerkennung.

Pattabhi Jois (geb. 1915) ist die Leitfigur des *Ashtanga-Vinyasa-Yoga*, einer körperlich stark herausfordernden Form des *Hatha-Yoga*. Diese Form des Übens erfordert höchste Kraft, Flexibilität und Ausdauer und besteht aus sechs festgelegten Serien.

T. K. V. Desikachar (geb. 1937), Krishnamacharyas Sohn und einer seiner langjährigsten Schüler, betont die Wichtigkeit des Atems, das emotionale Heilen und das Individuelle im Üben. Er gründete 1976 in Chennai das Krishnamacharya Yoga Mandiram, ein gemeinnütziges Yoga-Institut. Yoga Mandiram ist ein Ort, der die Lehren T. Krishnamacharyas erhält, lebt und weitervermittelt.

Sein immenses erlebtes Wissen und tiefes Verständnis, sein überzeugendes Charisma und seine Integrität machten ihn zu einem respektierten und einflussreichen Erneuerer und Reformer des Yoga. T. Krishnamacharya arbeitete immer im Stillen mit den einzelnen Menschen, scheute den Ruhm und den Reichtum – und begann eine sanfte und stille Revolution, die das Yoga neu belebte.

Parinamavada – der Fluss der Veränderung

Alles, was erscheint, erscheint nur im Wandel.
YOGASUTRA[6]

Das Bewusstsein vom großen Wandel, Parinama,
verleiht der kreativen Energie im Menschen Gestalt.
R. SRIRAM[7]

Parinamavada, alles ist im Wandel. Der kontinuierliche Strom der Veränderungen und vorübergehender Erscheinungen prägt unsere gesamte Existenz. Wir wissen nie, was im Leben geschehen wird. Yoga ist die Erkenntnis dieser unausweichlichen Tatsache. Indem wir lernen, durch unser Üben des Yoga zu fließen, lernen wir auch, uns mit Kraft, Vertrauen und Hingabe diesem Fluss des Wandels hinzugeben.

So wie wir die Dinge heute sehen, haben wir sie vielleicht gestern nicht gesehen und empfunden. Unsere Situation, unsere Beziehung zu den Dingen haben sich verändert, oder wir selbst haben uns verändert. Die Art, wie wir ein Asana gestern empfunden haben, wird nicht die Art sein, wie wir es heute empfinden oder wie wir es in den noch kommenden Phasen unseres Lebens empfinden werden.

Im Flow Yoga befinden wir uns in einem kontinuierlichen Strom der Veränderung. Atem, Bewegung, Körper, Geist, Oben und Unten, Innen und Außen sind verbunden. Wenn wir jeden Atemzug, jeden Übergang und jedes Asana bewusst wahrnehmen, kultivieren wir Präsenz, Gelassenheit und Offenheit und sind bereit für alles, was geschehen wird, ohne dabei etwas Bestimmtes zu erwarten.

Der Wandel des modernen Lebens

Das fließende Üben der Asanas ist besonders wertvoll für uns Menschen mit modernem Lebensstil. Der Mangel an Bewegung, das häufige statische Verweilen im Sitzen, einseitige Bewegungen, eine stetige Reizüberflutung, die zahlreichen von außen geforderten Umstellungen unseres Lebens, verbunden mit einem unharmonischen Lebensstil, fordern den Körper und das Nervensystem auf eine ganz neue Weise heraus.

Die nach langem Sitzen oder konzentrierter Arbeit vor dem Computer entstandenen körperlichen und geistigen Verspannungen werden durch die geschmeidigen, gleitenden Bewegungen des Flow Yoga angenehm aufgelöst. Die Dynamik der Bewegungen bringt den Atem, die Lebensenergie und die Körpersäfte wieder ins Fließen und ist ein gutes Ventil, um aufgestaute Energien freizulassen. Wenn wir zu schnell in die Statik oder nur von der Statik wieder in die Statik gelangen, vom langen Sitzen am Schreibtisch in statische Asanas auf der Matte, ist es schwieriger, Spannungen loszulassen – häufig verspannen wir uns sogar noch mehr.

Die ineinander übergehenden Bewegungen und die bewusste Verbindung von Atem und Bewegung erfordern eine besondere Wachheit und Achtsamkeit. Unser Geist sammelt sich in der Konzentration auf den äußeren und inneren Flow, die Bewegung und den Atem. Diese tiefe Konzentration ist nötig, um sich in den Fluss der Bewegung und des Atems hineinzubegeben. So entsteht ein selbstvergessenes Einssein, und unsere permanent plappernden Gedanken kommen zur Ruhe.

Die Aktivität der dynamischen Bewegungsabläufe und die Fülle der äußeren Bewegungen erfordern unsere gesamte Aufmerksamkeit an das Gegenwärtige, kultivieren innere Ruhe und Gelassenheit. Wir geben uns den inneren und äußeren Bewegungen hin und bleiben dabei ruhig und präsent. Wir lernen, auf den Wellen unseres Lebens zu reiten – ein Leben voller Eindrücke, Reize, Herausforderungen und Erlebnisse –, ohne dabei unsere innere Achtsamkeit und Gelassenheit zu verlieren.

Vinyasa Krama

Jeder Zustand, der erreicht wurde, ergab sich durch Schritte,
die wir bewusst oder unbewusst gegangen sind.
Yoga wird erreicht, indem die hinführenden Schritte gegangen
werden.
YOGASUTRA[8]

Vinyasa Krama bedeutet einen sinnvollen, schrittweisen Aufbau unseres Übens. Vinyasa wörtlich übersetzt heißt »in einer speziellen Weise anordnen« und Krama »in bestimmten Schritten, ein schrittweiser Aufbau oder Stufen«.

Wir beginnen unser Üben immer da, wo wir uns gerade befinden, und überlegen, wohin wir gehen wollen. Wie T. K. V. Desikachar es ausdrückt: »Wenn wir dem Konzept des Vinyasa Krama folgen, genügt es nicht, einfach nur einen Schritt irgendwohin zu machen. Dieser Schritt, dieses Asana, muss uns in die richtige Richtung führen und in der richtigen Weise ausgeführt werden.«[9]

Die Sequenzen im Flow Yoga sind zwar nicht festgelegt, wie in anderen Formen des Vinyasa-Yoga, dennoch sind sie kein wahlloses Aneinanderreihen von Asanas, die uns gerade in den Sinn kommen, sondern sorgfältig mit Wissen und Logik zusammengestellte Sequenzen. Das Komponieren von Asana-Sequenzen erfordert genaue Kenntnisse des Vinyasa-Krama-Konzepts und fundiertes Wissen über den Körper, den Atem, die Energien und die Wirkungen der Asanas sowohl auf der grobstofflichen als auch auf der feinstofflichen Ebene.

Im Flow Yoga folgt ein Asana dem anderen in sinnvoller Schritt-für-Schritt-Abfolge. Einfache Asanas und Flows lassen uns ankommen, den Fluss unseres Atems finden und schaffen den Abstand zu unserem Alltag. Wir erwärmen und mobilisieren unseren Körper und bereiten uns allgemein auf unser Üben vor. Es folgen gezielte Bewegungsabfolgen und Asanas, die uns auf die intensiveren Flows und Asanas oder einen gewählten Höhepunkt oder Schwerpunkt vorbereiten. Über die neutralisierenden, ausgleichenden, kühlenden und entspannenden Flows bewegen wir uns hin zur tiefen Entspannung.

Das Konzept Vinyasa Krama ist nicht nur ein wertvoller Leitfaden für unsere Yogapraxis, sondern auch für die vielfältigen Aufgaben unseres täglichen Lebens. Vinyasa Krama bedeutet auch, dass wir fähig sind, uns bewusst und intuitiv einer Situation anzupassen und die Schritte zu gehen, die uns auf unserem Weg in die richtige Richtung führen.

T. Krishnamacharya hob Vinyasa Krama als einen kunstvollen Zugang zum Leben hervor, als einen Weg, auf dem wir all das, was wir durch Yoga lernen, auf die Rhythmen, Phasen und Geschehnisse unseres Lebens übertragen können. Das schließt natürlich die Beziehung zu uns selbst, zu anderen Menschen und zur Welt mit ein.

Die Fülle der Flows

Wir können auf vielfältige Weise durch unser Üben fließen. Hier sind die Grundkonzepte aus der Fülle der Flows. Vielleicht entdeckst du während deines Übens neue Möglichkeiten?

Höhepunkt

Wir bauen Sequenzen auf einen Höhepunkt, ein bestimmtes Asana hin auf. Wir bereiten unseren Körper durch gezielte, vorbereitende Positionen und Flows langsam darauf vor und finden so auch zu einem tieferen Verständnis des betreffenden Asanas. Wählen wir den nach oben gerichteten Bogen als Höhepunkt, wärmen wir unsere Wirbelsäule auf, dehnen die Vorderseite unseres Körpers, üben gezielte hüft- und schulteröffnende Asanas, fließen von sanften zu intensiveren Rückbeugen bis hin zu unserem nach oben gerichteten Bogen. Falls der vollständige nach oben gerichtete Bogen zu schwierig sein sollte, bleiben wir auf der Stufe, die für uns die angemessene ist, ohne Gewalt und ohne falschen Ehrgeiz.

Schwerpunkt

Wir kreieren Sequenzen mit einem Schwerpunkt: Hüft- oder Schulteröffnungen oder Rücken, Kultivierung unseres Gleichgewichts, unserer Bauchmuskeln oder Armkraft; oder wir wählen als Schwerpunkt eine Asana-Familie, wie Rückbeugen oder Drehungen. Wir können auch in unserem Flow einen Körperteil verstärkt erforschen, wie unser Becken, unseren Nacken oder die Kraft unserer Beine.

Verweilen

Wenn wir eine Sequenz neu lernen und uns die Asanas noch nicht vertraut sind, sollten wir erst einmal in den einzelnen Asanas verweilen, um sie kennenzulernen und zu erforschen.

Später, in den durchgehenden Flows, verweilen wir immer wieder – auch einige Minuten – in einzelnen Asanas, um uns in sie zu vertiefen, unsere Kraft und Flexibilität zu kultivieren, die Ausrichtung, die Feinheiten und die Essenz des Asana wahrzunehmen und uns dem inneren Flow hinzugeben.

Rhythmisches Fließen

Innerhalb einer längeren Sequenz können wir immer wieder zwischen einem Asana und einem anderen Asana hin- und hergleiten. Zum Beispiel können wir in dem Flow »fest verwurzelt im Boden« drei- bis sechsmal mit dem Einatmen in die »Krieger II Variante« gleiten und mit dem Ausatmen in den »Seitwinkel«, um danach unseren Flow fortzusetzen.

Fließen und Verweilen

Wir fließen mehrmals in ein Asana hinein und wieder heraus, erwärmen und lockern uns, um dann länger in ihm zu verweilen. In dem Flow »auf dem Zentrum liegend gestärkt werden« fließen wir beispielsweise mehrmals mit dem Einatmen in die »fliegende Heuschrecke«, und mit dem Ausatmen sinken wir wieder zum Boden, um dann nach einigen Runden in der »fliegenden Heuschrecke« zu verweilen. Wir spielen mit dem Wechsel Bewegung und Stille, Dynamik und Verweilen.

Von kurzen zu längeren Sequenzen

Besonders wenn wir noch nicht so geübt sind, fließen wir durch kurze Sequenzen, die leichter im Gedächtnis zu behalten sind und nicht so viel Konzentration erfordern, zum Beispiel »Krieger II Variante« – »Seitwinkel« – »Krieger II Variante« – »Dreieck«. Mit mehr Übung und Erfahrung fließen wir durch längere Reihenfolgen, die besonders unsere Konzentration herausfordern.

Den Atem beleben

Wir können unseren Atem beleben, indem wir in einer rhythmischen Weise ein Element in einem Asana variieren. Im »Krieger II« können wir schwungvoll mit den Armen im Rhythmus unseres kraftvoll fließenden Atems kreisen. Im »Baum« bewegen wir, während wir einatmen, unsere Arme in großem Bogen seitlich nach oben über unseren Kopf. Während wir ausatmen, führen wir unsere Hände im Namaste über die Körpermitte zu unserem Herzen.

Der Tanz der Energien

Wir komponieren Sequenzen, die einen direkten Einfluss auf unseren energetischen Zustand und unser Befinden haben. Wir stellen Sequenzen mit Asanas zusammen, die eine energetisierende, erhitzende und anregende Wirkung haben – mit solarer Energie. Sie helfen uns, Müdigkeit, Trägheit oder depressive Verstimmungen zu überwinden. Oder wir stellen Sequenzen mit kühlender, beruhigender, entspannender Wirkung zusammen – mit lunarer Energie. Sie führen uns in die Ruhe und Entspannung.

Zurück zum Flow

Immer wieder kommt es vor, dass wir unseren kontinuierlichen Fluss der Bewegung verlieren. Wir konzentrieren uns zu sehr auf die technischen Einzelheiten der Ausführung, üben zu schnell und unachtsam, ein bekannter Flow wird uns zur Gewohnheit, oder unser plapperndes Gehirn hat uns wieder einmal abgelenkt. In solchen Momenten sollten wir immer wieder zu unserem Atem und dem Fluss unserer Bewegung zurückkehren.

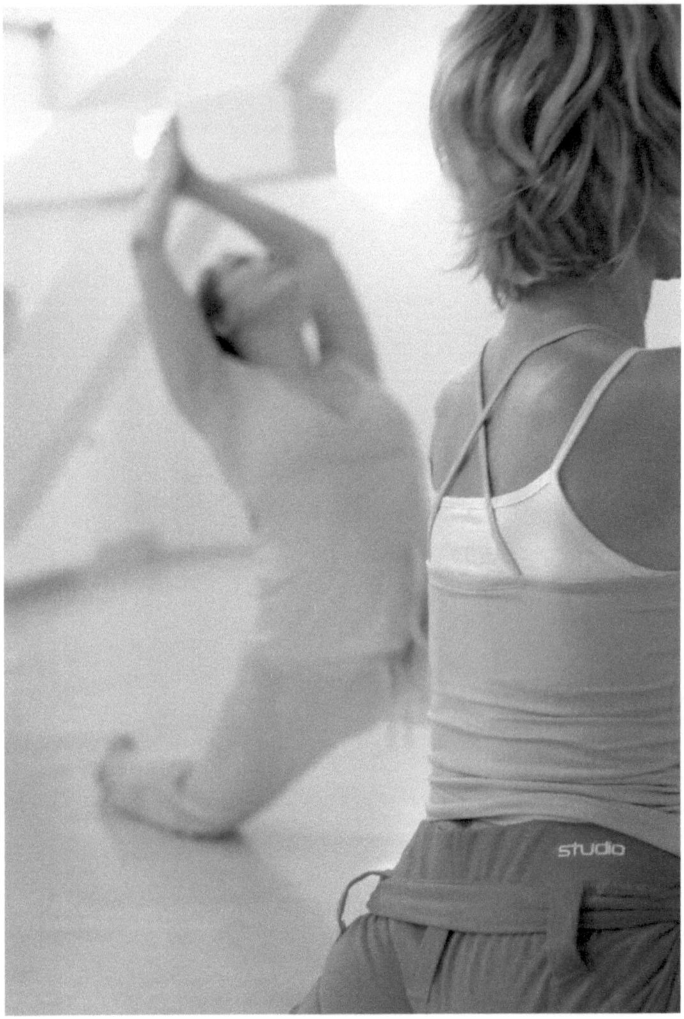
studio

2 *Die Qualität der verkörperten Asanas*

Das Asana

Weder sind wir dazu bestimmt, perfekt zu sein,
noch dazu, an starren Positionen festzuhalten.
Unsere Bestimmung ist es, in einem Universum zu fließen,
das sich konstant um uns herum bewegt.
JEAN HOUSTON

Es gibt viele Wege, Asanas zu üben, je nach unseren Interessen und Bedürfnissen. Vielleicht wollen wir uns einfach etwas Gutes tun, kräftiger und beweglicher werden, oder ohne schmerzenden Rücken und verspannte Schultern durch das Leben gehen. Wir können einen Weg der körperlich-geistigen Heilung wählen, während oder nach einer Krankheit oder in Perioden besonderer Herausforderungen. Oder einen Weg der spirituellen Entwicklung und Transformation. Wichtig ist es zu verstehen, dass die Asanas nur Werkzeuge auf diesem Weg sind. Wichtig ist nicht das Asana als Form, sondern der Mensch, der es belebt.

Wenn uns ein Asana noch nicht bekannt ist, fragen wir: »Wie komme ich in diese Position? Was muss ich alles tun? Wo gehört mein Knie hin? Wie soll ich nur hier nach innen drehen und dort nach außen?«

Die Antworten auf diese Fragen liegen auf der Ebene des Körpers – auf der grobstofflichen Ebene. Wir lernen, worauf in den einzelnen Positionen zu achten ist und wie ein nicht richtig ausgeführtes Asana uns überlasten oder verletzen könnte. Wir brauchen die Struktur der äußeren Form, Leitlinien und Korrekturen; am Anfang dominieren diese Strukturen sogar, so dass wir unseren Tanz auf der Matte erst einmal auf dieser Ebene erfahren.

Wenn wir jedoch zu sehr an einer »korrekten« äußeren Form hängenbleiben, der Technik anhaften und unsere Energie auf das Erreichen perfekter Asanas richten, können wir weniger die einfache Freude und das Wohlgefühl erleben, und es fällt uns schwerer, in die Welt der Feinstofflichkeit eintauchen – die Trennung von Körper, Atem und Geist wird vielleicht sogar noch vertieft, die Trennung, die wir eigentlich durch Yoga auflösen wollen.

Wesentlich in einem Asana ist das Erforschen und die Neugierde, unseren Körper, unsere Reaktionen, Gedanken, Gefühle und den Fluss unseres Atems wahrzunehmen. Die Asanas sind abstrakte äußere Formen, die erst dann lebendig werden, wenn wir sie nach unseren Fähigkeiten beleben, verkörpern und mit unserem Atem füllen.

»Die Positionen existieren, um dir zu helfen zu verstehen, was in deinem eigenen Körper vor sich geht … All deine Energie auf perfekte Positionen zu richten ist wie Yoga als Performance-Kunst.« (Gary Kraftsow[10])

Nicht alle Asanas sind in der gleichen Weise und für jeden von uns geschaffen oder anstrebenswert. Eine Person kann ein beeindruckend schönes und ästhetisches Asana vorführen, ohne im bewussten Kontakt mit den inneren Prozessen zu stehen. Einer anderen Person hingegen sieht man förmlich *Sukha*, das Wohlgefühl, die Leichtigkeit und die Vereinigung von Körper, Atem und innerem Geschehen an – auch wenn das Asana äußerlich nicht so beeindruckend aussieht. Das ist der Unterschied zwischen Asana und gymnastischen Übungen.

Vielleicht werden wir das Asana, wie es uns immer in den Bildern und Zeitschriften gezeigt wird, nie so ausführen können – das ist auch nicht das Ziel. Jeder Körper hat seine eigene Geschichte und Individualität. Angeborene Strukturen (Knochen, Gelenke, Bindegewebe), tief in unserem Körper liegende Emotionen, Unfälle, Krankheit und Alter spielen eine Rolle. Wir sollten uns nicht durch Vorstellungen und Bilder begrenzen, unter Druck setzen oder uns bewerten und verurteilen. Entscheidend ist immer die Qualität unseres Übens.

Yoga bedeutet immer Akzeptanz, innere Freiheit, Raum, geistige Flexibilität und Offenheit.

Das belebte Asana

Sthirasukhamasanam
Asanas sollen gleichermaßen die Qualitäten Stabilität und Leichtigkeit haben.
YOGASUTRA[11]

Die Bedeutung von *Sthira* ist »stabil, fest«; *Sukha* heißt »angenehm, leicht, das Wohlgefühl fördernd«.

Das Bild der kosmischen Schlange Ananta aus der indischen Mythologie verkörpert ideal die Qualitäten eines Asana. Die Gottheit Vishnu liegt im sanften göttlichen Schlummer auf dem zusammengerollten Körper der Schlange Ananta. Weich genug, ihm als angenehmes Bett zu dienen, verkörpert sie *Sukha,* Leichtigkeit, Geschmeidigkeit, das Sichwohlfühlen. Fest genug, das ganze Universum auf ihrem Kopf zu tragen, hält sie ihren Kopf schützend über Vishnu und verkörpert *Sthira,* Stabilität, Wachsamkeit und Festigkeit.

Wenn wir die Struktur und Technik eines Asana verstanden haben, beginnt unser Weg in die Feinstofflichkeit, zu unseren inneren Welten und inneren Energien.

Wir sehen die Asanas als eine Entdeckungsreise, als Inseln auf der Odyssee durch unser Leben. Wie nehmen wir das Asana wahr, und wie fühlen wir es? Wie fließt unser Atem? Welche Positionen sind einfach, welche schwierig und warum? Wie weit können wir gehen, ohne das es zu viel wird? Entwickeln wir Widerstände? Welche Gedanken und Gefühle haben wir? Sind wir ehrgeizig oder ängstlich, geben wir schnell auf, fühlen wir uns schnell überfordert oder gelangweilt? Fällt es uns schwer, uns zu konzentrieren, sind wir streng und kritisch? Haben wir unseren Ort der Balance gefunden, unseren Ort der Ruhe? Sind wir präsent in unserem Körper, sind wir wach und klar in unserem Geist? Haben wir die zwei wichtigsten Qualitäten entwickelt, die Patañjali im Yogasutra (siehe Kap. 6) beschreibt?

Wir nehmen immer wahr, wo wir gerade sind – in diesem Moment. Was brauchen wir in diesem Moment? Mehr Stabilität und Erdung oder ein bewusstes Loslassen? Mehr Energie und Kraft oder Vertrauen und bewusste Entspannung? Können wir weniger mit Muskeln tun und uns mehr von den Knochen tragen lassen? Oder kann uns unser Atem mehr bewegen und tragen, uns Kraft und Energie geben?

Wir finden immer die Leichtigkeit und Mühelosigkeit in der Anstrengung und Herausforderung und zwängen uns nie in eine Position oder Situation hinein, kämpfen nicht gegen sie an.

Natürlich erfordert es am Anfang eine gewisse Anstrengung und Mühe, wenn uns die Kraft, Beweglichkeit und das Gleichgewicht noch fehlen. Aber wir nehmen diese Herausforderungen an – mit einer spielerischen Neugier und einer Freude zu erforschen.

Auch wenn wir schon hunderte Male das gleiche Asana geübt haben, bewahren wir immer einen Anfängergeist. Wir erleben und beleben es immer wieder in diesem Moment und sehen es als Möglichkeit, Neues zu entdecken und zu lernen. Wir sind vollständig präsent in der Welt der Asanas und der Realität unseres Lebens, wie sie sich in diesem Moment offenbart, egal ob auf der Yogamatte oder in unserem Alltag.

Ein Asana wird dann perfekt, wenn jegliche Anstrengung, etwas erreichen zu müssen, sich auflöst. So ist der Fortschritt auf unserem Yogaweg nicht daran zu messen, wie viele Asanas wir »schaffen«, wie lange wir auf unserem Kopf stehen oder wie spektakulär unsere Positionen sind. Fortschritt auf dem Yogaweg ist eine harmonische Entwicklung unserer Kraft und Beweglichkeit, eine Verbesserung unserer Gesundheit, der freie Fluss unserer Energien und unseres Atems, das Vertiefen unserer Beziehungen und Freundschaften und der achtsame und gewaltlose Umgang mit uns und der Welt. Sind wir entspannter, freundlicher, toleranter, gebender und offener geworden?

Der Tanz der Natur in den Asanas

Wir fließen in die Kobra oder in die Heuschrecke, öffnen uns in der Taube, ziehen uns zurück in das Kind. Wir verwurzeln uns im Baum und spüren die Erhabenheit des Berges, nehmen die Gestalt eines Kriegers oder der Gottheit des Tanzes an. Wir verwandeln uns in einen Adler oder strecken und dehnen uns im Hund. Wir verkörpern den Gruß an die Sonne und geben uns hin in den aufgehenden Mond. Wir spüren die Kraft des Dreiecks und die Dehnung im seitlichen Winkel. Wir verkörpern Hanuman, den Affengott, oder ziehen uns zurück in die Schildkröte.

Der Weg des Yoga öffnet das Bewusstsein für das Göttliche in allen Dingen des Lebens. »Wenn der Yogi Asanas übt, nimmt sein Körper viele Formen an, die den verschiedensten Geschöpfen ähneln. Er wird geschult, keine Kreatur zu verachten, denn er weiß, dass durch die ganze Tonleiter der Schöpfung vom niedrigsten Insekt bis zum vollkommensten Weisen der gleiche universelle Geist atmet, der unzählige Formen annimmt.« (B. K. S. Iyengar)[12]

3 *Der Tanz der Gunas*

Die Qualitäten der Gunas

Der von Begierde und Zorn bewegte Geist
gleicht einem reißenden Strom in einer Gebirgsschlucht.
Der vom dumpfen Rausch der Lethargie geblendete Geist
gleicht dem ungenießbaren Wasser eines alten, modrigen Tümpels.
Der klare Geist der Gegenwart
ist wie der große, wellenlose See in einer Vollmondnacht.
NACH DEM TIBETISCHEN YOGI NORBU SAKYA DRUKPA

Aus yogischer Sicht sind die Gunas Eigenschaften, die in allen Erscheinungen der Welt wirken:

- Die lichte, klare Qualität von *Sattva*
- Die bewegte, dynamische leidenschaftliche Qualität von *Rajas*
- Die träge, verdunkelnde Qualität von *Tamas*

Sattva ist die lichte Klarheit, das Zur-Ruhe-Kommen unserer Gedankenwellen – das Ziel des Yoga. Auch im Üben der Asanas wollen wir diese Klarheit und Ruhe erlangen. Wenn Tamas im Üben überwiegt, entsteht ein Gefühl von Schwere und Müdigkeit; dominiert Rajas, wird das Üben aggressiv, getrieben und leistungsbezogen. Ein sattvisches Üben lässt in uns ein Gefühl von entspannter Energie und einen ruhigen Geist entstehen.

Rajas ist die aktive, stimulierende Kraft, die den Wandel herbeiführt, ein Geisteszustand, in dem wir durch unsere Wünsche oder Ablehnungen zum Handeln getrieben werden. Wir identifizieren uns mit unserem Tun, unseren Handlungen und streben nach Erfolg und Belohnung.

Tamas ist die passive, tragende Kraft, die Ruhe bewirkt und Stabilität bringt. Es ist ein Geisteszustand, in dem es uns an Klarheit mangelt. Die Folgen sind Nichthandeln, Trägheit und Müdigkeit. Die Eindrücke aus der Vergangenheit und Gewohnheiten haben eine starke Kraft, und die Abhängigkeit an die Materie ist in Tamas am stärksten.

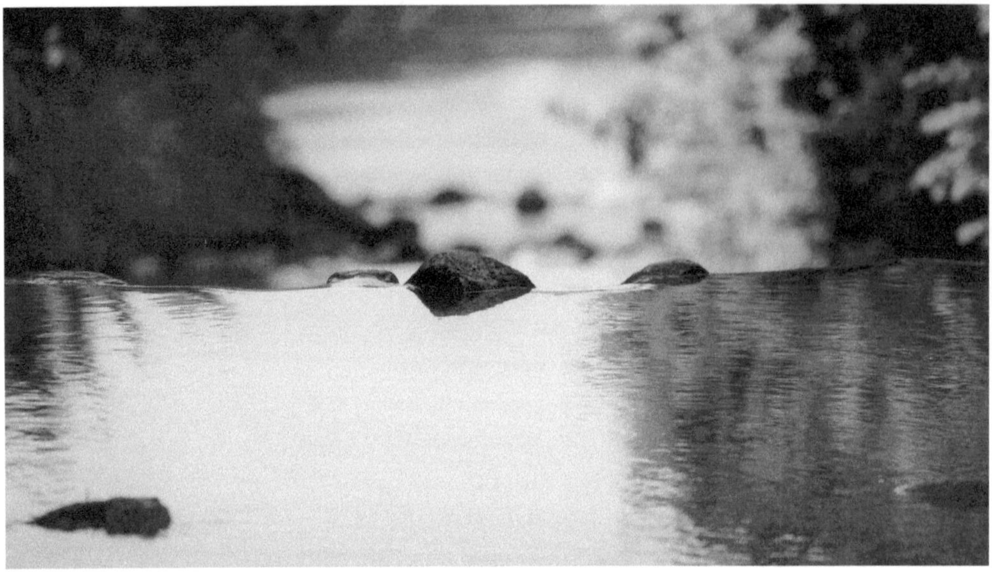

Sattva ist der Geisteszustand, in dem wir mit Ruhe und Bewusstheit handeln, ohne uns vom möglichen Gelingen oder Scheitern abhängig zu machen. Unser Glück und unsere Zufriedenheit sind nicht mit dem Erfolg verknüpft.

- Bin ich klar, ruhe ich in mir, bin ich zufrieden? – Dann dominiert Sattva.
- Bin ich unschlüssig, unruhig und fühle mich getrieben, hin- und hergerissen? – Rajas überwiegt.
- Fühle ich mich niedergeschlagen, schwer, lethargisch, sehe ich die Dinge dunkel und schwarz? – die Qualität Tamas dominiert.

Weder Rajas noch Tamas sind an sich negativ. Wir brauchen Rajas, um Dinge in Bewegung, und Tamas, um Dinge zu einem Ende zu bringen. Wir brauchen Rajas, um morgens aus dem Bett zu kommen, und Tamas für einen tiefen und entspannten Schlaf. Wenn unser Geist und unser Körper jedoch zwischen diesen Polaritäten hin und her gerissen sind, fällt es schwer, das Richtige zu tun. Erst die Balance dieser zwei Qualitäten führt zum Gleichgewicht von Sattva.

Der Tanz der Gunas in den Asanas und im Flow

Die Qualitäten der Gunas sind auch in den Asanas und Flows zu finden. Jedes Asana hat eine spezifische energetische Qualität. Wir wählen die Asanas gezielt aus, je nachdem, welche Wirkung oder welchen Zustand wir erlangen wollen.

- Asanas, welche die Vorderseite unseres Körper dehnen und mit viel Kraft gehalten werden müssen, wie Rückbeugen und Standpositionen, sind in ihrer Wirkung *rajas*, erhitzend und anregend. In den Flows sind es die kraftvollen und dynamischen Sequenzen.
- Asanas, in denen wir uns vorbeugen, uns in Umkehrhaltungen zurückziehen oder die auf dem Prinzip des Loslassens beruhen, wie entspannende Asanas in der Rückenlage, sind *tamas*, beruhigend und kühlend. Wir fließen durch die sanften, weichen Flows.
- Asanas in der Sitzhaltung gelten als *sattva*, ausgleichend, auch in den sitzenden, fließenden Sequenzen.

Wenn wir die Energie von Tamas in uns wahrnehmen, wählen wir in unserem Üben Asanas, die uns aktivieren, energetisieren und erwärmen, und kraftvolle dynamische Flows.

Wenn Rajas dominiert, brauchen wir in unserem Üben erst einmal ein Ventil, um unsere überschüssige Energie herauslassen. Wir fließen durch mehr oder weniger dynamische Flows. Rajasische Persönlichkeiten sollten besonders darauf achten, das ihr Üben nicht zu leistungs- und körperbezogen wird, und Rajas noch mehr verstärken.

In unserem Üben sind wir uns der Qualitäten der Gunas in den Asanas, den Flows und in uns bewusst, tanzen mit ihnen und versuchen, kontinuierlich einen sattvischen Zustand zu erreichen.

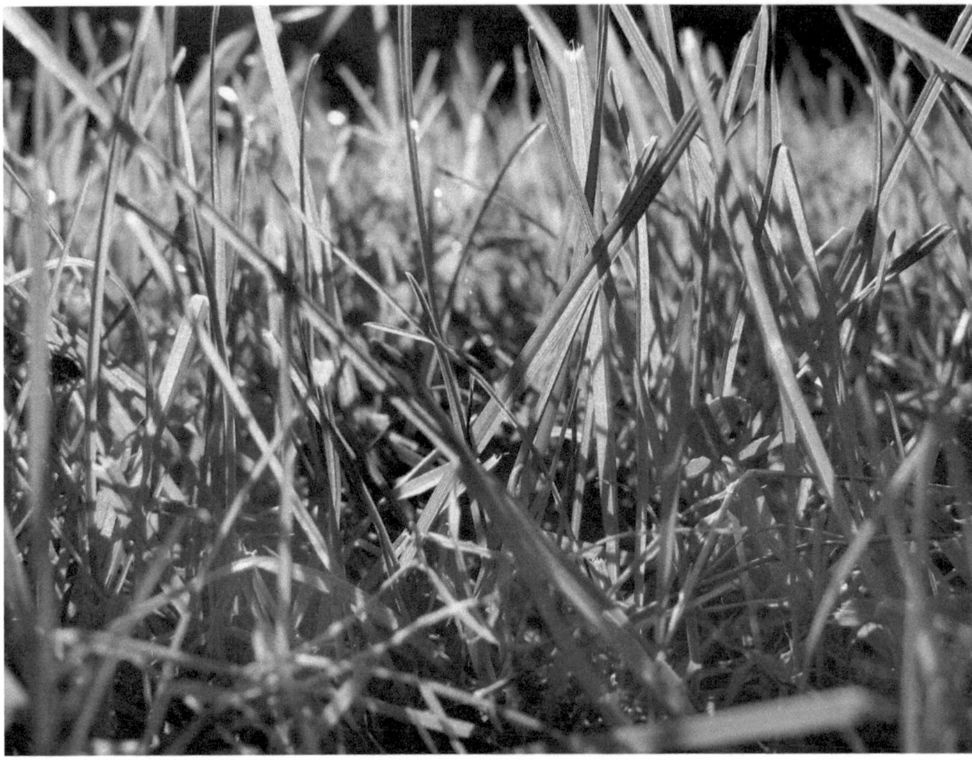

4 *Der Fluss des Atems*

Atem ist …

… Leben, Energie und Lebendigkeit. Alles, was lebt, atmet. Hören wir auf zu atmen, sterben wir in wenigen Minuten. Wie unser Herzschlag begleitet uns unser Atem von Geburt an bis zu unserem Tod.

Unser Atem entspringt tief in uns, bewegt nach außen und wieder tief nach innen, ein fortwährendes Weitwerden und Zurückschwingen unserer Körperwände. Der volle Atem ist eine Symphonie feiner Bewegungen, die unsere Organe massieren, im Wechsel unsere Muskeln tonisieren und entspannen, unsere Wirbelsäule aufrichten und leicht beugen.

Das Atmen geschieht durch unsere Atemmuskeln und die Bewegungen unseres Körpers; Bewegung inspiriert unseren Atem. Wir alle kennen dieses Wohlgefühl, wenn wir uns räkeln, strecken und dehnen und unser Atem sich vertieft. Ein bewegter Atem schafft Raum in unserem Körper, durchsaftet und nährt ihn. Durch den Raum einer Dehnung und nach dem Auflösen einer Kontraktion erhält der Atem einen Impuls, sich auszubreiten.

Die Atmung wird von unserem vegetativen Nervensystem gesteuert. Die körperlichen Funktionen, die von diesem Nervensystem reguliert werden, erfüllen ihre Aufgabe autonom, ohne unser Zutun und ohne dass wir uns dessen bewusst sind. Wir befehlen unserem Herzen nicht zu schlagen, wir setzen keine Quoten für die Hormonproduktion und steuern nicht unsere Verdauung und unsere Körpertemperatur. Unser Atemsystem ist mit fast allen sensorischen Nerven verbunden, und jede plötzliche Stimulation durch all unsere Sinne hat somit einen unmittelbaren Einfluss auf unseren Atem. Jedes Gefühl ist mit einem Atemmuster verbunden. Im Moment des Schreckens atmen wir augenblicklich kurz und heftig ein und halten dann den Atem an.

Unsere Atmung ist die einzige körperliche Funktion, die wir auch bewusst und direkt beeinflussen können – ihren Rhythmus, die Tiefe, Länge und die Qualität. Der Atem existiert in zwei Welten – in der Welt des Unbewussten und in der Welt unseres Bewusstseins – und ermöglicht uns, unseren Körper und unseren Geist auf subtilste Weise tief zu beeinflussen.

Der Atem ist die unsichtbare Brücke zwischen unserem Körper und unserem Geist, zwischen dem Grobstofflichen und dem Feinstofflichen, zwischen äußerer und innerer Welt. Je mehr wir uns unseres Atems bewusst werden, umso mehr lösen sich die Grenzen zwischen diesen Welten auf, zwischen unserem Körper und Geist, uns und anderen Menschen, uns und der Natur und den Energien des Universums.

Unser Atem verbindet uns immer mit diesem Augenblick, denn unser Atem geschieht jetzt; wir atmen niemals in der Vergangenheit und niemals in der Zukunft. Spirituelle Traditionen haben die Kraft und Energie des Atems erkannt und nutzen ihn in der Meditation, in Ritualen oder spezifischen Atemtechniken, wie im Pranayama des Yoga.

Unser Atem reagiert sofort auf alles, was uns im Leben bewegt und begegnet. Für jede Bewegung und jedes Gefühl gibt es ein entsprechendes Atemmuster: der Atem der Freude, der Atem der Angst, der fröhliche oder depressive Atem, der Atem der Erschreckens, der Leidenschaft und Lust, der Wut, der Hingabe und Konzentration, der Atem während des Gebärens und während des Sterbens.

Du lachst, du kicherst,
du seufzt, stöhnst, weinst, schreist,
du schimpfst im Zorn
oder flüsterst zärtlich, du gähnst …
Jedes Mal wandelt sich auch dein Atem.
In ihm spiegeln sich deine verschiedenen Stimmungen.
Du sprichst – und dein Atem wird zu Gedanken.
Du singst – und dein Atem wird Musik.
LEBOYER

Wenn wir unseren Atem immer wieder beobachten, erfahren wir, wie er auf innere und äußere Einflüsse reagiert. Dieses Atem- und Körperbewusstsein verleiht uns die Freiheit, nicht mehr nur zu reagieren, sondern zu agieren. Wir werden zwar nach wie vor von unseren Erlebnissen, Gedanken und Gefühlen beeinflusst, aber sie verlieren mehr und mehr ihre Macht und Dominanz.

Einatmend, beruhige ich Körper
und Geist.
Ausatmend lächle ich,
verweilend in diesem Augenblick.
Ich weiß, dies ist der einzige Augenblick.
THICH NHAT HANH

Der Atem ist eine Kraft, die durch unseren Körper, unsere Seele und Geist hindurchfließt wie ein Fluss durch ein Tal und alles in seinem Verlauf bewässert und nährt. Ein natürlich fließender Atem ist entscheidend für unsere vitalen Kräfte. Er verbessert die Funktion und Effizienz unseres Herzens, der Lungen und all unserer Organe und körperlichen Funktionen. Er hat die Kraft, negative Einflüsse in eine Energie zu verwandeln, die uns heilt und unsere persönliche und spirituelle Entwicklung fördert.

Die atmende Bewegung

Der Atem ist die Musik, nach der sich die Bewegung des Körpers gestaltet.

Die natürliche Verbindung zwischen Atem und Bewegung zu finden ist einer der wichtigsten Aspekte im (Flow) Yoga. Um den Atem mit der Bewegung zu koordinieren, benötigen wir Konzentration und Achtsamkeit. Unsere Ein- und Ausatmung erfolgt nicht mehr automatisch, sondern wird zu einer bewussten Handlung. Die Bewegungen werden der Ein- und Ausatmung angeglichen, der Fluss des Atems initiiert und inspiriert im buchstäblichen Sinne die Bewegung.

Wir erleben unseren Atem, während wir uns im Raum bewegen, und nehmen wahr, wie unser Atem uns bewegt, führt, leitet, trägt und belebt. Verbinden wir die Bewegungen bewusst mit unserem Atem, verfeinert sich unser Üben, und unsere Aufmerksamkeit richtet sich nach innen. Es entsteht eine sinnliche und elegante Qualität und eine Leichtigkeit in unserem Üben. Es ist nicht mehr das Einnehmen einer perfekten äußeren Form, eine mechanische Gymnastik oder das unbewusste Durchfließen einer Sequenz von Asanas. Unser Üben wird zu einem tiefen, inneren Erlebnis, zu einem Verkörpern und Verschmelzen von Atem, Asana und Bewegung. Es wird zu einem inneren Fluss des Lebens, dem Fluss des Prana.

Unseren Atem kennenlernen

Unser Atem ist ein ständiger Begleiter und uns doch die meiste Zeit nicht bewusst. Wie lernen wir ihn kennen? Wir lassen unseren Atem tun, was er will, und beobachten, ohne ihn zu bewerten, zu manipulieren oder zu forcieren. Atmen wir durch die Nase oder den Mund? Welche Stellen in unserem Körper bewegen sich, wenn wir atmen? Fühlen wir unseren Atem mehr im Bauch oder im Brustkorb? Vorne oder hinten? Mehr rechts als links? Wie empfinden wir unseren Atemfluss?

Schnell oder langsam? Tief oder oberflächlich? Atmen wir länger ein oder länger aus? Wie fühlt sich unser Atem an? Weich oder hart? Warm oder kalt, leicht oder schwer? Welche Farbe kommt uns in den Sinn, wie könnte er schmecken, oder öffnet er andere Sinneseindrücke?

Wir nehmen einfach nur wahr, verändern nichts. Vielleicht fühlen wir uns etwas verwirrt, aber mit der Zeit wird uns unser Atem immer vertrauter, und wir werden sofort merken, wenn wir unseren inneren Flow verloren haben.

Nachdem uns unser Atem vertrauter und bewusster geworden ist, versuchen wir ihn gleichmäßiger und feiner (*Sukshma*), weicher und länger (*Dirgha*) fließen zu lassen.

Atem und Bewegung erleben

In dieser einfachen Übung erleben wir, wie wir unseren Atem mit einer Bewegung koordinieren können.

Komme in die Bergposition (siehe S. 96). Atme langsam und gleichmäßig ein, drehe deine Handflächen nach vorne, und bewege in einem großen Bogen die Arme seitlich über deinem Kopf nach oben Richtung Decke. Atme langsam und gleichmäßig aus, führe deine Hände ins Namaste, und gleite mit ihnen dicht am Körper zu deinem Herzen. Komme nach einigen Runden zurück in die Stille. Beobachte, fühle, spüre nach.

Gleiche die Geschwindigkeit deiner Armbewegung immer der Länge deines Atems an. Dein Einatmen endet, wenn deine Arme über dem Kopf gestreckt sind, dein Ausatmen endet mit den Händen in Namaste in Herzhöhe. Falls dein Atem für die volle Bewegung zu kurz ist, stoppe die Bewegung, atme ein bzw. aus, und fließe weiter in der Bewegung.

Der Atem im Asana und im Flow

Der Atem ist der Schlüssel, um uns achtsam in die Asanas zu vertiefen und sie lebendig werden zu lassen. Ein Asana, das unseren Atem stört, ist kein Asana und bewirkt, dass wir den eigentlichen Sinn und die positive Wirkung unseres Übens verlieren. Wir stellen uns vor, unser Atem gleitet über unsere Muskeln, atmet Raum in unsere Gelenke, atmet Saftigkeit in unseren Körper. Wir atmen uns in die Asanas hinein, breiten uns aus, vertiefen uns in sie und versuchen, sie mehr und mehr zu verkörpern und zu beleben.

Einatmend
erfahren wir das Empfangen der Kraft,
haltend
die Fülle,
ausatmend
das Durchströmtwerden,
und in der Atemstille
das Schweigen der tiefen Ruhe.

Wenn in einem Asana die muskuläre Anstrengung unnötige Spannung erzeugt, ist dies häufig ein Zeichen dafür, dass wir uns nicht der Unterstützung unseres Atems anvertrauen. Wenn wir lernen, die Kraft und Energie unseres Atems zu nutzen, entsteht in den Asanas und dem Flow ein Gefühl von Leichtigkeit, ein Gefühl zu fliegen, zu segeln, zu gleiten

An unserem Atem können wir die Qualität unseres Übens wahrnehmen. Jede körperliche Überforderung, Belastung oder Schwäche beeinflusst sofort unseren Atem. Wir atmen dann zu kurz, zu unregelmäßig oder gepresst oder halten sogar den Atem an. Wir verspannen uns, unsere Muskeln werden hart und unsaftig, unsere Gelenke verlieren ihren Raum, und das Herz-Kreislauf-System wird überlastet. Der Fluss des Atems, der inneren Energie, unseres Prana wird blockiert und kann nicht mehr frei fließen.

Der Atem während des Übens

Lerne, während des Übens der Asanas deinen Atem gleichmäßig fließen zu lassen. Spüre den Auf-und-ab-Rhythmus deines Atems wie eine Welle, einen kontinuierlichen Fluss.

Während des Einatmens entsteht mehr Raum in unserem Körper. Mit unserer Einatmung initiieren wir öffnende Bewegungen wie Rückbeugen oder das Anheben der Arme. Einatmen bedeutet Atemfülle, ein Aufnehmen des Asana, ein »ja, da bin ich«. Wie ich aufnehme, so gebe ich, breite mich aus und lasse Leichtigkeit entstehen.

Während des Ausatmens gleiten wir in zusammenführende und schließende Bewegungen hinein, wie Vorbeugen, Drehungen, seitliche Dehnungen und das Absenken der Arme. Ausatmen bedeutet das Lösen in eine gute Spannkraft, ohne vollständig loszulassen. Alles ist möglich: entspannen, Kraft, Schöpfung, erden und gestalten.

Während der Atemfülle nach dem Einatmen führen wir keine Bewegungen aus.

Unser Brustkorb und Unterleib sind nun voll gedehnt, und unser Körper setzt jetzt einer Bewegung den größtmöglichen Widerstand entgegen.

Während des Ausatmens vertiefen wir uns in ein Asana, bewegen uns sanft in es hinein. Unser Brustkorb ist vollständig entspannt, unser Unterleib nach innen gezogen, und unser Körper setzt der Bewegung nur einen geringen Widerstand entgegen.

In den Asanas erleben und beleben wir unterschiedliche Atemräume. Sie geben uns die Möglichkeit, unseren Atem bewusst voll und tief werden zu lassen. In den seitlichen Dehnungen beleben wir unsere Flankenatmung, die Brustkorbatmung in den Rückbeugen, die Bauchatmung in den Umkehrpositionen, und in den Vorbeugen erleben wir den Rücken als Atemraum.

Wir verbinden unseren Atem mit Bewegungen und geben ihm gezielte körperliche und energetische Richtungen. An der Minikobra können wir das sehr gut erleben.

In der tanzenden Minikobra hebt unser gleichmäßiges und langsames Einatmen unseren Oberkörper an, und das langsame, gleichmäßige Ausatmen senkt ihn wieder ab. Mit dem Einatmen geben wir unserem Brustkorb die Richtung der Ausdehnung (*Brimhana*), den Aspekt des Wachsens und Ausbreitens. Mit dem Ausatmen geben wir ihm die Richtung des Zurücknehmens, den Aspekt des bewussten Loslassens (*Langhana*).

Wenn wir in der Minikobra verweilen, weitet sich, während wir einatmen, langsam unser Brustkorb und verstärkt die Rückwärtsbeuge im oberen Rücken. Während wir langsam ausatmen, verweilen wir und lassen bewusst unnötige Spannungen los. Unser Rücken trägt uns, unsere Schultern sind frei beweglich, und unser Brustkorb ist frei von Spannungen und engt unseren Atem nicht ein.

Atem – Träger des Prana

Wir kennen alle diese unglaubliche Kraft und Energie, die besondere Orte ausstrahlen. Oder die erfrischende Energie nach einem Spaziergang durch den Wald oder am Meer. Diese Energie ist kosmische Energie, Lebensenergie, und Yoga nennt sie Prana. Sie ist dieselbe Energie, die Sterne bewegt und unser Herz schlagen lässt. Prana ist nicht der Atem, es ist die Kraft, die es uns ermöglicht zu atmen. Prana ist nicht »Energie«, es ist das, was Energie die Kraft gibt, Energie zu sein. Prana ist weder sichtbar noch unsichtbar, doch durch seine Wirkung erkennbar.

In China wird diese Lebensenergie *Qi* genannt, in Japan *Ki*, in Tibet *Lung*, bei den Sufis *Baraka*, im alten Griechenland *Pneuma* und in der Bibel *Odem*, der von Gott dem Menschen eingehauchte lebendige Geist.

Yoga betrachtet Prana als die feinstoffliche Energie, die vor allem durch unseren Atem genährt wird und unseren Körper durchdringt. Bis in jede Zelle hinein erfüllt uns der Atem mit dieser lebensspendenden Kraft und beseelt uns. Ein starkes, frei fließendes Prana ist der Schlüssel für unsere geistige, seelische und körperliche Gesundheit. Prana gibt uns die Lebendigkeit und Begeisterung, die Energie und Vitalität, die wir im Leben brauchen.

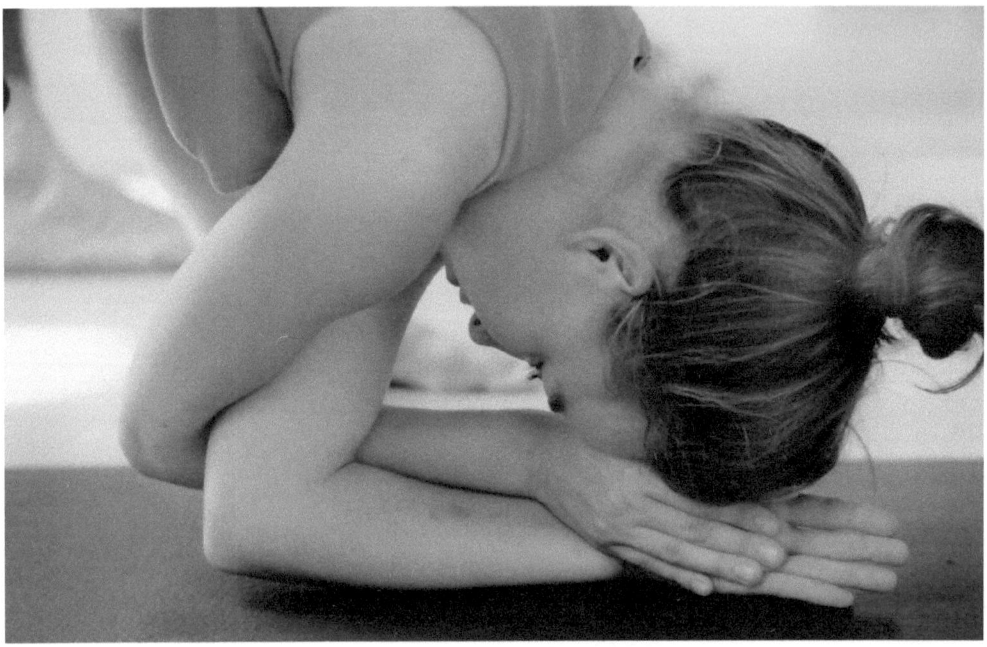

5 *Die Qualität des Übens*

Nach einem guten Üben fühlen wir uns erfrischt, haben eine entspannte Energie, einen entspannten, vitalisierten Körper und einen ruhigen Geist. Wir sind ruhig, zentriert, wach und lebendig, nicht erschöpft, irritiert oder nervös.

Manche kommen in den Unterricht, um sich auszupowern, und sind erst zufrieden, wenn sie viel getan und geschwitzt haben und über ihre Grenzen hinausgegangen sind. Und wenn sie erschöpft, müde oder kränklich sind, verspannt oder verletzt, üben sie nicht. Yoga ist aber kein Sport, kein Work-out. Yoga ist ein Work-in; wir spüren nach innen und kultivieren Achtsamkeit. Wir »arbeiten« nicht nur mit unserem Körper, sondern auch mit unseren Atem, unserem Geist und unseren Energien.

Durch ein achtsames Üben der Asanas lernen wir uns auf allen Ebenen unseres Lebens kennen, nehmen unsere körperlichen und geistigen Verspannungen und Verknotungen wahr. Und wählen dann bewusst die unserer Situation entsprechende Art des Übens. Was wollen wir kultivieren? Welche Qualitäten und Energien wollen wir fördern?

Vielleicht fühlt sich unser Körper steif und hart an, schwach und übergewichtig, unser Geist ist voller umherspringender Gedanken, und ein Üben mit Freude scheint uns unvorstellbar und erst einmal entmutigend. Es ist jedoch wichtig, unser Üben auch zu genießen, Humor zu entwickeln angesichts unserer Dramen und die Herausforderungen spielerisch anzunehmen. Es ist wichtig, dass wir uns nicht durch unseren Ehrgeiz oder unsere Erwartungen überfordern, denn sonst wird uns unser Üben frustrieren und enttäuschen, wir werden Widerstände entwickeln und vielleicht unser Üben ganz aufgeben.

Wenn wir hingegen Freude am Üben finden, die Freude an den kleinen, feinen Veränderungen, entwickeln sich zunehmend Hingabe und Vertrauen an diesen yogischen Weg, und wir werden uns auf die Zeit auf der Matte freuen, auch wenn dieser Weg manchmal steinig und rau ist. Das erlebte Wissen von der Kraft dieser kostbaren Momente auf der Matte bleibt bei uns.

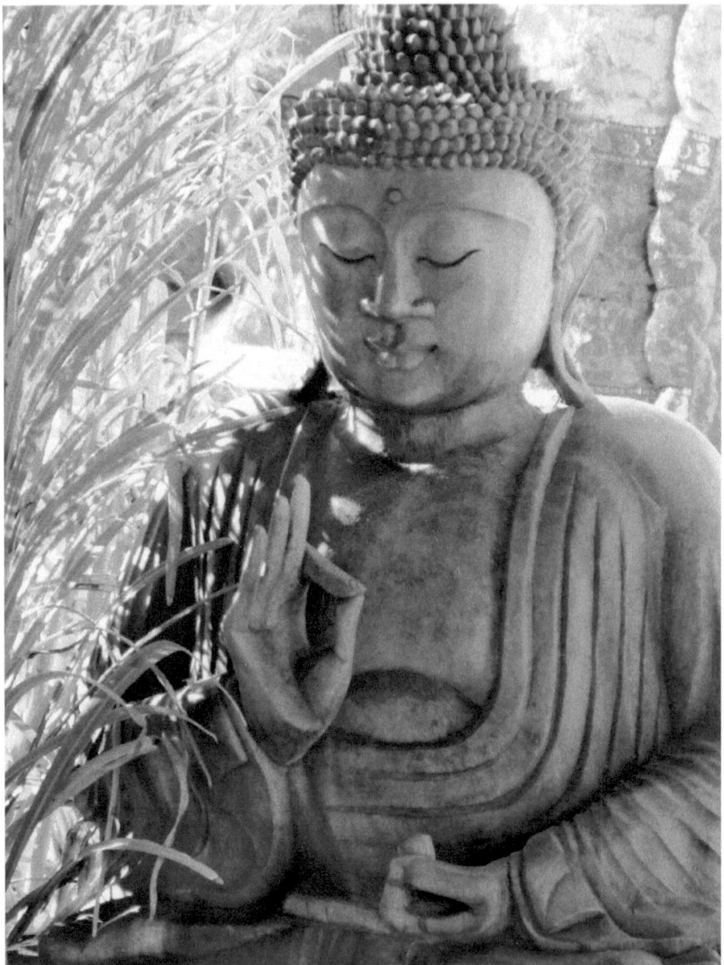

6 *Die verkörperte Philosophie*

Das Yogasutra

Das Yogasutra ist der klassische Haupttext des Yoga. Es wurde zwischen dem 2. Jahrhundert vor u. Z. und dem 2. Jahrhundert u. Z. von dem indischen Gelehrten Patañjali geschrieben. Die 195 Sutren bilden eine Zusammenfassung der philosophischen Lehren und Techniken des Yoga der damaligen Zeit.

Das Yogasutra zeigt uns den Weg, wie wir mit den Herausforderungen des Menschseins umgehen und zu einem Zustand der Ruhe und des inneren Friedens finden können.

Der achtgliedrige Pfad des Patañjali

Im zweiten der insgesamt vier Kapitel beschreibt Patañjali den bekannten achtgliedrigen Pfad des Yoga, das *Ashtanga-Yoga*. Die ersten zwei Glieder sind Yamas und Niyamas, ethische, soziale und persönliche Prinzipien. Die weiteren Glieder sind *Asana*, die stabile, angenehme Position; *Pranayama*, die Atemlenkung; *Pratyahara*, das Zurückziehen der Sinne; *Dharana*, Konzentration; *Dhyana,* Meditation und *Samadhi,* Glückseligkeit.

Die Yamas und Niyamas

Die Yamas und Niyamas sind universelle ethische Prinzipien, unabhängig von Religion, Abstammung oder Kulturzugehörigkeit. Sie sind Empfehlungen, Einladungen und tiefe Hinweise, die uns aufzeigen, wie wir durch unser Verhalten und unsere Handlungen inneren Frieden erlangen können. Sie sind grundlegende Richtlinien für ein zufriedenes Leben im Einklang mit uns selbst und für ein friedvolles, harmonisches soziales Leben.

Die Yamas und Niyamas sind keine harten Regeln, keine Liste von »dürfen und nicht dürfen«. Sie zeigen uns auf, was wir gewinnen, wenn wir uns an ihnen orientieren. Patañjali beschreibt die Qualitäten, die wir brauchen, um das Ziel des Yoga zu erreichen, das Zur-Ruhe-Kommen unserer Gedanken[illegible]. Ein Geist gefüllt mit Liebe, Wahrhaftigkeit und Großzügigkeit kann zur Ruhe kommen.

Patañjali gibt keine Hinweise auf [illegible], wie wir die Yamas und Niyamas üben können. Wir können sie nicht wie Asanas, Atemübungen oder Meditation

Der achtgliedrige Pfad, verkörpert im Asana

Asana ist …

… Teil der Lebenspraxis der *Yamas* und *Niyamas*, weil es unsere Selbsterkenntnis und Selbstdisziplin fördert und den Umgang mit uns und der Welt kultiviert.

… eine Form von *Pranayama*. Die entspannten Asanas, unser frei fließender Atem und die Bewegungen fördern und vertiefen den Fluss unserer Lebensenergie, unseres *Prana*.

… eine Form von *Pratyahara*, das Nach-innen-Richten unserer Sinne in die Tiefe des verkörperten Asana.

… eine Form von *Dharana*. Wir sind voller Konzentration in unserem Asana, bei unserem Atem, und unsere Aufmerksamkeit verfeinert sich.

… eine Form von *Dhyana*. Wir erreichen einen kontinuierlichen Fluss der Aufmerksamkeit, eine Meditation in Aktion in den Asanas und eine Meditation in der Bewegung, im Flow.

… eine Form von *Samadhi*, die vollkommene Vereinigung und Verschmelzung von Körper, Geist, Atem und Asana.

erlernen und praktizieren. Wir können sie nur langsam Schritt für Schritt entwickeln und kultivieren. Desikachar sagt in diesem Zusammenhang: »Ich würde sie als Barometer für den Fortschritt meiner Entwicklung nennen. Sie messen mein Wachstum, meine Entwicklung. Wenn sich im Zustand meines Geistes etwas geändert hat, kann ich es erkennen anhand der Yamas und Niyamas, der Haltungen, mit denen ich auf Konflikte mit Menschen reagiere oder mit mir selbst umgehe.«[13]

Die Yamas

Yamas sind Verhaltensweisen, die das Fundament für ein harmonisches, friedvolles Leben im Einklang mit sich selbst und der Welt bilden. Die fünf Yamas sind:

Ahimsa	Gewaltlosigkeit
Satya	Wahrhaftigkeit
Asteya	Nicht-Stehlen
Brahmacharya	Mäßigung
Aparigraha	Nicht-Anhäufen

Die Niyamas

Zu den fünf Niyamas gehören die Qualitäten, die unsere persönliche Entwicklung fördern:

Shaucha	Reinheit
Santosha	Zufriedenheit
Tapas	Disziplin
Svadhyaya	Selbsterkenntnis
Ishvarapranidhana	Hingabe und Vertrauen an eine höhere Kraft

Durch das Verkörpern der Yamas und Niyamas in den Asanas eröffnet sich uns eine besondere Qualität, denn diese Tiefe stützt unser persönliches und spirituelles Wachstum nicht als abstrakte Idee, sondern als erlebtes Wissen. Sie sind die Prinzipien, auf die wir unsere Handlungen und das Üben der Asanas ausrichten, wenn unser Üben Früchte tragen soll.

Die Yamas in der Asana-Praxis

Ahimsa

Der Weg wahrer Gewaltlosigkeit verlangt weit mehr Mut als die Anwendung von Gewalt.
GANDHI

Den Begriff Ahimsa könnte man im Deutschen mit »keine Gewalt, nicht verletzen, Freundlichkeit« wiedergeben. T. K. V. Desikachar interpretiert Ahimsa als »überlegtes und behutsames Umgehen mit allem, was lebt, besonders mit den Lebewesen, die hilflos sind oder die sich in Schwierigkeiten befinden«.[14]

Ahimsa ist das oberste Prinzip des Yoga und des Lebens und besagt, dass wir uns in unserem Üben keinen Schaden zufügen, keine Gewalt anwenden sollen. Die Welt ohne Feindseligkeit zu betrachten beginnt bei unseren Körper und unserem Üben und entwickelt sich hin zu *Maitri*, zum Weg der allumfassenden Akzeptanz, Offenheit, Toleranz, Güte und Warmherzigkeit.

Wir erforschen in den Asanas unseren Körper wie einen unbekannten Kontinent, mit Neugier und Entdeckungslust – ohne ihn erobern, niederwerfen oder bezwingen zu wollen. In unserem Üben gehen wir achtsam und rücksichtsvoll mit unserem Körper um und akzeptieren ihn mit all seinen Facetten. Wir entdecken unsere Grenzen, spielen und flirten mit ihnen und probieren aus, wie weit wir gehen können, ohne dass es zu viel wird. Wir finden heraus, wann es besser für uns ist, weniger zu tun, vielleicht die einfachere Variante eines Asana zu wählen, und zwängen uns nicht in eine Position hinein, für die wir noch nicht bereit sind. Mit müheloser Anstrengung schöpfen wir unsere Möglichkeiten voll aus und erinnern uns immer wieder daran, sanft mit uns umzugehen. Wir suchen in jedem Asana den Ort des Gleichgewichts und der Ruhe – kein Ankämpfen gegen etwas, kein Ego, keine Gewalt. Wir nehmen unseren Körper, unsere Gedanken und Gefühle wahr, aber beurteilen und verurteilen nichts.

Was Ahimsa in einem Asana bedeuten kann, veranschaulicht sehr gut die »sitzende Grätsche«: Wir haben bei dieser Übung vielleicht das Gefühl, weit in der Vorbeuge zu sein, ja, unser Kopf berührt fast den Boden. Doch der Rücken ist ganz rund, der Bauch zusammengedrückt, der Brustkorb kollabiert, und die Schultern ziehen weit hoch zu den Ohren. Der Rücken wird überlastet, die Schultern verspannen, und die Atmung blockiert. Unserem Körper wird Gewalt angetan.

Nicht wie weit wir in die Vorbeuge kommen, ist entscheidend, sondern das Asana so auszuführen, dass es uns nicht schadet.

Satya

Bevor du sprichst, frage dich, ist es freundlich,
ist es nötig, ist es wahr, ist es besser als die Stille.
Sai Baba

Satya hat die Bedeutung »Ehrlichkeit, Wahrhaftigkeit«. Desikachar schreibt zu Satya: »Die Fähigkeit zu haben, im Umgang mit anderen Menschen ehrlich zu sein und gleichzeitig das Feingefühl zu besitzen, niemanden zu verletzen, erfordert eine innere Haltung von außergewöhnlicher Klarheit.«[15]

Satya bedeutet auch, uns selbst gegenüber ehrlich zu sein, uns nichts vorzumachen, uns nicht in ein Asana hineinzupressen, sondern die eigenen Begrenzungen wahrzuehmen. Nur wenn wir unser Ego »aus dem Asana herausnehmen« und ehrlich zu uns sind, sehen wir, wo wir gerade jetzt, in diesem Moment, sind. Ehrlich zu uns sein beginnt immer mit einer klaren, nicht bewertenden Wahrnehmung und einem Erkennen unseres Seins.

Während des Übens entstehen viele Gedanken und Gefühle. Wir begrüßen sie mit unserem Atem und nehmen sie akzeptierend und liebevoll an. So lernen wir, mit ihnen umzugehen, ohne sie zu verdrängen und ohne uns zu belügen.

Wenn wir während des Übens körperliches oder gedankliches Unbehagen verdrängen und nicht wahrhaben wollen, verpassen wir die Chance, zu lernen und uns weiterzuentwickeln. Wenn wir es ablehnen, uns mit unseren Beschränkungen auseinanderzusetzen, ist das genauso ein Sich-selbst-Belügen wie die Zähne zusammenzubeißen, um sich in ein Asana hineinzuzwängen.

Während des Übens der Asanas nutzen wir all unsere Möglichkeiten, tun unser Bestes. Wenn wir ein Bein strecken können, tun wir es, wenn wir den Fuß verwurzeln können, tun wir es. Wenn wir etwas nicht können, nehmen wir es aufrichtig wahr und zwingen uns nicht hinein.

Asteya

Es genügt nicht, sich des Diebstahls zu enthalten.
Wir sollten keine Gefühle von Neid –
weder gegenüber Personen
noch gegenüber Dingen – hegen.
SWAMI PRABHAVANANDA/CHRISTOPHER ISHERWOOD[16]

Gib auf, haben zu wollen, was andere Menschen haben.
RUMI

Die Übersetzung von Asteya lautet »nicht stehlen, das Recht anderer nicht verletzen, Großzügigkeit«. Laut Desikachar ist Asteya »Nichtbegehren oder die Fähigkeit, uns von dem Wunsch nach Dingen, die uns nicht gehören, zu lösen«.[17]

Asteya umfasst also mehr als nicht stehlen oder etwas wegnehmen, was nicht uns gehört. Es bedeutet auch, nicht mehr zu nehmen, als wir brauchen, sondern uns auf das zu beschränken, was wir benötigen. Positiv ausgedrückt bedeutet Asteya zu geben, zu teilen und sich mit anderen darüber zu freuen. Es bedeutet auch, nicht etwas von uns selbst zu stehlen, wegzunehmen, wie es zum Beispiel geschieht, wenn wir einem Talent von uns nicht nachgehen oder uns nicht die Zeit zum Üben nehmen.

Wir stehlen häufig aus dem – oft unbewussten – Glauben heraus, nicht genug zu haben. Wenn wir uns nicht in ein herausforderndes Asana hineintrauen und uns zurückhalten, tun wir dies vielleicht aus einem Gefühl des Mangels heraus: Wir haben das Gefühl, nicht genug Kraft oder Energie zu haben.

Asteya bedeutet auch, uns dessen bewusst zu werden, dass wir anderen etwas wegnehmen, wenn wir zum Beispiel zu spät zum Unterricht kommen und unachtsam unseren Platz so einnehmen, dass andere aus ihrer Ruhe und ihrem Raum herausgerissen werden.

Wenn du Asanas in der Gemeinschaft übst, beneide andere nicht wegen ihres Könnens, sondern freue dich über die Energie des gemeinsamen Übens. Kultiviere Großzügigkeit, Achtsamkeit und Mitgefühl, und merke, wie diese Qualitäten dich frei machen von dem Drang des Habenwollens und des Verlangens.

Brahmacharya

Extreme sollte man generell vermeiden. So wie Überernährung genauso gefährlich ist wie Unterernährung, verhält es sich auch mit dem Streben nach Tugend und ihrer Ausübung. Selbst edle Anliegen können, ins Extrem getrieben, zu einer Quelle des Unglücks werden.

XIV. Dalai Lama

Derjenige, der im Bewusstsein des Brahma (der Allseele) handelt, gewinnt große Energien.

Yogasutra 2.38[18]

Die Bedeutung des Begriffs Brahmacharya ist »bewusstes Maß im Handeln, Mäßigung in all unserem Tun«. Bei Desikachar heißt es: »Durch Mäßigung wird ein Mensch die gesamte Kraft und Vitalität, die in ihm ruht, erfahren.«[19]

Brahmacharya bedeutet, unsere Lebensenergie, auch die Energie unserer Sexualität, so einzusetzen, dass sie unserer spirituellen Entwicklung dient, der »Bewegung auf das Wesentliche hin«. Es bedeutet, unser Leben und unsere Beziehungen zu Menschen und Dingen so zu gestalten, dass sie dem Streben nach Weisheit förderlich sind. Sinnliche Vergnügen sind uns nicht untersagt, nur sollten wir darauf achten, dass wir uns nicht in ihnen verlieren und uns nicht von ihnen beherrschen lassen.

In den Asanas können wir Brahmacharya als eine Art Energiemanagement verstehen – es geht darum, keine Energie zu zerstreuen oder zu verschleudern. Wir versuchen, mit minimalem Energieeinsatz maximale Ergebnisse zu erlangen, in einer »mühelosen Anstrengung«. Wir versuchen, in den Asanas unnötige Muskelspannungen aufzulösen, mehr die haltenden Muskeln zu stabilisieren und weniger die äußeren Muskelschichten. Wir nutzen die Kraft und Energie unseres Atems und die Kraft der Energieausrichtung. Wir finden unseren mittleren Weg, nicht zu hart und nicht zu weich, nicht zu ehrgeizig oder zu faul, nicht zu wenig oder zu viel.

Durch unser kontinuierliches Üben werden wir immer empfänglicher für die feinen, subtilen Ebenen der Energie und lernen, unsere Energien zu bündeln und bewusst einzusetzen.

Die Niyamas in der Asana-Praxis

Shaucha

Am Leib, in den Gedanken und in der Sprache nie unrein zu werden
lehrt großen Abstand.
SRIRAM[20]

Shaucha kann mit »körperliche und geistige Reinheit, Sauberkeit, Reinheit der Gedanken und des Herzens« wiedergegeben werden. Gemeint ist, dass wir unserem Körper und Geist Gutes tun, damit unsere Seele Lust hat, darin zu wohnen.

Wenn wir uns in die Asana-Praxis vertiefen, unseren Körper und unsere Energien intensiv wahrnehmen und erleben, entwickeln wir allmählich ein immer tieferes Verständnis unseres Körpers und unseres Geistes. Es entsteht ein Gespür dafür, was uns schadet, belastet und »verunreinigt«.
In den Asanas erleben wir über unseren Körper sehr direkt die Auswirkungen eines unharmonischen Lebensstils. Wir spüren unsere An- und Verspannungen und unsere Steifheit, Erschöpfung, Müdigkeit oder Ruhelosigkeit und Überdrehtheit. Wir nehmen wahr, wie negative und destruktive Emotionen und Gedanken uns verunreinigen und hemmen, wie der Neid uns vergiftet oder die Angst uns lähmt. Und es entsteht auf eine natürliche Weise der Wunsch nach »Reinigung«, nach Veränderung.

Wir erleben das Wohlgefühl und die entspannte Energie nach einer harmonischen Asana-Praxis und werden uns dessen bewusst, wie eine gesunde, frische Nahrung und reines Wasser uns nähren, dass sie für unser Wohlbefinden und unsere Gesundheit entscheidend sind. Wir genießen die Frische und Energie nach der Reinigung unseres Körpers und erleben, wie ein gereinigter Geist uns klarer, freundlicher und fröhlicher werden lässt. Wir fühlen uns genährt und inspiriert nach tiefer Lektüre, in erlebter Kunst, im gelebten Mitgefühl und in der Verbundenheit mit anderen Menschen.

Santosha

Der Zufriedene lebt glücklich, was immer das Schicksal ihm auch
bringen mag. Der Unzufriedene, der sich selbst nicht meistert,
ist auch dann nicht glücklich, wenn er die drei Welten gewonnen hat.
BHAGAVATA PURANA, VIII,19

Tiefe Zufriedenheit lässt uns grenzenloses Glück erfahren.
T. K. V. DESIKACHAR[21]

Die Übersetzung von Santosha lautet »Zufriedenheit, die Fähigkeit, sich zu freuen, Genügsamkeit, Dankbarkeit«. Wir entwickeln Dankbarkeit, Asanas üben zu können, und freuen uns darüber, so zu üben, wie es uns gerade guttut. Das ist natürlich einfach, wenn wir leicht und mühelos üben und freudige Erlebnisse auf unserer Matte erfahren.

Santosha bedeutet aber auch die Bereitschaft, schwierige Momente und Erfahrungen dankbar anzunehmen. Akzeptanz gibt uns in diesen herausfordernden Momenten eine elegante Kraft. Wir erkennen und akzeptieren eine Situation, vielleicht unsere fehlende Flexibilität oder Kraft in einem Asana, und bleiben mit Freude und Dankbarkeit bei unserem Üben.

Zufriedenheit ist wie eine wohltuende, heilende Medizin. Sie löst die Schichten der Verspannungen und lässt unseren Körper leicht werden. Zufriedenheit beruhigt die turbulenten Strömungen unserer Gedanken, und unser Geist kann Ruhe finden. Aus dieser fließenden Stille tiefer Zufriedenheit entsteht eine erfrischende Kraft und Energie für unsere Asanas und unser Leben.

Eine tiefe, dauernde Zufriedenheit erreichen wir nicht durch das Meistern vieler und schwieriger Asanas, sondern indem wir in jedem Asana immer unseren Ort der Ruhe finden, den Ort des inneren Friedens und der Zu-»frieden«-heit.

Tapas

Disziplin erscheint am Anfang als eine Reglementierung, doch wenn du dich in diesem Augenblick mit Liebe deiner Arbeit widmest, verschwindet Disziplin, und Leidenschaft beginnt.

B. K. S. Iyengar[22]

Tapas bedeutet Hitze, Feuer, Intensität unserer Motivation, Disziplin, brennender Enthusiasmus. Wir brauchen Energie, inneres Feuer und Durchhaltevermögen, wenn wir das Üben der Asanas beibehalten und vertiefen, lernen und uns weiterentwickeln wollen. Bewusst und regelmäßig zu üben und uns auch mit unseren Grenzen und Verhaltensmustern zu konfrontieren erfordert große Selbstdisziplin.

Wenn wir versuchen, immer wieder aufs Neue mit Freude und Neugier zu üben und die Schwierigkeiten auf diesem Weg als eine interessante Herausforderung sehen, wird sich unsere eigene Praxis mehr und mehr entwickeln und vertiefen. Wichtig hierbei ist das kontinuierliche Üben.

Tapas kann gemessen werden an unserer konsequenten Bereitschaft, immer wieder zu üben – auf der Yogamatte, auf dem Meditationskissen. Das schließt auch das Üben in unseren Beziehungen und unserem Leben mit ein. Tapas ist der brennende Enthusiasmus in uns, unser psychisches Feuer, das Dinge in Bewegung bringt und möglich macht.

Tapas muss jedoch eine Qualität haben, die uns nicht schadet. Wenn wir Asanas falsch üben und sie nicht zu uns passen, können sie ungesunde Strukturen in uns verstärken, uns überlasten, schwächen und schaden. Das Meistern herausfordernder Asanas kann auch den Stolz, das Ego und die Anhaftung fördern; den Glauben, auf dem yogischen, spirituellen Weg fortgeschritten oder gar ein erfahrener Yogi zu sein. Ein zu starkes Tapas, ein zu brennender Enthusiasmus kann sogar Fanatismus fördern oder den Drang entstehen lassen, andere bekehren zu wollen: »So ist das perfekte Asana, dies ist der einzige wirkliche Weg oder die einzig richtige Methode, dies ist der richtige yogische Lebensstil ...« Deshalb ist es wichtig, Tapas immer mit *Svadhyaya* zu verbinden. So stellen wir sicher, dass Tapas eine transformierende Kraft bleibt.

Svadhyaya

Um weit zu gehen, muss man sehr nah beginnen, und die Nähe bist du selbst, dieses »Du«, dass du verstehen solltest. Wenn du beginnst zu verstehen, wirst du erkennen, dass sich das Wissen auflöst, dass der Geist vollkommen wach, bewusst, leer und ohne Zentrum wird, und nur ein solcher Geist ist offen für die Wahrheit.
Jiddu Krishnamurti[23]

Svadhyaya heißt »an etwas nahe herangehen, Selbstreflexion, Selbsterforschung, sich selbst näherkommen«. Desikachar schreibt: »Durch intensives Studieren und Suchen nach Weisheit entwickelt sich eine Verbindung zu höheren Kräften. Dadurch entsteht in uns ein tieferes Verstehen selbst von äußerst komplexen Dingen.«[24]

Jedes Asana bietet eine Gelegenheit zur Selbsterforschung, die Möglichkeit, ein tiefes Verständnis unseres eigenen Körpers und unseres Selbst zu entwickeln. Dies geschieht unter anderem durch experimentieren, entdecken und wahrnehmen: Wo bin ich eng und verspannt, wo offen, lebendig, weich, was kann ich genießen, was vermeide ich, wie fühlt mein Körper sich gerade an, welche Gefühle, Herausforderungen habe ich heute? Wut, wenn ich etwas nicht gleich kann, Ungeduld, Langeweile? Stolz, wenn ich »besser« in einem Asana bin als die anderen?

Der Yogaweg ist immer ein individueller Weg der Selbsterforschung. Was für mich in diesem Moment der richtige Weg ist, muss nicht für jemanden anderen in diesem Moment angesagt sein. Yoga ist kein externes System, das uns aufgezwungen wird. Es ist kein Allheilmittel für jeden. Deshalb ist es wichtig, uns zu kennen – unsere Fähigkeiten, unseren Körper, unseren Atem und unsere Energien – und immer unser Üben und die Asanas individuell der Situation in diesem Moment anzupassen, zu variieren oder zu vereinfachen. Das heißt, dass wir zum Beispiel in einem kraftvollen, dynamischen Unterricht immer wieder in die entspannende Kinderposition (siehe S. 88) gehen oder eine einfachere Variante ausführen, wenn wir uns überfordert fühlen; dass wir unseren eigenen individuellen Atemrhythmus fließen lassen, auch wenn der Lehrer einen anderen Rhythmus vorgibt; dass wir eine sanftere Übungspraxis wählen, wenn wir erschöpft und ausgebrannt sind.

Ohne diese Selbstreflexion besteht die Gefahr, dass wir einen Übungsweg gehen, der für uns vielleicht gerade nicht der richtige ist, oder dass wir Asanas üben, die uns überlasten oder sogar verletzen.

Svadhyaya als Begleiter hilft uns, sensibel, neugierig und offen zu bleiben in unserem Üben und auf unserem Weg zu den Quellen der Weisheit und Spiritualität des Yoga, der Religion und Philosophie, der Künste und Wissenschaft … auf unserem Weg zum Reichtum des Lebens.

Ishvara Pranidhana

> *Stellen Sie sich vor, Sie stehen in einem dunklen Raum und wissen genau, dass da noch jemand ist. Sie wissen nicht, wer oder wie er aussieht. So ähnlich ist es bei einem mystischen Erlebnis. Es geht nicht um vermitteltes Wissen, sondern um die direkte Erfahrung des höheren Wesens.*
>
> ANTHONY LOBO

Ishvara Pranidhana bedeutet »Hingabe und Vertrauen an eine höhere Kraft; sich der Weisheit des Ungewissen, Vergänglichen überlassen«. Das Gewusste ist Vergangenheit. Kreativität, Hingabe und Heilung ergeben sich aus der Bewusstheit des Augenblicks. Desikachar interpretiert Ishvara Pranidhana als »Ehrfurcht gegenüber einer höheren Kraft oder das Annehmen unserer eigenen Begrenztheit im Vergleich zur Allwissenheit Gottes«.[25]

In den Asanas bringen wir unseren Körper, unseren Atem und unsere Aufmerksamkeit in Harmonie und versuchen, die Vorstellung, das Bild aufzugeben, wie das Asana sein sollte, was passieren oder wie wir uns fühlen sollten. Es geht nicht darum, in den Asanas etwas zu erreichen, nicht um Ergebnisse und Wirkungen.

Was wirklich zählt, ist unsere Intention, unsere Hingabe und unser »müheloses Bemühen«. Wir richten unsere Aufmerksamkeit mehr auf die Qualität und den Geist des Übens. Wir handeln und üben, so gut wir es vermögen, und überlassen die Früchte unseres Handelns einer übergeordneten Macht – für manche ist es Gott oder eine göttliche Energie, für manche eine universelle Energie.

Wenn wir merken, dass wir in einem Asana körperlich oder geistig festhalten, uns verspannen, dass Zweifel an dem Asana, am yogischen Weg oder an uns selbst in uns aufsteigen, ist dies ein Zeichen dafür, dass wir unsere Verbindung zu Ishvara Pranidhana verloren haben. Sobald wir jedoch wieder loslassen können, nicht anhaften, öffnet sich in uns eine Energie, eine Kraft. Erst wenn wir unsere Ängste und Hoffnungen loslassen, können wir wirklich mit diesem Moment vereinigt sein. Dieses Loslassen hat nichts mit passiver Inaktivität zu tun, sondern erfordert Mut und Handeln, ein tiefes Vertrauen. Unsere kleine, schmale und enge innere Welt öffnet sich für den Reichtum des vollen, lebendigen Erlebens in der Freude des Asana und des Flow. Wir lassen los, vertrauen und geben uns unserem Üben hin.

In der meditativen Stille der Übungen, im gedankenlosen Bewusstsein des Atems, in den tiefen Wogen der Entspannung kann irgendwann eine kleine Regung, eine Freude, eine Öffnung des Herzens, ein Gespür von etwas Unbestimmten, undefinierbar Großem und von Frieden aufleuchten – eine demütige Dankbarkeit für das Leben. Das nehmen wir mit, wenn wir den Raum verlassen, das gehört uns, in unserem Leben.

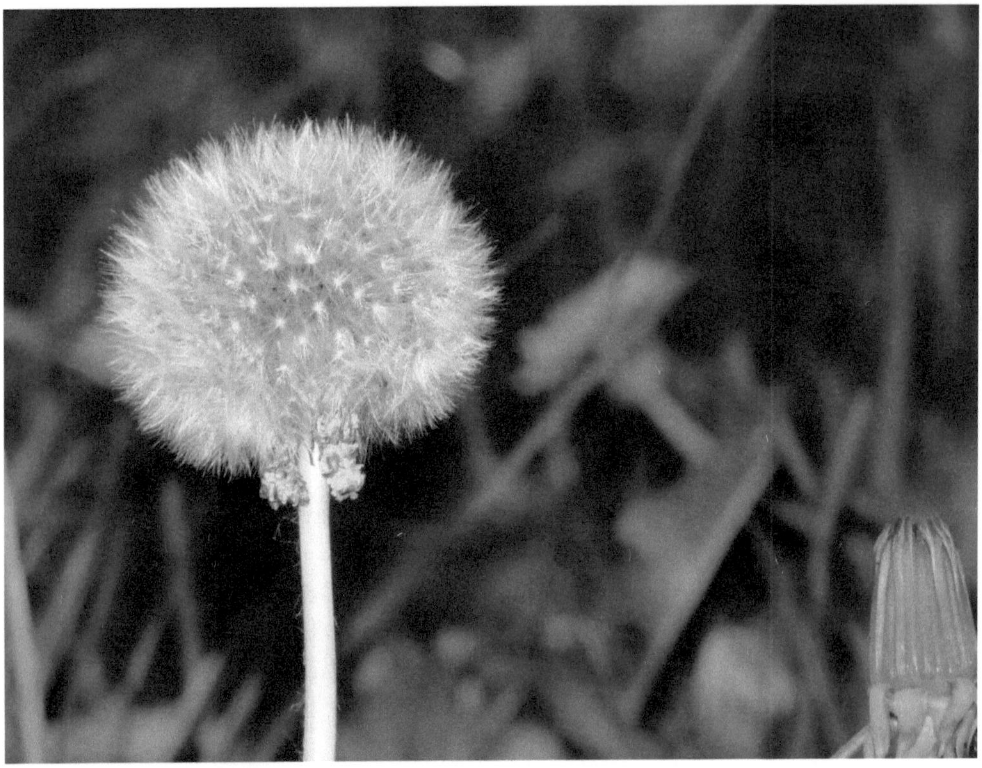

7 *Ein Spaziergang durch den Yogagarten*

Der üppige Yogagarten ist voll mit schönen Blumen, Bäumen und Pflanzen. Einige werden dich vielleicht anlocken mit ihrem Duft, andere inspirieren dich dazu, sie meditativ zu betrachten oder länger bei ihnen zu verweilen.

Fließen

Wir fließen auf zwei Arten, körperlich und energetisch, grobstofflich und feinstofflich. Wir fließen äußerlich durch große und Raum einnehmende Bewegungen, und wir fließen innerlich, fein und subtil – mehr ein energetisches Fließen – von außen kaum zu sehen, doch deutlich wahrnehmbar. Es ist gewissermaßen der Unterschied zwischen dem Durchführen eines Asanas – ein Asana »tun« – und ein Asana zu »sein«.

Spielerische Neugier

Yoga muss nicht seriös und ernst sein. Sei neugierig und spielerisch. Entdecke die Freude an den Bewegungen. Erforsche deinen Körper und experimentiere. Entdecke deinen inneren Flow, deinen Atem.

Achtsamkeit

Unseren Körper bewusst in die unterschiedlichsten ungewöhnlichen Positionen zu bringen und unseren Atem wahrzunehmen kultiviert unsere Achtsamkeit. Beobachte, spüre, fühle, höre zu, spiele und reagiere. Erwarte nichts.

Zentrum

Es ist wichtig, unser Zentrum zu finden, im Asana und in unserem Leben. Den Ort des Gleichgewichts, den Ort der Stille. Kein Kämpfen, kein Halten, keine Gewalt. Kannst du in der Position *sein*, statt sie zu *machen*?

Balance

Wir ertanzen unsere Balance. Wenn wir aus unserem Asana herausfallen, genießen wir das Fallen. Wir fallen mit Freude und kehren immer wieder zurück in unser Asana. Immer wieder und wieder. Fallen bedeutet Lernen. Warum nur die Angst vor dem Fallen? Ist es die Angst, die Kontrolle zu verlieren, vor Veränderung, die Angst zu versagen?

Erdung
Wir sind nicht getrennt von der Erde, wir sind ein Teil von ihr. Spüre den Kontakt mit dem Boden durch deine Füße, die Hände oder über deinen Rücken. Fühle dich getragen vom Boden, verwurzele dich im Boden, und sauge gleichzeitig die Energie vom Boden auf. Versuche so häufig wie möglich in der Natur zu üben, den wirklichen Kontakt zur Erde herzustellen.

Tiefe
In die Tiefe zu gehen, fortgeschritten zu sein, bedeutet nicht, besonders kräftig oder flexibel zu sein oder die ausgefallensten Positionen einnehmen zu können. Tiefe bedeutet, achtsam zu sein, die Asanas zu beleben und unseren Atem, die Energie, das Prana – den Wind unseres Körpers – frei fließen zu lassen.

Atem
Unser Atem bringt uns heraus aus dem Denken und hinein in das Fühlen. Unser Atem führt, trägt, leitet und begleitet uns. Stelle dir vor, deinen Atem zu trinken, nimm seine Essenz auf, diese vielen feinen Gewürze, die uns in diesen Augenblick hineinfallen lassen. Versuche dich deinem inneren Flow, deinem inneren Tanz, deinem Atem in vollständiger Achtsamkeit hinzugeben.

Disziplin
Wenn wir Freiheit erlangen, lernen und uns weiterentwickeln wollen, brauchen wir Beständigkeit – diese Disziplin, die am Anfang häufig schwierig ist und Widerstände erzeugt, aber nach einer Zeit wie selbstverständlich fließt und in Freude übergeht.

Widerstände
Was passiert in dir, was tust du, wenn du Widerstände wahrnimmst? Es gibt Positionen und Situationen, die wir mögen, und Positionen und Situationen, die wir nicht mögen. Gehst du ihnen aus dem Weg und vermeidest sie? Wir brauchen es, auf die Dinge zuzugehen, die wir nicht mögen, die in uns Widerstände erzeugen. Nur so können wir lernen und die Freiheit erlangen, uns von unseren »ich mag« und »ich mag nicht« unabhängig zu machen.

Bewegung
Alles ist in Bewegung, im Fluss der Veränderung: unser Leben, unser Körper, unser Atem, unsere Gedanken. Sei offen für alles, was geschieht, lerne loszulassen, nicht anzuhaften, und gib dich dem Strom des Wandels voller Vertrauen hin.

Vertrauen

… schenkt uns die Energie, uns an unsere Vision zu erinnern, gibt uns die Energie und Kraft für unser Handeln und für unseren Yogaweg. Es ist dieses tiefe Vertrauen, das uns auch dann die Kraft gibt weiterzumachen, wenn wir verzagt sind.

Hingabe

Wenn wir vertrauen, einer Person, einem Gott, einer göttlichen, universellen Macht, dem Leben, der Liebe, lernen wir, uns hinzugeben. Wir vertrauen und geben uns hin – unserem Asana, unserem Atem, dem Flow, ohne Erwartungen, frei von Ego, dem »Ich«- und »Mein«-Gefühl.

Teil 2 Praxis

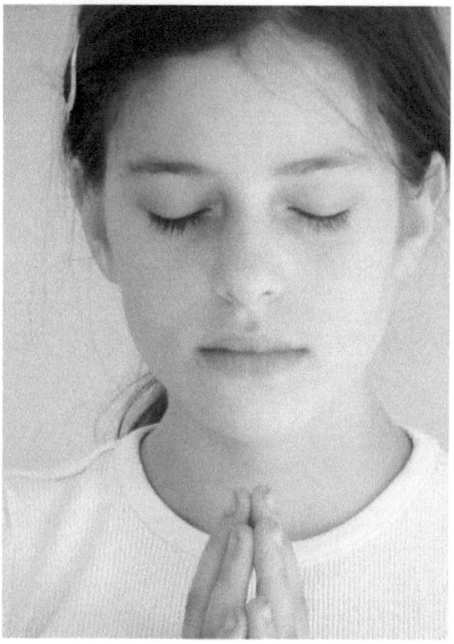

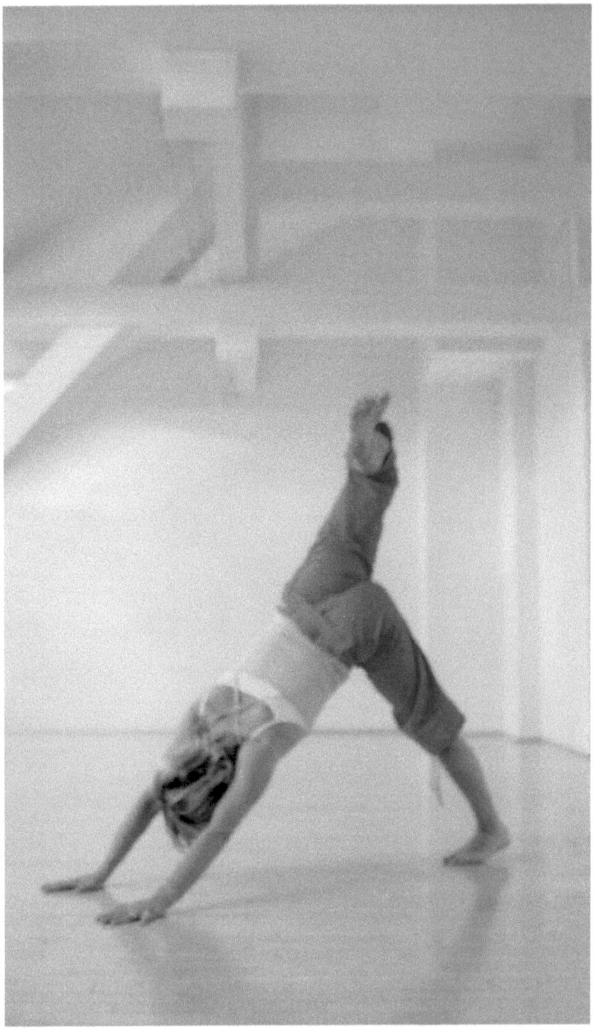

8 *Die Kunst des Übens*

Das eigene Üben

Finde die für dich geeignete Zeit zum Üben, je nach deinem Lebensstil und deinen Arbeitszeiten. Viel wichtiger als die Zeit ist jedoch die Beständigkeit. Es ist effektiver, jeden Tag regelmäßig nur ein paar Minuten zu üben, als unregelmäßig zu praktizieren.

Egal in welchem Zustand du dich gerade befindest, akzeptiere wie und wo du bist. Spüre deinen Körper, nimm deine Energie und Stimmung, deine Stärken und Schwächen wahr. Was brauchst du in diesem Moment? Wähle dann die passenden Asanas und Flows aus.

Du brauchst keinen eigenen, besonderen Raum für dein Üben, aber der Ort sollte genug Bewegungsfreiheit bieten, sauber und gut gelüftet sein und eine angenehme Temperatur haben. Vielleicht kannst du dir einen Platz in deiner Wohnung individuell gestalten, mit Blumen oder besonderem Licht oder Duft. Vielleicht hast du Lust, dir deinen eigenen kleinen Tempel, deinen heiligen Ort zu schaffen, dessen Ausstrahlung dich förmlich einlädt zum Üben.

Mache dein Üben nicht vom idealen Ort oder von bestimmten Hilfsmitteln abhängig. Oft sagen wir uns, wir haben nicht genug Zeit, nicht den richtigen Boden oder nicht genug Platz. Lass dich nicht von diesen Einzelheiten abhalten. Die Umstände sind vielleicht nie perfekt – aber dennoch genau richtig. Jeder Platz kann zum Übungsort werden. Auch auf Reisen und unterwegs können wir fast immer einen Ort finden und unser Üben entsprechend anpassen. Sei immer offen, flexibel und anpassungsfähig. Richte es so ein, dass du möglichst nicht gestört wirst, gönne dir eine Zeit in Ruhe, nur für dich. Es ist hilfreich, Ablenkungen auf ein Minimum zu beschränken, aber manchmal können wir sie nicht vermeiden. Falls du doch abgelenkt wirst, sieh es als Gelegenheit, auch in solchen Momenten zentriert zu bleiben.

Wenn du nur wenig Zeit zum Üben hast, versuche nicht, es durch die Anzahl der Übungen oder Schnelligkeit wettzumachen. Erlaube dir, immer wieder kleine Pausen zwischen den Asanas oder den Flows einzuschieben, und genieße nach den Bewegungen die Stille. Es ist immer besser, wenigstens kurz zu üben als gar nicht. Integriere und erlebe die Asanas mehr und mehr in deinem Alltag, sitze häufiger einmal im Schneidersitz, telefoniere im Berg, räkele dich im Krieger I …

Richte während des Übens immer wieder die Aufmerksamkeit auf deinen Atem. Bist du außer Atem – ein Zeichen, dass du dich überlastet hast –, ruhe dich aus, zum Beispiel in der Kinderposition, im Berg mit den Händen in Namaste, in der stehenden Vorbeuge oder einem anderen entspannenden Asana. Wenn du viel Energie und Kraft hast und der nach unten gerichtete Hund entspannend für dich ist, kannst du dich auch in diesem Asana ausruhen und wieder zurück zu deinem Atem finden.

Bewege dich immer achtsam, und vermeide unnötige Anstrengung und Schmerz. Schmerz ist immer ein klares Zeichen von einem Nein. Lerne zwischen Schmerz und intensivem Gefühl zu unterscheiden, zwischen »Schmerzschmerz« und »Dehnungsschmerz«. Kultiviere Ahimsa, das oberste Prinzip des Yoga. Und finde immer die Qualitäten von *Sthira* und *Sukha* und die Freude am Üben!

Leitfaden des Übens

- Wir verbinden unseren Atem mit der Bewegung. An erster Stelle steht der Atem, an zweiter Stelle die Bewegung.
- Wir kultivieren unsere Achtsamkeit in allen Phasen der Asanas, beim Hineingleiten, Verweilen und beim Herausgleiten.
- Wir beginnen da, wo wir gerade sind, entsprechend unseren Fähigkeiten und dem, was wir gerade brauchen.
- Wir beginnen mit dem Einfachen, bewegen uns hin zum Komplexen und kultivieren einen achtsamen Aufbau.
- Wir nutzen Modifikationen oder Varianten, um Überlastungen und Verletzungen zu vermeiden.
- Wir beleben die Asanas und Flows mit den Qualitäten *sthira* und *sukha*.
- Wir berücksichtigen die energetische feinstoffliche Wirkung, die solare und lunare Energie.
- Wir hören immer auf unseren Körper und erlauben uns auszuruhen, wenn es zu viel wird.
- Wir finden die Meditation in den Asanas und in der Bewegung.

Die Flows auswählen

Die Flows in diesem Buch können nach deiner Wahl und deinen Bedürfnissen zusammengestellt und geübt werden. Nimm immer erst einmal wahr, wie du dich fühlst, wie deine Energien sind, wie der Tanz der Gunas ist. Wähle dann den Schwerpunkt deines Übens dementsprechend entweder sanft oder kraftvoll.

Wenn dir die Asanas noch nicht bekannt und vertraut sind, übe sie erst einmal einzeln. Spiele mit den Vorschlägen in »Erforsche«, die später (siehe Kap. 9) in den Beschreibungen der Asanas und Flows angegeben sind. Das längere Verweilen in den Asanas ist ein wichtiger Bestandteil des Übens. Nur so können wir die Essenz des Asana kennenlernen, erfahren und vertiefen. Außerdem wird die Wirkung dadurch intensiviert.

Beginne dein Üben immer mit dem Aufwärmen, und beende es mit entspannenden Asanas und einigen Minuten in der Tiefenentspannung. Verbinde die Asanas in den kontinuierlich durchfließenden Sequenzen mit dem angegebenen Ein- oder Ausatmen. Du kannst aber auch in jeder Sequenz länger in einem oder mehreren Asanas verweilen und auf diese Weise langsamer durchfließen. Wichtig ist immer ein gleichmäßig fließender Atem. Fließe immer die gleiche Anzahl an Runden mit dem rechten und linken Bein im Wechsel oder von Seite zu Seite.

Aufwärmen

Die folgenden Flows sind gut zum Aufwärmen vor dem Sonnengruß oder den kraftvolleren Sequenzen geeignet. Du kannst einen oder mehrere auswählen:
Der schwingende Schneidersitz
Die tanzende Katze
Der aufgehende Mond
Der schwingende Hund

Ein sanftes und lockerndes Üben

Gut geeignet für ein sanftes und lockerndes Üben sind diese Flows:
Der schwingende Schneidersitz
Die tanzende Katze
Der aufgehende Mond
Der schwingende Hund
Schwingende Beine – lockere Hüften
Schulter-Flow

Den Oberkörper kräftigen

Wenn du deinen Oberkörper kräftigen willst, wähle zum Aufwärmen den »schwingenden Schneidersitz«. Dann übe »ein kraftvoller Oberkörper«, den Ost-West-Flow und den Schulter-Flow.

Ein kraftvoll fließendes, dynamisches Üben

Nach dem Aufwärmen übe den Sonnengruß, danach einen oder mehrere der folgenden Flows:
Tanzender Krieger
Fest verwurzelt im Boden
Stehend und drehend
Der Tanz mit der Balance

Energetisieren und kräftigen mit Rückbeugen

»Die tanzende Katze« ist hier besonderes angenehm zum Aufwärmen. Übe dann den Sonnengruß und einen der Flows aus den Standpositionen, am besten »tanzender Krieger« und »fest verwurzelt im Boden«.

Besonders wichtig nach den Rückbeugen sind die neutralisierenden und entspannenden Asanas.

Die Kräftigung unserer Körpermitte

»Eine kraftvolle Körpermitte« kannst du für sich genommen und ohne Vorbereitungen üben. Dieser Flow ist auch gut geeignet, um dein Üben zu beginnen. Er erzeugt viel innere Hitze und verleiht ein gutes Gefühl für die Kraft und Stabilität des Körperzentrums.

Sonnengruß

Beginne nicht gleich mit dem Sonnengruß, sondern wärme dich vorher auf. Den Sonnengruß kannst du sehr gut für sich allein genommen üben und auch variieren. Lies mehr darüber im entsprechenden Kapitel (siehe S. 91). Beende auch den Sonnengruß mit entspannenden Flows, einigen Asanas aus »hineindehnen in die Entspannung« (siehe S. 180), in der Tiefenentspannung oder in der Meditation.

Ein entspannendes, regenerierendes oder heilendes Üben

Wähle »Entspannung an der Wand« (siehe S. 177) und »hineindehnen in die tiefe Entspannung«. Verweile hier in den Asanas, solange es dir angenehm ist – bis zu zehn oder fünfzehn Minuten.

9 *Flows und Asanas*

Der schwingende Schneidersitz

Die tanzende Katze

Der aufgehende Mond

Der schwingende Hund

Sonnengruß

Tanzender Krieger

Fest verwurzelt im Boden

Stehend und drehend

Der Tanz mit der Balance

Eine kraftvolle Körpermitte

Ein kraftvoller Oberkörper

Auf dem Zentrum liegend gestärkt werden

Herzöffnende Rückbeugen

Ost-West-Flow

Schwingende Beine – lockere Hüften

Der Schulter-Flow

Entspannung an der Wand

Hineindehnen in die tiefe Entspannung

1 und 11 Schneidersitz

Aus

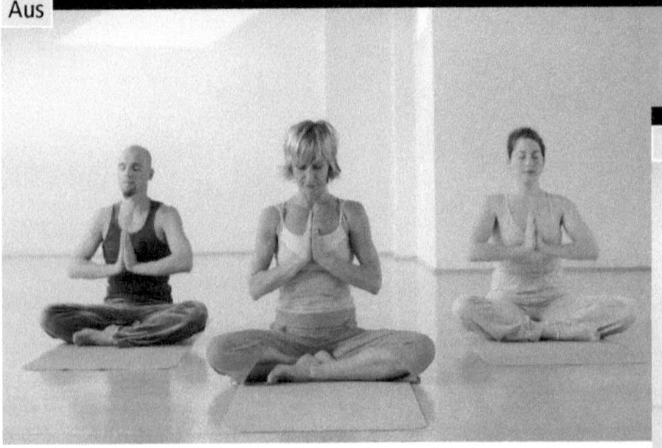

↖

2 und 10 Arme über dem Kopf

Ein

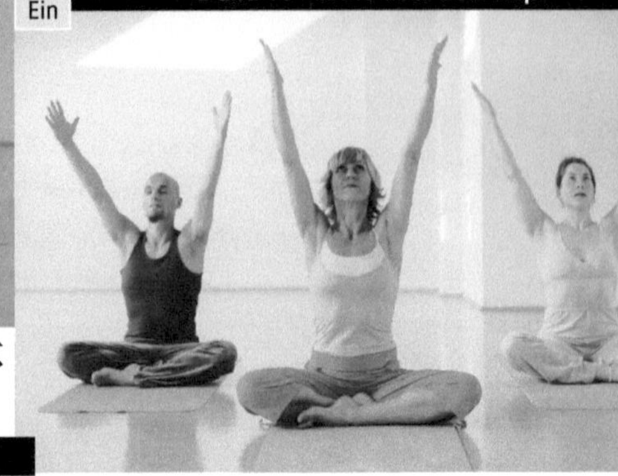

↗

9 Schneidersitz zusammenziehend

Aus

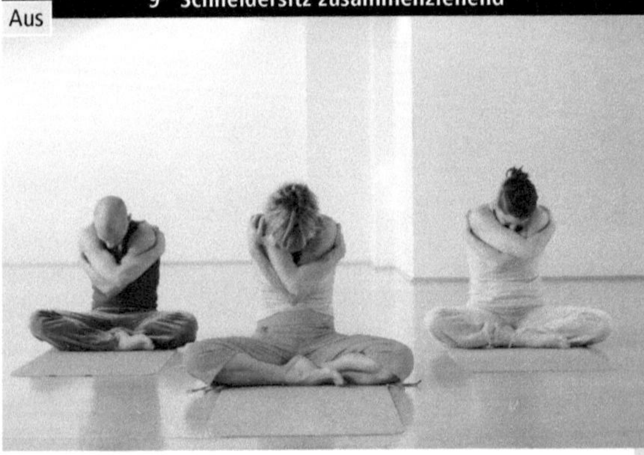

8 Schneidersitz empfangend

Ein

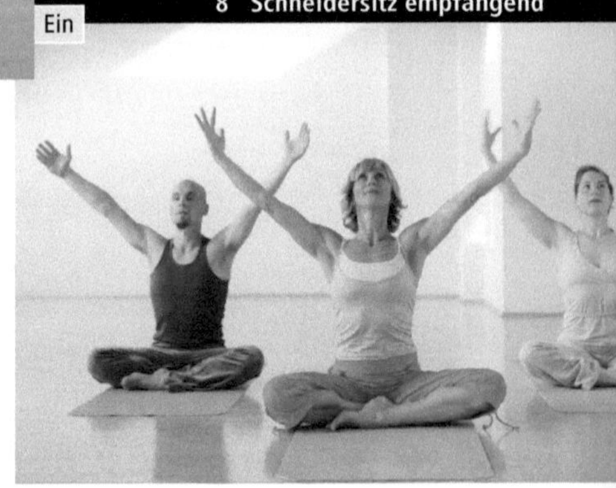

Aus = Ausatmen

Ein = Einatmen

Der schwingende Schneidersitz

3 Schneidersitz Drehung

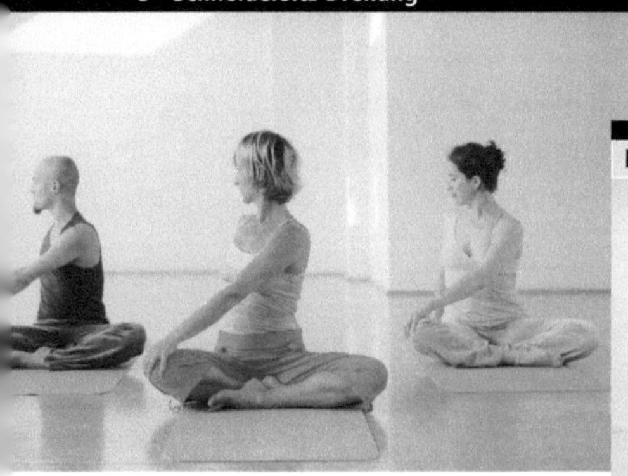

Ein

4 Arme über dem Kopf

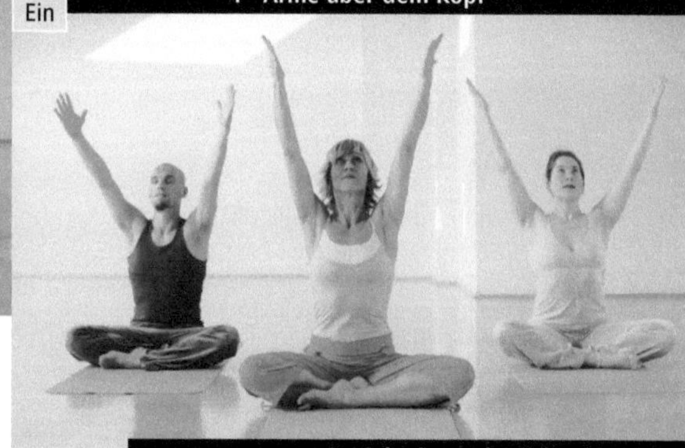

Aus

5 Schwingender Schneidersitz

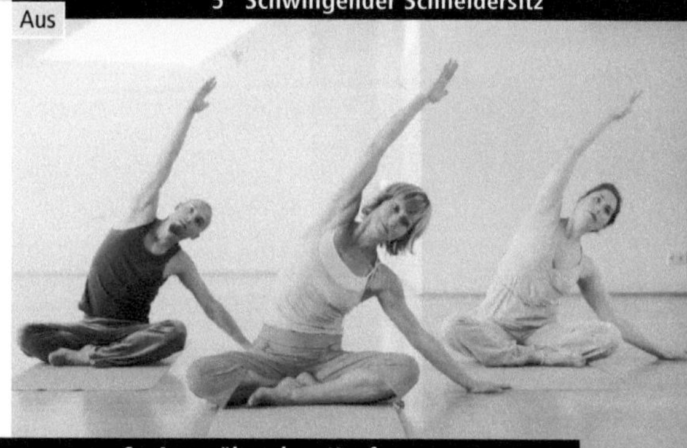

Ein

6 Arme über dem Kopf

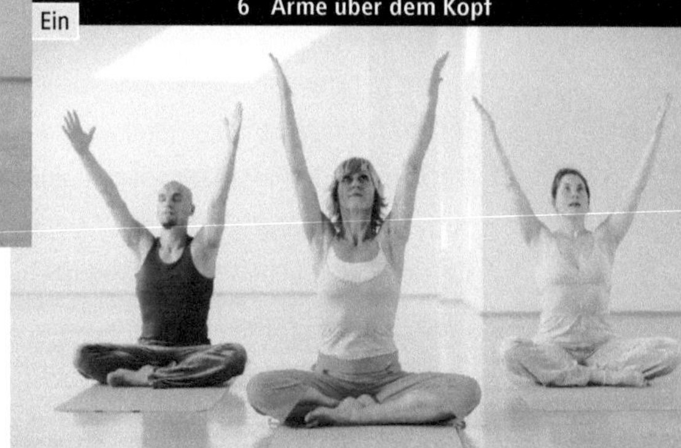

7 Schneidersitz mit vorgebeugter Drehung

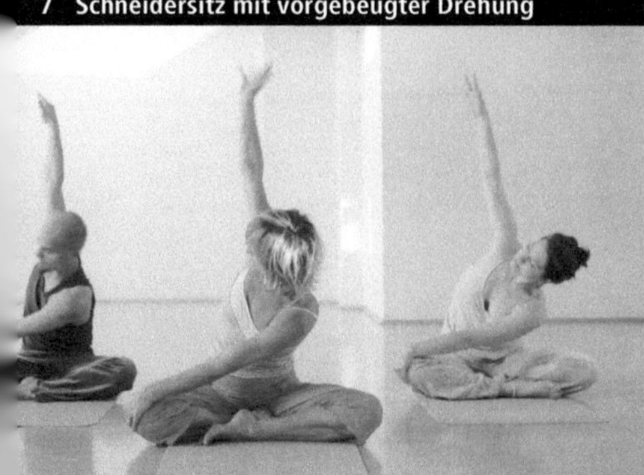

* Ausatmen und Verweilen

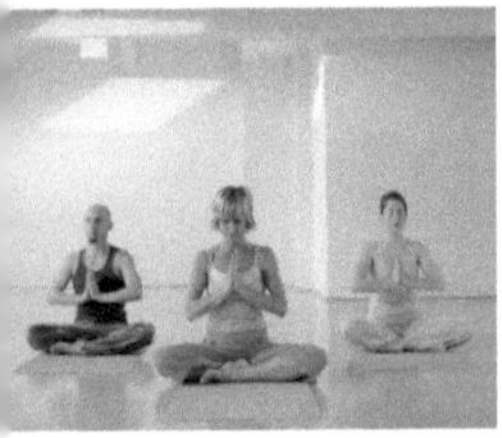

Schneidersitz (Sukhasana)

Komme in den Schneidersitz. Nimm wahr, welches Bein du gewohnheitsmäßig nach vorne führst, und achte darauf, die Beine hin und wieder zu wechseln, um auch deine körperlichen Gewohnheiten bewusst zu verändern.

Ziehe mit deinen Händen die Gesäßhälften seitlich nach hinten auseinander, spüre deine Sitzknochen, und stelle dir vor, dich über sie im Boden tief zu verwurzeln. Lege deine Hände locker auf die Oberschenkel, und lasse die Energie vom Boden über die Wirbelsäule und die Kopfkrone nach oben fließen. Fühle, wie du Raum schaffst zwischen den einzelnen Wirbeln, und finde die natürliche Kurve in deinem Rücken. Rolle deine Schultern nach oben, hinten und unten, und lasse sie ganz schwer nach unten sinken, weg von deinen Ohren.

Tipp

Direkt übersetzt bedeutet *sukha* Freude, Wohlbefinden, Leichtigkeit, und *asana* Position oder Sitz. Doch für viele ist ein Asana alles andere als eine einfache oder freudvolle Position. Verspannte, schwache Rückenmuskeln und unflexible Hüften verhindern das entspannte, aufrechte Sitzen – der Rücken wird rund, die Knie befinden sich weit weg vom Boden, es zieht in den Hüften. Doch jeder kann seine angenehmste und »freudvollste« Position finden. Setze dich auf den Rand so vieler Decken oder fester Kissen, bis du aufrecht und entspannt sitzen kannst und deine Knie sich in Höhe deiner Hüften befinden.

Erforsche

Kreise mit deinem Becken mehrere Runden, und wechsele mehrmals die Richtung. Spiele damit, kreiere deinen eigenen Tanz.

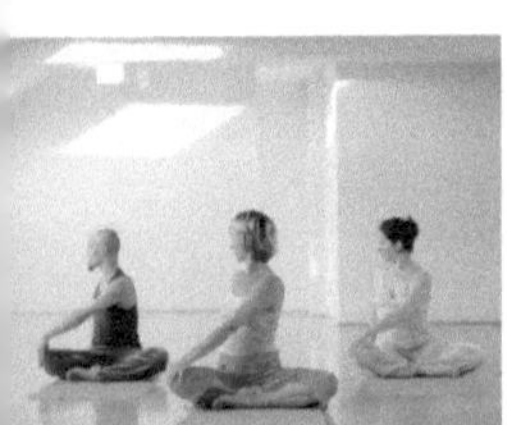

Schneidersitz Drehung

Fließe mit deinen Armen über vorne nach oben Richtung Decke. Drehe dich nach rechts, lege deine linke Hand auf das rechte Knie und die rechte Hand neben dein Becken am Boden, und gleite in eine angenehme, sanfte Drehung. Bewege deine Arme über vorne wieder nach oben, räkele und strecke dich in die Länge, und lockere deine Schultern. Drehe dich nun zur anderen Seite.

Tipp

Vor Drehungen ist es immer wichtig, die Wirbelsäule zu strecken. Werde von der Taille aus lang, und fließe mit den Fingerspitzen hoch Richtung Decke. Gleite mit dieser Länge in die Drehung.

Wichtig ist auch, dich von der Basis der Wirbelsäule und tief vom Körperinneren aus zu drehen: Becken – Bauch – Brustkorb – Schultern und ganz zum Schluss leicht den Kopf. Drehe dich nicht über die äußere Muskelschicht, bleibe in diesen Muskeln eher locker und entspannt. Lasse die Energie spiralförmig vom Becken über die Wirbelsäule und Kopfkrone nach oben fließen.

Flow

Atme ein und gleite mit deinen Armen nach oben, lockere und dehne dich, atme aus und gleite in eine angenehme, sanfte Drehung.

Der schwingende Schneidersitz

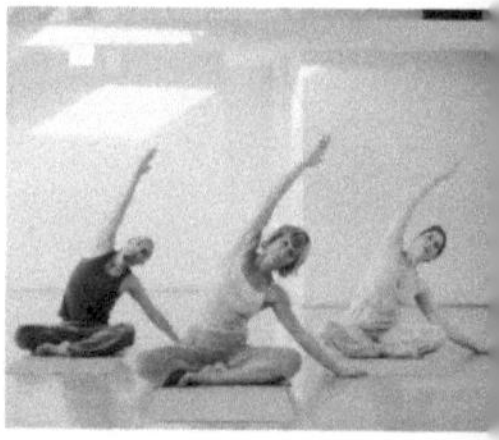

Führe deine linke Hand seitlich zum Boden in einem angenehmen Abstand vom Becken. Gleite mit deinem rechten Arm in einem großen Bogen über den Kopf nach links. Genieße diese angenehme seitliche Dehnung und die fächerförmige Öffnung zwischen deinen Rippen.

Bleibe mit deinen Sitzknochen fest verwurzelt im Boden und stabil im Becken und den Beinen. Schmiege deinen Bauch leicht ins Körperinnere, und fließe mit deinem Brustbein leicht nach oben. Werde nicht rund und eng im Brustkorb und Bauchraum.

Gleite langsam zur anderen Seite, und finde auch hier eine intensive angenehme Dehnung und Öffnung.

Tipp

Vertiefe die Dehnung, indem du deine Standhand weiter weg vom Becken führst. Achte darauf, mit beiden Sitzknochen verwurzelt und im Becken und Bauchraum offen und stabil zu bleiben.

Flow

Atme aus und schwinge zur Seite, atme ein und komme zurück in die Ausgangsposition. Schwinge so mehrere Runden locker von Seite zu Seite.

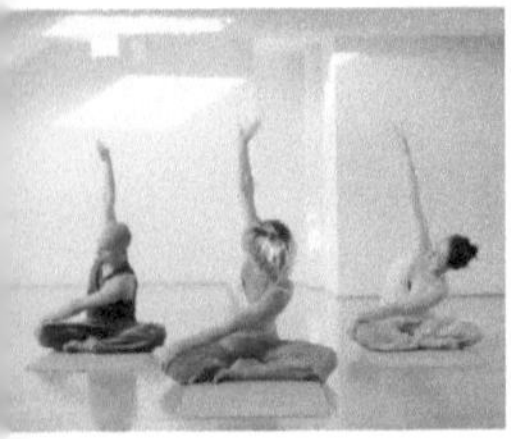

Schneidersitz mit vorbeugender Drehung

Gleite aus dem Schneidersitz mit deinen Armen über vorne nach oben in eine angenehme, weiche Drehung nach rechts. Lehne dich mit deinem Oberkörper nach vorne Richtung Boden, und führe deinen rechten Arm so weit, wie es angenehm ist, nach oben Richtung Decke. Kreise locker mit deiner rechten Hand, und wechsele dabei öfter die Richtung. Entspanne Schultern und Nacken, und richte den Blick zu deinem rechten Knie.

Tipp

Verwurzele dich über deine Sitzknochen fest im Boden, und achte auf einen langen, entspannten Rücken.

Flow

Atme ein und weite und lockere dich, atme aus und fließe tiefer in die Drehung hinein.

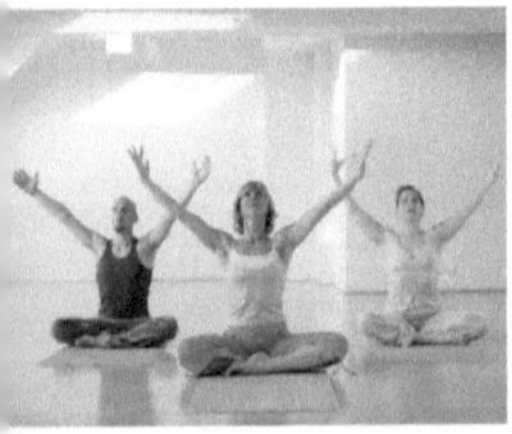

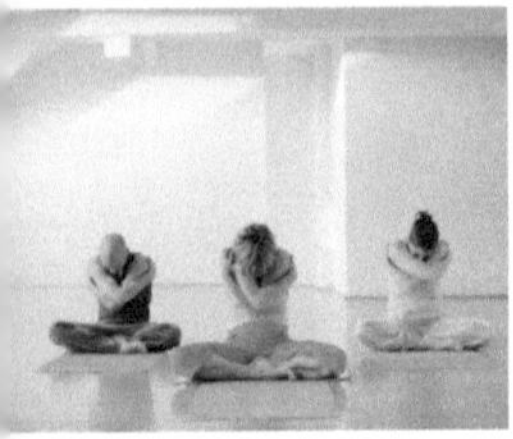

Schneidersitz empfangend und zusammenziehend

Führe deine Arme über vorne nach oben in eine weite Diagonale. Richte deine Handflächen zueinander, und führe die Fingerspitzen nach oben Richtung Decke. Lasse eine offene, empfangende Energie entstehen, öffne dich in den Raum.

Gleite langsam mit deinem Oberkörper in eine Rundung wie in der Katze, und nimm dich in die Arme. Nach der hingebungsvollen Öffnung genieße nun das Zurückziehen in die Rundung.

Flow

Atme ein und fließe in die Weite und Öffnung, atme aus und fließe in die zurückziehende Rundung. Überkreuze im Flow deine Arme im Wechsel.

Erforsche

Nimm intensiv die zwei gegensätzlichen Energien wahr, die Energie der Öffnung und die Energie des Zurückziehens.

Die tanzende Katze

1 Vierfüßler

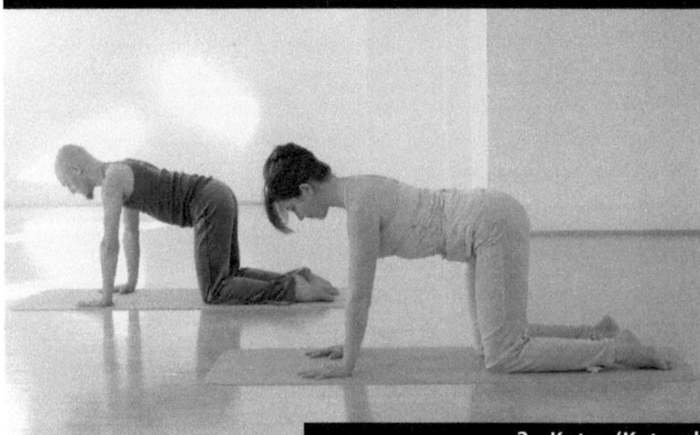

2 Katze (Katzenbuckel)

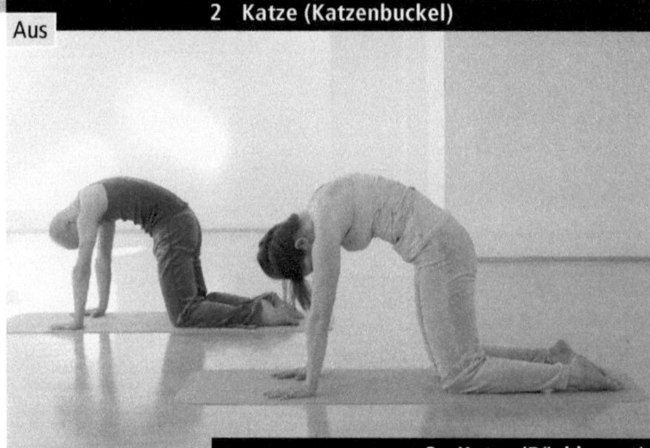

3 Katze (Rückbeuge)

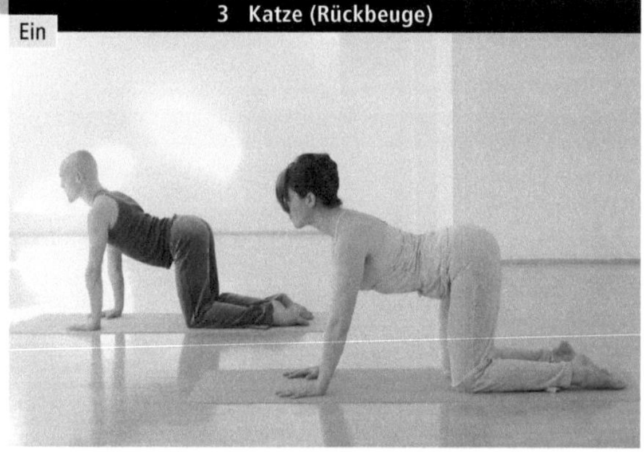

Zwischen 2 (Katzenbuckel) und 3 (Rückbeuge) mehrere Runden hindurchfließen.

Fortsetzung ↘

4 Kind (s. S. 88)

Aus

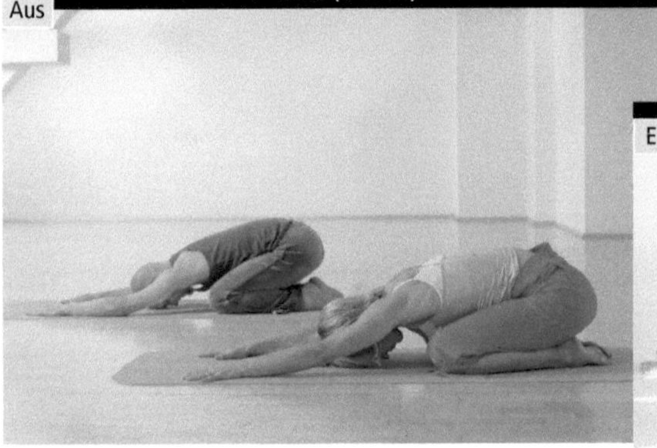

↗ Fortsetzung:
Die tanzende Katze

5 Balancierende Katze

Ein

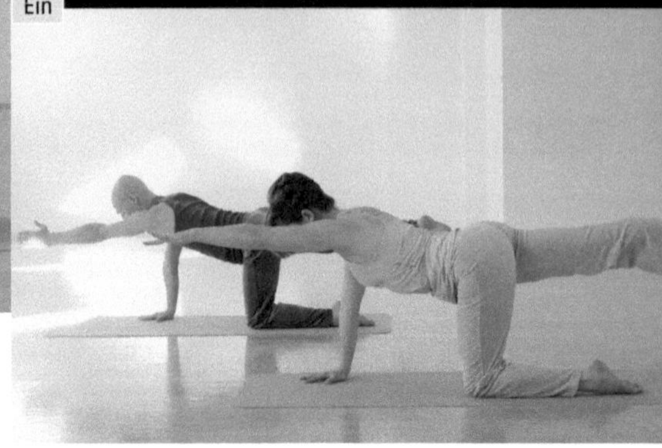

Zwischen 4 (Kind) und 5 (balancierende Katze) im Wechsel Arm und Bein strecken.

9 Vierfüßler

Aus

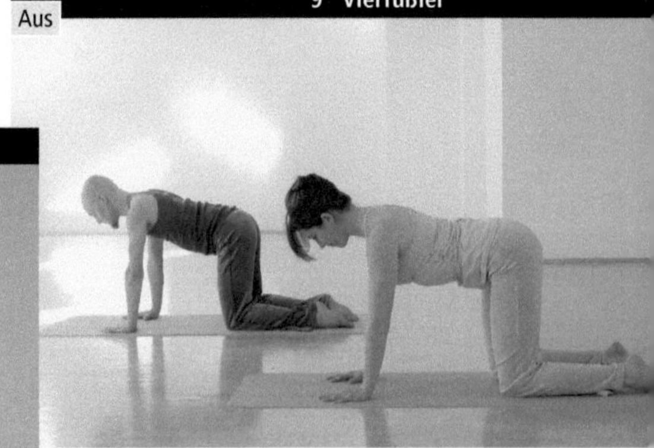

10 Halbes seitliches Brett

Ein

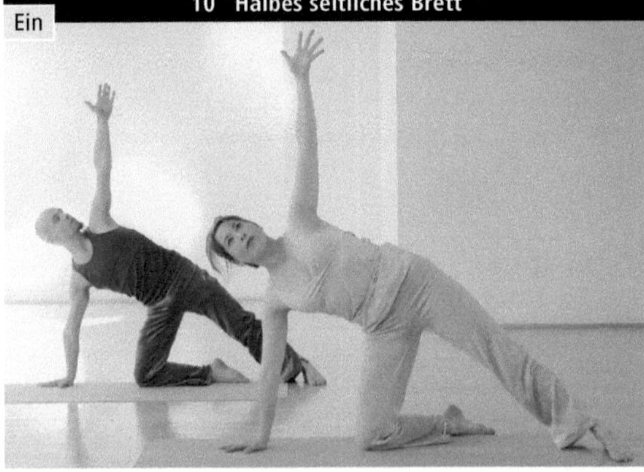

Zwischen 9 (Vierfüßler) und 10 (halbes seitliches Brett) mehrere Runden von Seite zu Seite wechseln.

6 Zusammengerollte Katze

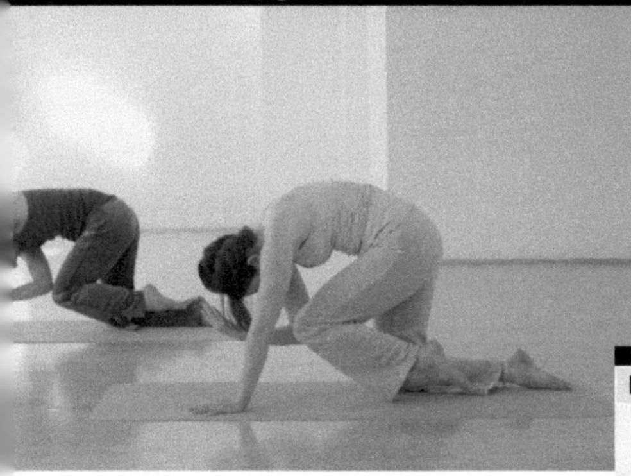

Zwischen 5 (balancierende Katze) und 6 (zusammengerollte Katze) mehrere Runden fließen, dann Seite wechseln.

7 Vierfüßler

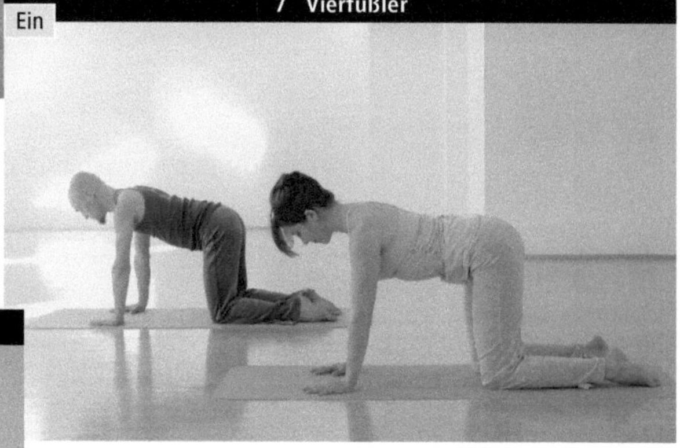

8 Faden durchs Nadelöhr

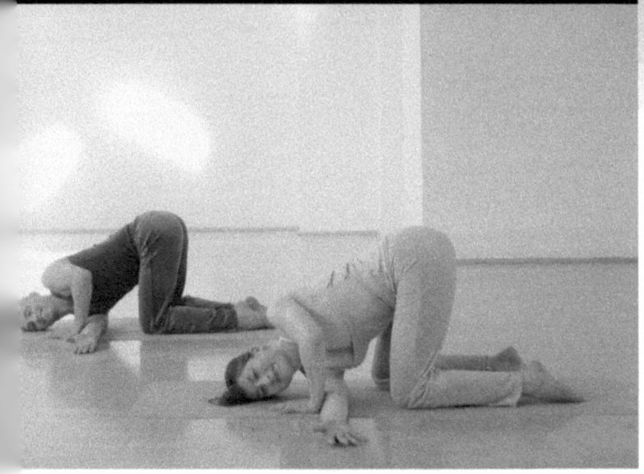

Zwischen 7 (Vierfüßler) und 8 (Faden durchs Nadelöhr) mehrere Runden von Seite zu Seite wechseln.

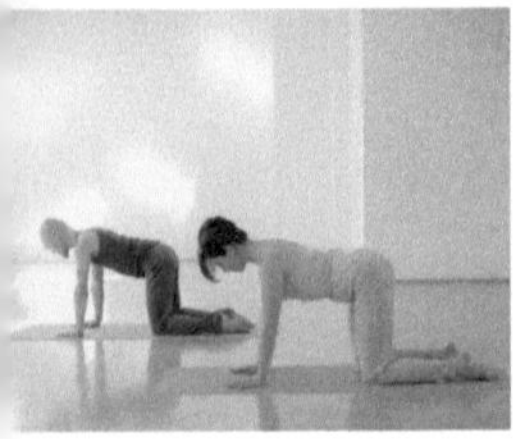

Vierfüßler

Beginne auf deinen Händen und Knien. Fühle dich wie ein vierbeiniges Tier, und nimm wahr, wie deine Arme und Beine deine Wirbelsäule stabil unterstützen. Führe deine Hände unter die Schultern und die Knie unter deine Hüften. Spreize die Finger wie einen Fächer auseinander, und richte die Mittelfinger nach vorne. Schmiege deine Handflächen und Finger gleichmäßig in den Boden,[26] und stelle dir vor, dich über deine Hände im Boden zu verwurzeln und die Energie über deine Handflächen vom Boden aufzusaugen.

Werde weit zwischen deinen Schulterblättern und lang im Nacken. Richte deinen Blick zum Boden, und fließe energetisch mit deiner Kopfkrone nach vorne und mit deinem Steißbein nach hinten.

Tipp

Falls sich deine Knie unangenehm melden, polstere sie mit einer Decke ab.

Erforsche

Lasse das Gewicht in deine Schultern hineinsacken, und spüre, wie zwischen deinen Schulterblättern ein tiefes, enges Tal und im Nacken Enge entstanden ist. Sauge die Energie kraftvoll über deine Handflächen weg vom Boden, und lasse die Energie über deine Arme und Schultern nach oben fließen.

Spüre nun die Länge in deinem Nacken und die Weite zwischen den Schulterblättern.

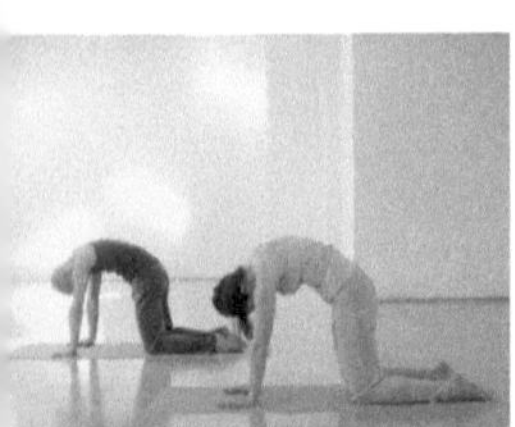

Katze (Chakravakasana)

Beginne im Vierfüßler.

Beginne vom Becken aus langsam deinen Rücken zu runden, wie eine wütende, fauchende Katze. Bewege dein Steißbein mehr nach vorne und unten und dein Kinn Richtung Brustbein. Steißbein und Kinn nähern sich einander an. Bewege sanft deinen Bauchnabel Richtung Wirbelsäule, und sauge die Energie über die Handflächen weg vom Boden. Spüre diese angenehme Dehnung im Rücken und Nacken und zwischen deinen Schulterblättern.

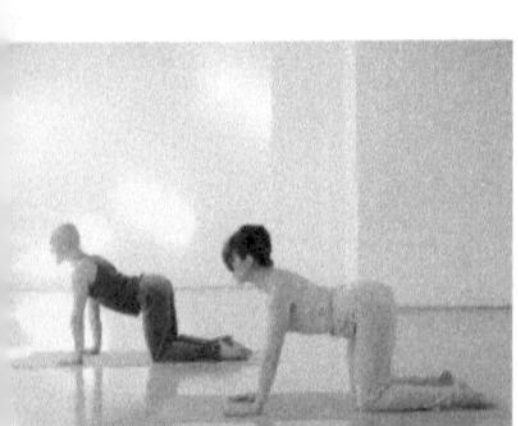

Bewege deine Sitzknochen nach oben, und fließe langsam vom Becken in eine angenehme Rückbeuge. Stelle dir vor, du würdest deinen Rücken tief ins Körperinnere einsaugen, und fließe mit deinem Bauch nach innen Richtung Wirbelsäule. Bilde einen weichen, langen Bogen von deinem Steißbein bis in die Kopfkrone. Gleite mit deinen Schulterblättern nach unten und mit deinem Brustbein nach vorne. Werde lang und weich im Nacken, und entspanne deine Stirn. Fühle dich wie eine zufriedene, schnurrende Katze.

Erforsche

Kreise mit deinem Oberkörper zur Seite, nach oben in den Katzenbuckel, zur anderen Seite und in die Rückbeuge. Kreise nach einigen Runden in die andere Richtung.

Flow

Atme aus und fließe in den Katzenbuckel, atme ein und fließe in die Rückbeuge. Lasse die Bewegung Wirbel für Wirbel durch deine Wirbelsäule fließen. Beginne die Bewegung mit deinem Atem, und spüre, wie dein Atem Treibstoff für die Bewegung ist.

Balancierende Katze

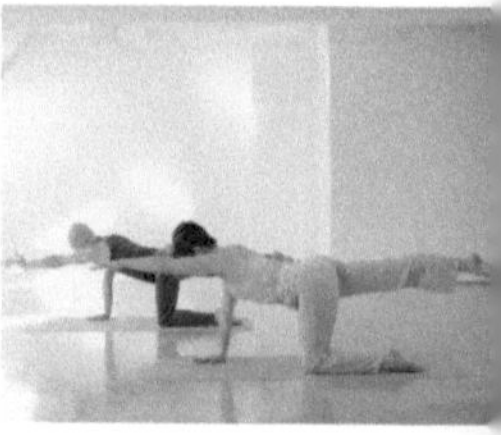

Beginne im Vierfüßler.

Hebe gleichzeitig dein gestrecktes rechtes Bein nach hinten und deinen linken Arm nach vorne an. Achte darauf, dass sich Arm, Oberkörper und Bein in einer Linie parallel zum Boden befinden.

Schaue zum Boden, so dass du im Nacken lang und entspannt bist. Stelle dir vor, eine Schnur an der Kopfkrone würde deinen Kopf leicht nach vorne ziehen. Strecke den Arm und das Bein wieder aus.

Flow

Atme ein und fließe – Arm und Bein ausgestreckt – in den Vierfüßler; atme aus und fließe in die Kinderposition. Nimm mit dem Einatmen die Länge und Ausbreitung wahr und mit dem Ausatmen das Hineinfließen in die Kinderposition.

Erforsche

Strecke deinen rechten Arm und dein rechtes Bein bzw. deinen linken Arm und dein linkes Bein in die Länge. Spiele mit dieser Herausforderung der Balance – und wenn du umfällst, falle mit Freude. Erforsche diese Variante auch im angegebenen Flow.

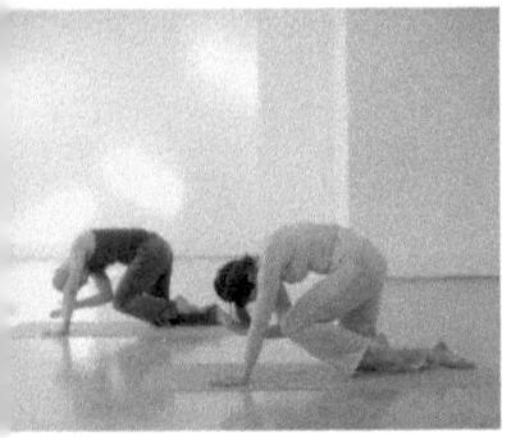

Zusammengerollte Katze

Gleite in die balancierende Katze, das rechte Bein und den linken Arm ausgestreckt. Führe langsam dein rechtes Knie und den linken Ellbogen zueinander und dein Kinn Richtung Herz. Fließe mit dem Bauchnabel tief nach innen, und werde ganz rund im Rücken. Gleite langsam wieder zurück in die balancierende Katze.

Flow

Atme ein und strecke dich aus in die balancierende Katze. Atme aus und führe Knie und Ellbogen zueinander. Führe dies drei bis sechs Runden aus, und fließe die gleiche Anzahl an Runden mit dem anderen Bein und Arm.

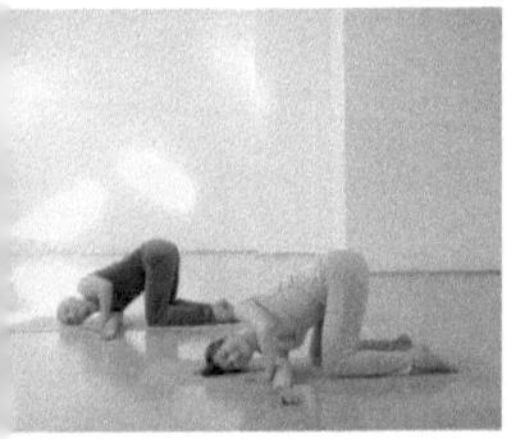

Faden durchs Nadelöhr

Beginne im Vierfüßler.

Lege deinen rechten Handrücken am Boden auf. Gleite unter dem linken Arm langsam mit deiner Hand, dann deinem Unterarm, dem Oberarm und zuletzt mit deiner Schulter in Richtung Boden, als wolltest du in ihn hineinfließen. Gib dabei das Gewicht deines Armes an den Boden ab, versuche vollständig loszulassen. Genieße diese angenehme Drehung und Öffnung in deinem Oberkörper.

Flow

Atme aus und fließe mit deinem Arm in den Boden hinein, atme ein und gleite wieder zurück in den Vierfüßler.

Erforsche

Gleite mit dem rechten Arm in den Boden hinein, und finde deine angenehmste Kopfposition. Achte darauf, kaum Gewicht auf deinen Kopf zu verlagern, und finde deine angenehmste Nackenposition. Verteile das Gewicht gleichmäßig auf deinem ausgestreckten Arm und der rechten Schulter. Fließe langsam so weit, wie es angenehm ist, mit deinem linken Arm seitlich nach oben Richtung Decke oder sogar nach hinten Richtung Boden.

Halbes seitliches Brett (Ardha Vasishthasana)

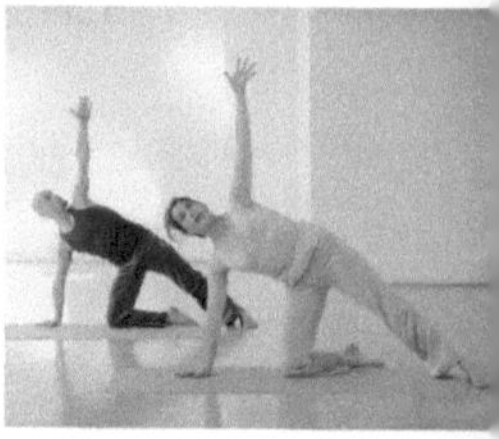

Beginne im Vierfüßler.
Strecke dein rechtes Bein nach hinten aus, und drehe die Innenkante des Fußes zum Boden. Verlagere das Gewicht auf deine linke Hand, führe langsam den rechten Arm in einem großen Bogen seitlich nach oben Richtung Decke, und drehe dich seitlich auf.

Stabilisiere dich über deine gesamte hintere Fußsohle am Boden, und fließe mit der Energie über die Standhand, die Arme über die Fingerspitzen hoch Richtung Decke. Fließe mit deinem Bauch Richtung Wirbelsäule, und stelle dir vor, Steißbein und Schambein bewegen sich zueinander.

Spüre die Stabilität in deiner Körpermitte, und fühle, wie du dich von hier aus in alle Richtungen ausbreitest. Genieße die Öffnung und den Raum in deinem Becken, Bauch und Brustkorb.

Flow

Atme ein, strecke dein Bein nach hinten aus, und fließe in die seitliche Öffnung, atme aus und fließe wieder zurück in den Vierfüßler.

Erforsche

Führe deinen nach oben ausgestreckten Arm in einem größeren Bogen nach hinten, und drehe dich im Oberkörper noch mehr auf. Schaue entspannt nach unten Richtung Boden. Genieße die Dehnung im Brustmuskel und in der Achselhöhle.

1 Nach unten gerichteter Hund (s. S. 100)

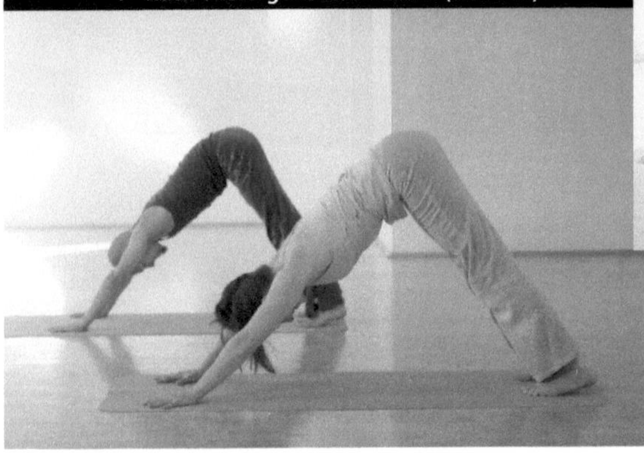

2 Hund im Spagat

Ein

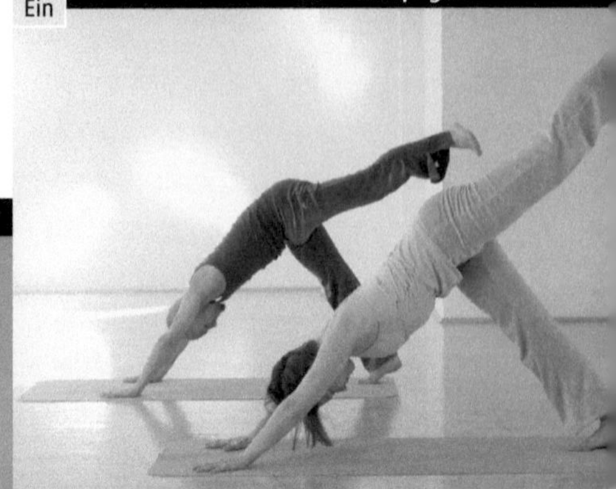

Der aufgehende Mond

9 Nach unten gerichteter Hund

Aus

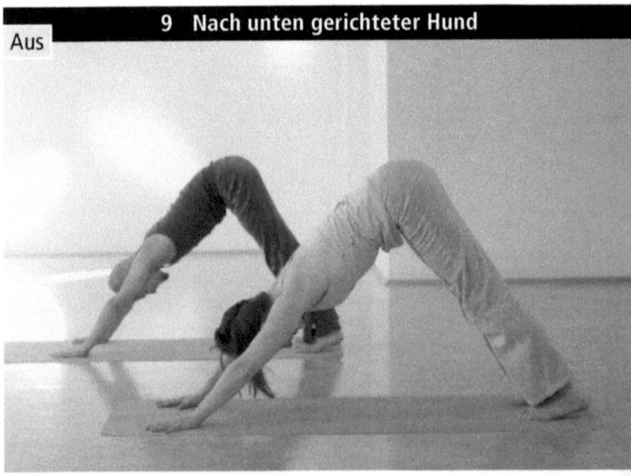

8 Aufgehender Mond

Ein

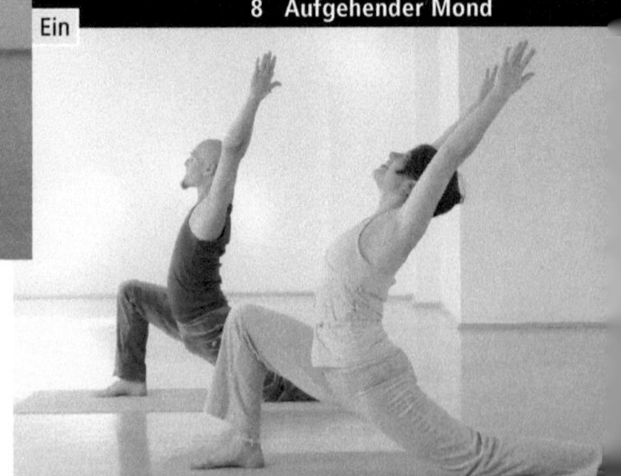

3 Tiefer Ausfallschritt

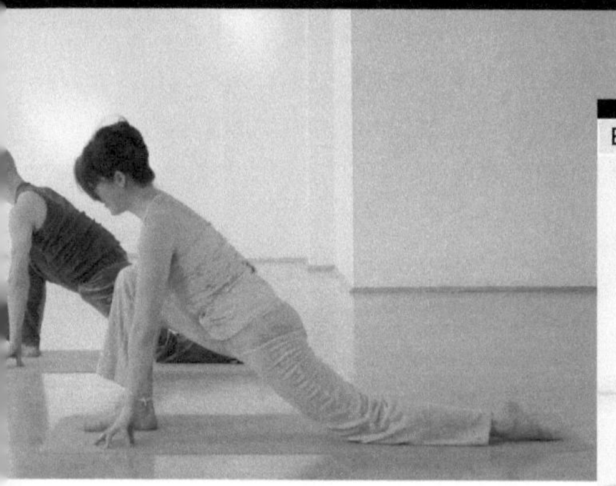

Ein

4 Aufgehender Mond

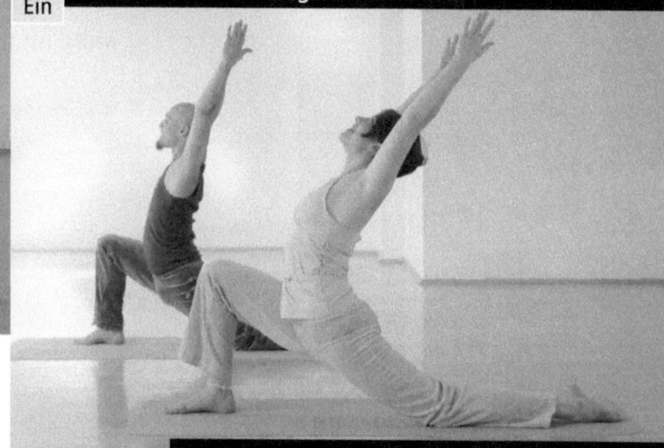

Aus

5 Hände in Namaste

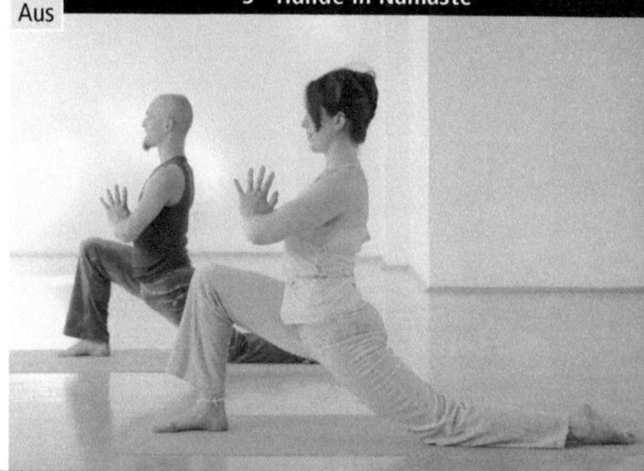

Ein

6 Ausfallschritt Drehung

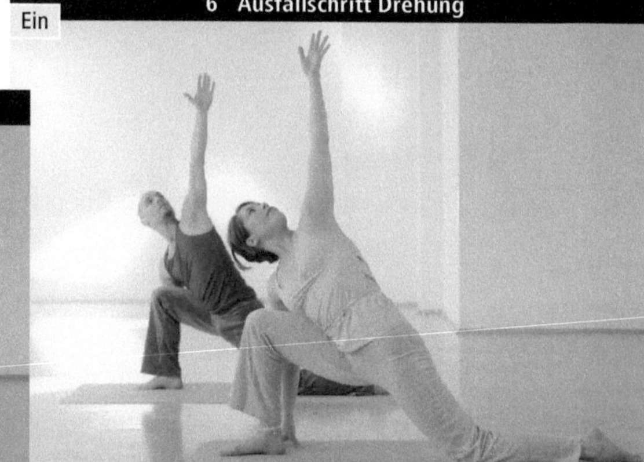

s

7 Halbe Pyramide

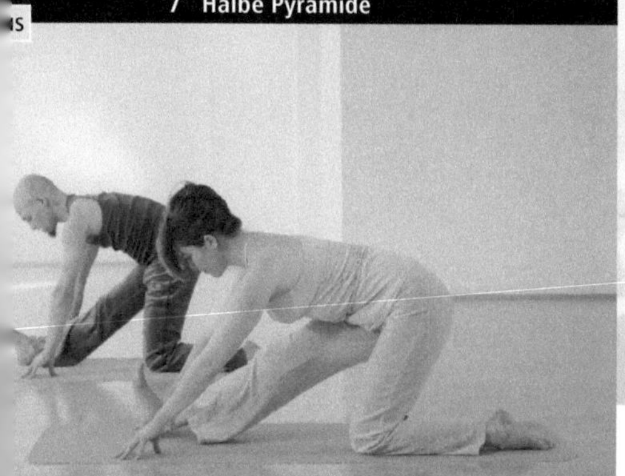

Zwischen 3 (tiefer Ausfallschritt) und 6 (Ausfallschritt Drehung) mehrere Runden von Seite zu Seite fließen.

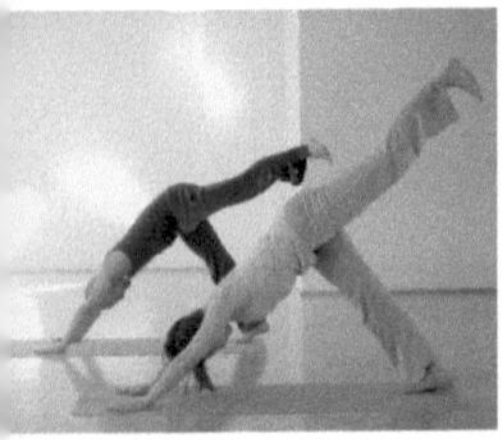

Hund im Spagat

Beginne im nach unten gerichteten Hund.
Strecke langsam dein rechtes Bein nach hinten oben aus. Bleibe dabei mit deinem Becken gleichmäßig nach vorne gerichtet, drehe nicht mit der rechten Hüfte auf. Verwurzele dich mit deinen Händen fest im Boden, und fließe mit der Energie vom Boden über deine Arme, die Taille und das Becken nach hinten zu deinem Standbein.

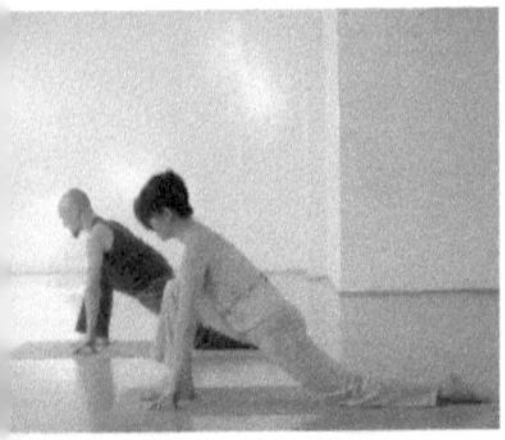

Tiefer Ausfallschritt

Beginne im Hund im Spagat.
Mache schwungvoll einen großen Schritt nach vorne, und führe deinen Fuß genau zwischen die Hände und das hintere Knie zum Boden. Achte darauf, dass dein vorderes Knie genau über dem Fußgelenk ausgerichtet ist. Strecke deinen hinteren Fuß aus, und schmiege den Fußrücken sanft in den Boden.

Komme auf die Fingerspitzen, und stelle dir vor, über die Fingerspitzen die Energie vom Boden aufzusaugen. Sinke nicht mit deinem Oberkörper in das vordere Bein hinein, sondern schaffe Platz und Weite im Bauchraum und Länge in deinem Nacken. Fließe mit deinem Brustbein nach vorne, stelle dir vor, deine Knie bewegen sich voneinander weg, und sinke mit deinem Steißbein nach unten und vorne.

Tipp
Falls du mit deinem Fuß nicht gleich zwischen den Händen landest, mache einen bequemen Schritt nach vorne, greife mit der Hand den Fuß, und führe ihn nach vorne zwischen die Hände.

Erforsche
Fließe mehrmals mit deinem Oberkörper in einen Katzenbuckel und wieder in die Länge.

Flow
Atme ein und bewege dich mit deinem Becken etwas nach oben und nach hinten, lockere dich, atme aus und gleite mit deinem Becken wieder mehr nach vorne und Richtung Boden. Atme dich so mehr und mehr in die Dehnung hinein.

Der aufgehende Mond (Anjaneyasana)

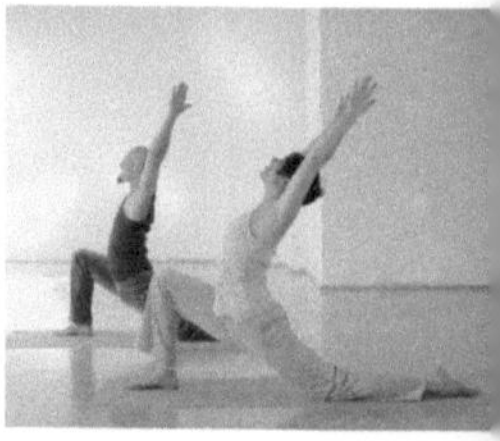

Beginne im tiefen Ausfallschritt.
Schwinge deine Arme nach vorne oben über deinen Kopf. Drehe die Innenseite der Oberarme mehr in Richtung deines Gesichtes, und richte deine Handflächen zueinander. Führe deine Arme schulterbreit oder weiter auseinander, und lasse ein Gefühl von Weite und empfangender Offenheit entstehen. Fließe mit der Energie von der Taille aus über deine Arme und Fingerspitzen hoch Richtung Decke, und sinke mit deinen Schultern nach unten, weit weg von den Ohren.

Tipp
Schmiege deinen vorderen Fuß kraftvoll an den Boden, und stelle dir vor, dein vorderes Knie würde nach vorne und dein hinteres Bein energetisch nach oben und nach hinten fließen. Dadurch entsteht mehr Stabilität in deinen Beinen, das hintere Knie wird entlastet, und dein Oberkörper kann sich mit Leichtigkeit und Hingabe mehr öffnen und strecken. Falls dein hinteres Knie doch der Polsterung bedarf, lege eine Decke unter das Knie.

Erforsche
Führe deinen rechten Arm seitlich im großen Bogen nach unten, und fließe mit den Fingerspitzen Richtung Boden. Fließe mit deinem linken Arm mehr in die Länge und mit dieser Länge nach rechts in eine angenehme seitliche Dehnung. Bleibe aktiv im Standfuß, in den Beinen und in deiner Körpermitte. Achte auf entspannte Schultern, und genieße diese intensive seitliche Dehnung und die fächerförmige Öffnung zwischen deinen Rippen. Vielleicht kannst du deine Fingerspitzen zum Boden führen.

Flow
Atme ein und richte dich mit deinem Oberkörper und Becken etwas mehr auf, fließe mit den Fingerspitzen nach oben Richtung Decke. Atme aus und vertiefe dich wieder in die Dehnung.

Öffne und lockere deine Leisten, während du einatmest; und während du ausatmest, sinke mit deinem Becken mehr Richtung Boden und mit den Schultern nach unten, weg von den Ohren.

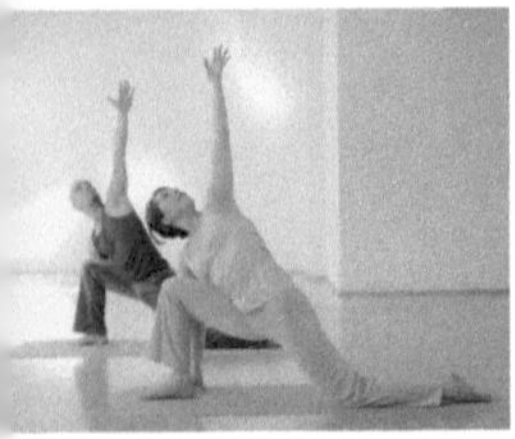

Ausfallschritt Drehung

Beginne im aufgehenden Mond.
Führe deine Hände in Namaste, und bewege sie langsam dicht am Körper über die Körpermitte in Richtung Oberschenkel. Löse die Hände, und stütze dich leicht mit deinen Fingerspitzen unter den Schultern am Boden ab. Fließe mit deinem rechten Arm seitlich in einem weichen, großen Bogen so weit, wie es angenehm ist, hoch Richtung Decke. Folge der hinaufgleitenden Hand mit deinem Blick. Spüre die Öffnung und Drehung in deinem Brustkorb, und achte auf lockere Schultern und einen entspannten, weichen Nacken.

Stelle dir vor, die Energie über deine Standhand vom Boden aufzusaugen, und fließe mit der Energie über den oberen Arm und über die Fingerspitzen hoch Richtung Decke. Führe langsam den Arm wieder zurück, und fließe mit deinem anderen Arm über die Seite in einem großen Bogen nach oben.

Flow
Atme ein und führe deinen Arm seitlich nach oben, drehe und öffne dich. Atme aus und gleite wieder zurück in den tiefen Ausfallschritt.

Erforsche
Wenn du mehr die Kraft betonen willst, strecke dein hinteres Bein aus, und fließe so in die Drehungen hinein.

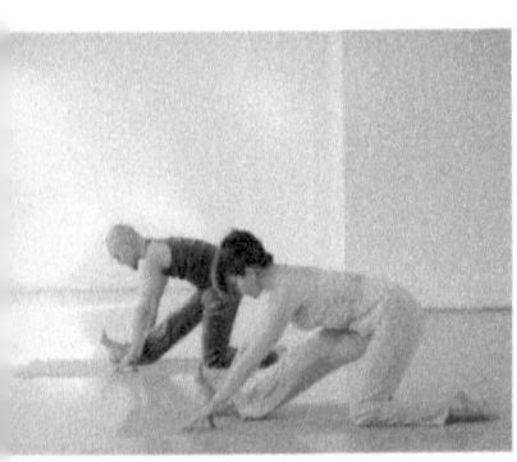

Halbe Pyramide (Ardha Parshvottanasana)

Beginne im tiefen Ausfallschritt.
Gleite mit deinem Becken nach hinten, strecke langsam dein vorderes Bein aus, und beuge deinen vorderen Fuß an. Je mehr du mit deinen Zehen Richtung Knie fließt – besonders mit den kleinen Zehen –, umso intensiver wird die Dehnung.

Richte dein Becken gleichmäßig nach vorne aus, und werde lang und weit im Bauchraum und Rücken.

Tipp
Falls dein Rücken sich rundet, führe deine Hände unter die Schulter und stütze dich leicht mit deinen Fingerspitzen am Boden ab. So kannst du dich im Oberkörper mehr aufrichten und Länge schaffen. Falls du weiterhin zu gerundet bist und wenig Raum schaffen kannst, stütze dich mit deinen Händen erhöht auf Klötzen oder Büchern ab

Flow

Atme aus und fließe in den Ausfallschritt, atme ein und fließe zurück in die halbe Pyramide.

Erforsche

Kannst du auf deinen Händen weiter nach vorne laufen und dabei lang und weit bleiben?

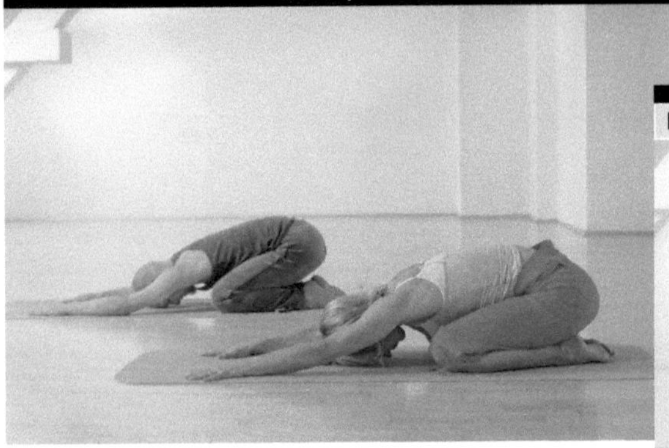

1 Kinderposition

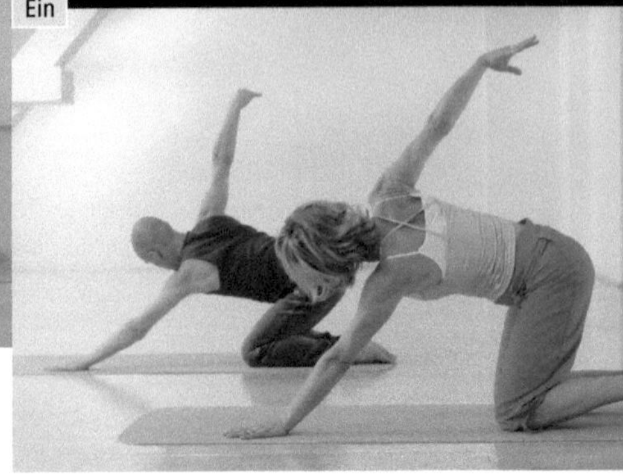

Ein 2 Kraulendes Kind

Der schwingende Hund

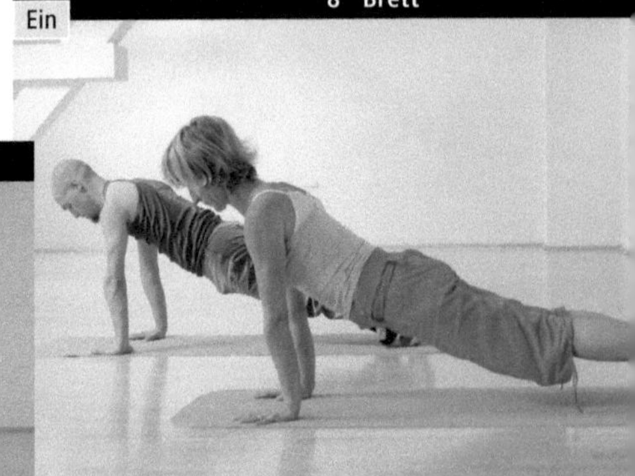

Ein 8 Brett

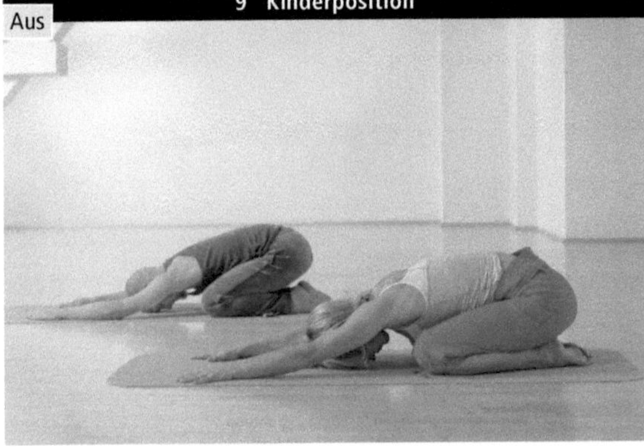

Aus 9 Kinderposition

3 Kinderposition

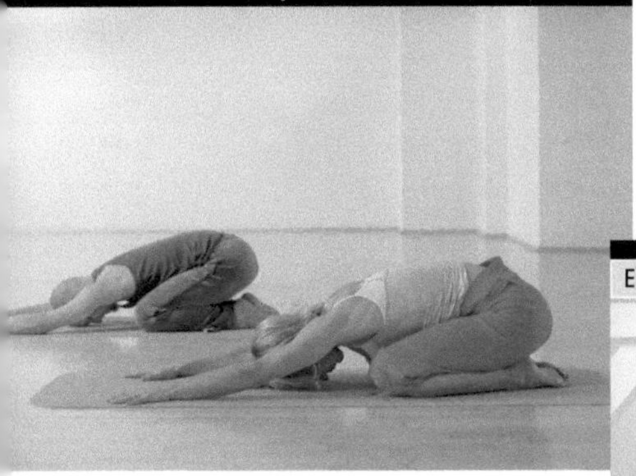

4 Brett (s. S. 142)

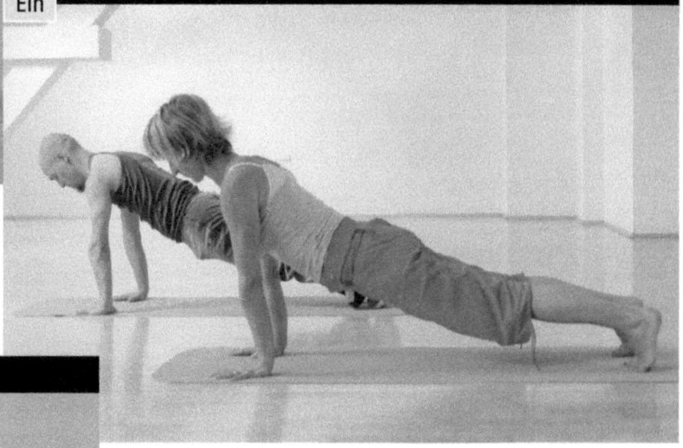

5 Nach unten gerichteter Hund (s. S. 100)

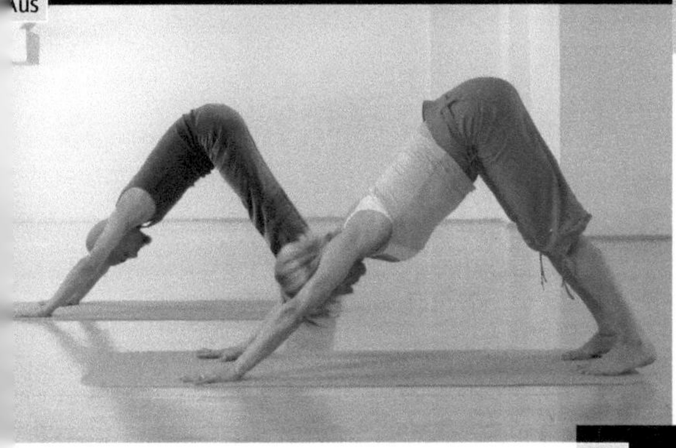

6 Nach oben gerichteter Hund (s. S. 89)

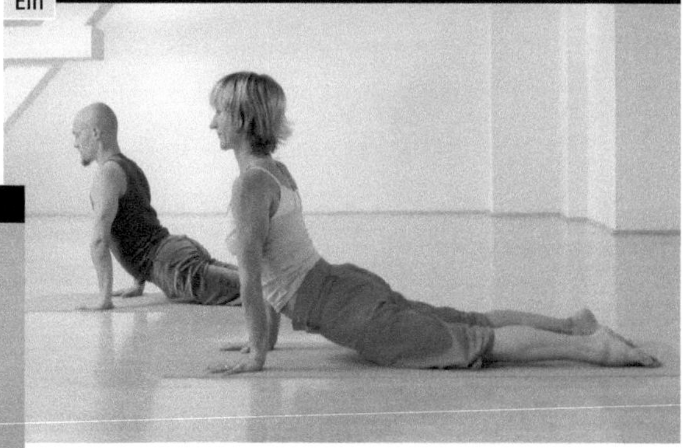

7 Nach unten gerichteter Hund (s. S. 100)

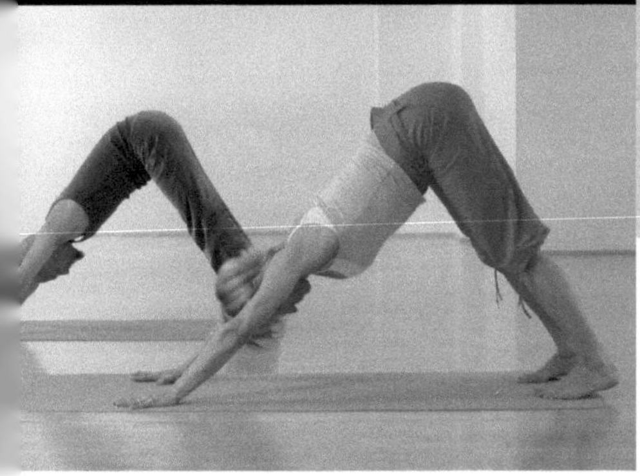

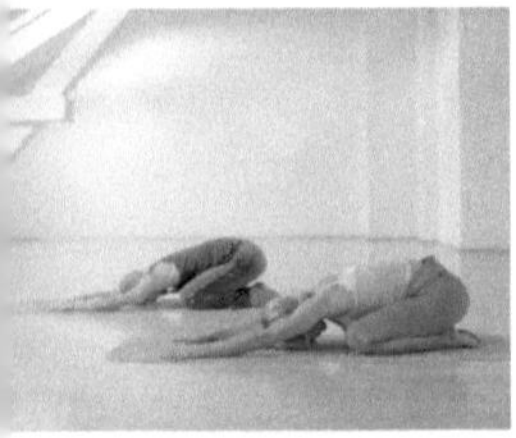

Kinderposition (Balasana)

Beginne im Vierfüßler.
Gleite langsam mit deinem Becken Richtung Füße, und lege das Becken auf den Fersen und deine Stirn auf dem Boden auf. Lege dich ganz entspannt mit deinem Rücken über die Beine. Werde lang im Oberkörper und in den Armen. Stelle dir vor, deine Arme würden von der Taille aus in die Länge fließen. Spüre die Weite zwischen deinen Schulterblättern, und atme tief in diese Weite hinein.

Tipp

Falls du dein Becken nicht entspannt zu den Fersen führen kannst, lege ein Kissen oder eine Decke zwischen Gesäß und Füße. Falls es unangenehm ist, deine Stirn auf dem Boden abzulegen, lege deine Hände am Boden übereinander und die Stirn auf die Hände. Oder führe deine Arme dicht an deinem Körper nach unten, und lasse sie in den Boden hineinsinken.

Erforsche

Strecke deine Arme seitlich aus, und laufe mit deinen Fingerspitzen so weit, wie es angenehm ist, zur Seite. Genieße die Dehnung in der Vorderseite deines Brustkorbes, deiner Arme und Achselhöhlen.

Strecke deine Arme nach vorne aus, beuge sie an, lege deine Fingerspitzen auf die Schultern oder den Nacken und »laufe« mit deinen Ellbogen weit nach vorne. Genieße die Dehnung von der Taille bis zu deinen Ellbogen.

Flow

Atme ein und richte dich in einer kleinen, wellenförmigen Bewegung mit deinem Oberkörper etwas auf. Schaffe Platz und Weite im Bauchraum, lockere dich. Atme aus und sinke wieder in die Kinderposition hinein; lasse bewusst los.

Die Kinderposition ist sehr beruhigend und entspannend. Komme immer dann in das Kind, wenn du das Gefühl hast, dass du eine Pause oder Zeit zum Entspannen und Nachspüren brauchst. Die Kinderposition dehnt sehr angenehm die Muskeln des Rückens und verhilft zu einer tiefen, ruhigen Atmung. Unsere Sinne ziehen sich zurück, und unser Geist kann zur Ruhe kommen. Spannungen im Kreuzbeinbereich (Iliosakralgelenk) können sich lösen. Diese Position ist besonders angenehm nach Rückbeugen.

Kraulendes Kind

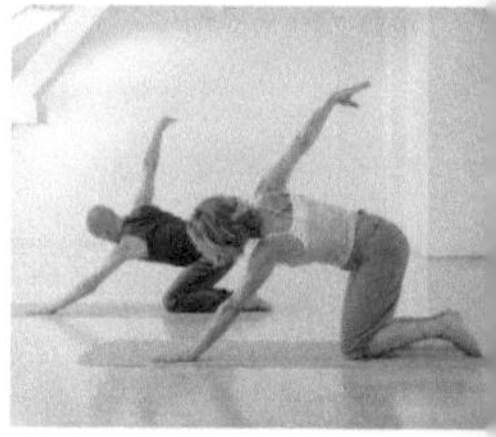

Beginne in der Kinderposition.
Strecke deine Arme nach vorne aus. Richte dich etwas mit deinem Oberkörper auf, und führe deinen rechten Arm locker nach hinten. Schwimme mit diesem Arm in einem großen, weichen Bogen nach oben, gleite in den Vierfüßlerstand, und strecke den Arm nach vorne aus. Fließe wieder zurück in die Kinderposition.

Tipp
Achte auf lockere Schultern und einen entspannten Nacken.

Erforsche
Während du nach vorne schwimmst, kreise mit deinem Handgelenk. Wechsele während des Kreisens öfter die Richtung.

Flow
Atme ein und fließe dynamisch nach vorne, atme aus und gleite locker zurück in die Kinderposition.

Nach oben gerichteter Hund (Urdhva Mukha Shvanasana)

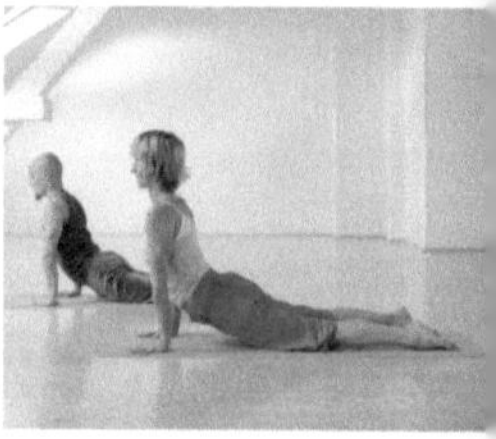

Beginne im Knie – Brustbein – Kinn, im einfachen tiefen Brett oder im tiefen Brett. Richte dich mit dem Oberkörper auf, und drücke dich mit den Händen kraftvoll weg vom Boden. Rolle deine Schultern nach hinten und unten, werde lang in der Taille, und fließe mit deinen Schulterblättern nach unten Richtung Becken. Lasse hier Weite und Platz entstehen, indem du die Zeigefinger kraftvoll in den Boden schmiegst. Achte darauf, die Schulterblätter nicht zusammenzupressen und in der Nierengegend nicht hart zu werden.

Stelle dir vor, die Vorderseite deiner Wirbelsäule öffnet sich vom Steißbein bis zur Kopfkrone wie ein Fächer. Die unteren Rippen weiten sich, und ein Gefühl entsteht, als würdest du vom Zentrum des Herzens angehoben. Fließe mit deinen Schlüsselbeinen mehr nach oben, und stelle dir vor, du wolltest sie über die Schultern legen.

Hebe nun deine Knie an. Je aktiver deine Beine, umso mehr Öffnung und Leichtigkeit kann in deinem Oberkörper entstehen. Spüre, wie die kraftvolle Energie deiner Arme und Beine in deine Wirbelsäule hineinfließt und die Form eines aufgehenden Mondes annimmt.

Werde im Bereich des Kreuzbeins lang und weit, um deinen unteren Rücken zu entlasten. Weite entsteht, wenn du die Außenseiten deiner Oberschenkel mehr nach innen Richtung Boden drehst und die kleinen Zehen mehr in den Boden schmiegst. Länge entsteht dadurch, dass du mit deinem Steißbein Richtung Fersen fließt und den unteren Bauchraum tief ins Körperinnere einsaugst. Hebe dein Schambein an, während du dein Steißbein sinken lässt.

Tipp

Spanne niemals deine Gesäßbacken an – dadurch wird der untere Rücken zusammengestaucht. Spüre, wie die Kraft deiner Arme und Beine Platz und Länge in deinem Rücken schafft. Lasse über die volle Länge der Wirbelsäule einen gleichmäßigen Bogen entstehen, von den Fußspitzen bis zur Kopfkrone.

Erforsche

Bewege dich aus der Kinderposition in den Katzenbuckel und von der Rundung des Katzenbuckels langsam wie eine Welle in die Rückbeuge des nach oben gerichteten Hundes, die Knien am Boden, und fließe wieder zurück in die Kinderposition. Nimm intensiv diesen wellenartigen fließenden Wechsel von der Rundung in die lange, weiche Rückbeuge wahr.

Flow

Atme ein und fließe in den nach oben gerichteten Hund, atme aus und fließe in den nach unten gerichteten Hund.

Sonnengruß (Surya Namaskar)

Traditionell wird der Sonnengruß bei Sonnenaufgang ausgeführt. Er ist eine Art Gebet mit dem Körper, ein körperliches Mantra, um den beginnenden Tag willkommen zu heißen und ihn mit Achtsamkeit, entspannter Energie und Dankbarkeit zu beginnen. Viele Formen des Sonnengrußes haben sich entwickelt. Allen ist gemeinsam, dass sie in einer kontinuierlichen, fließenden Bewegung ausgeführt und mit dem Atem verbunden werden.

Der Sonnengruß ist einer der bekanntesten Flows. Die Positionen wechseln zwischen energetisch ausbreitenden und energetisch zusammenziehenden Bewegungen ab.

Am Anfang, wenn uns der Ablauf und die Asanas noch nicht vertraut sind, ist es schwierig, die Asanas mit unserem Atem zu verbinden – zu sehr sind wir noch mit unserem Körper und der »Technik« beschäftigt. Häufig vergessen wir sogar zu atmen! Falls dein Atem mühsam wird, du den Fluss deines Atems verlierst, werde langsamer in der Bewegung oder ruhe dich sogar aus. Es ist wichtig zu atmen – gleichmäßig und fließend, leicht und mühelos im eigenen Atemrhythmus. Bald entsteht dann mehr und mehr der Fluss, die Verbindung und das Verschmelzen von Atem und Bewegung

Nach einer kurzen Phase des Aufwärmens und Lockerns ist der Sonnengruß gut geeignet, um ihn am Anfang unseres Übens auszuführen. Auch für sich allein genommen ist er eine wunderbare Übungspraxis.

Wir beginnen jede Runde des Sonnengrußes in der Stille, fließen durch die Kraft und Dynamik und enden wieder in der Stille. Wir spielen mit dem Sonnengruß, variieren ihn, verweilen in einzelnen Asanas und bauen andere Asanas in den Flow mit ein.

Sonnengruß

1 Berg Namaste

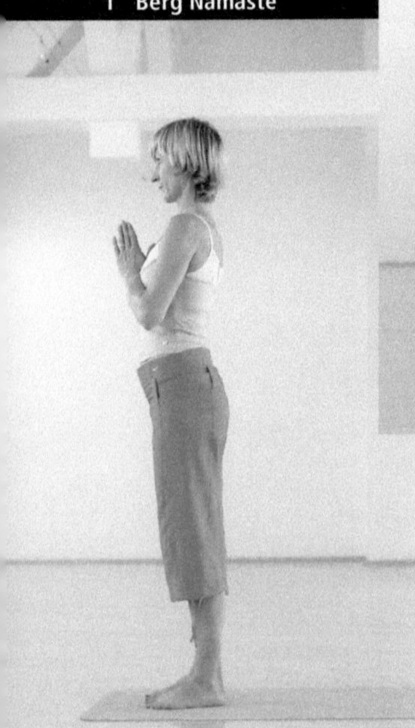

2 Gestreckter Berg

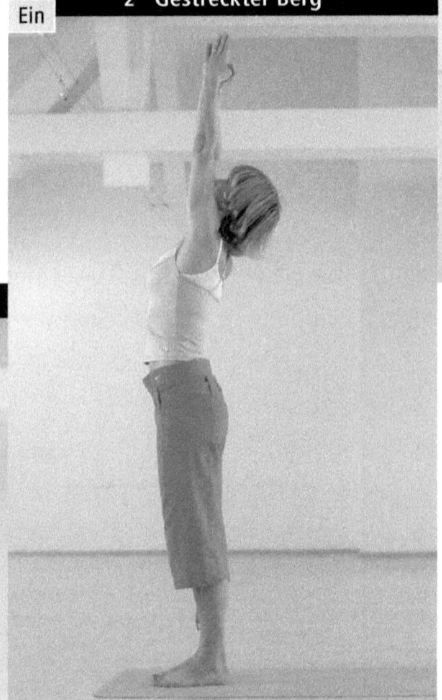

3 Fliegender Schwan

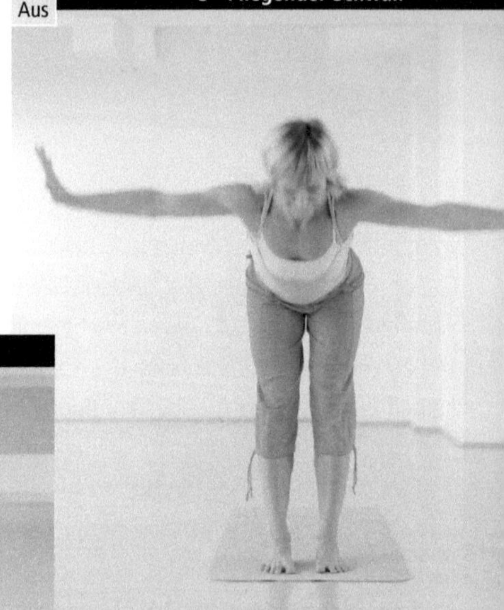

4 Stehende Vorbeuge

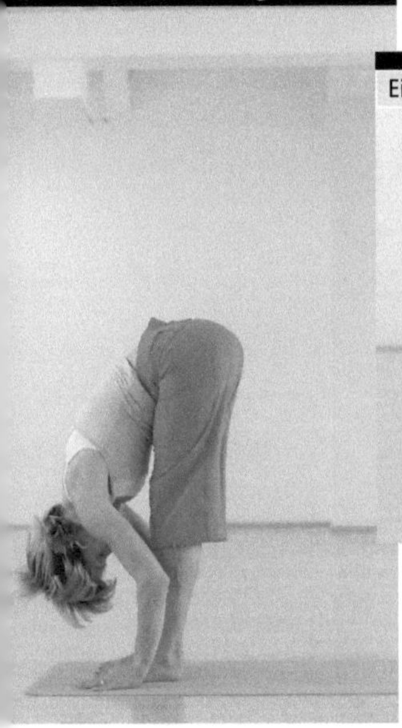

5 Ausfallschritt

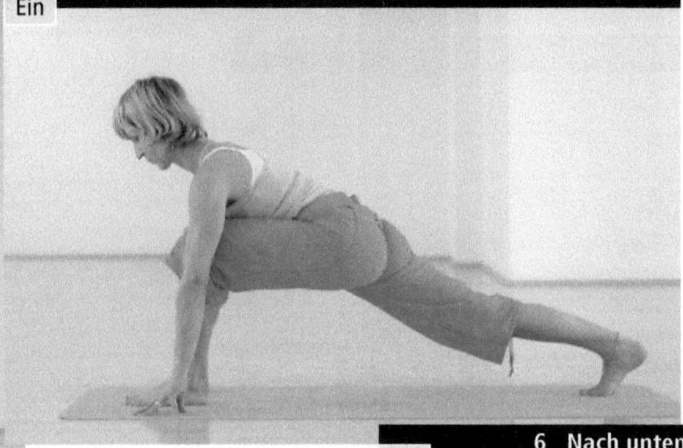

6 Nach unten gerichteter Hund

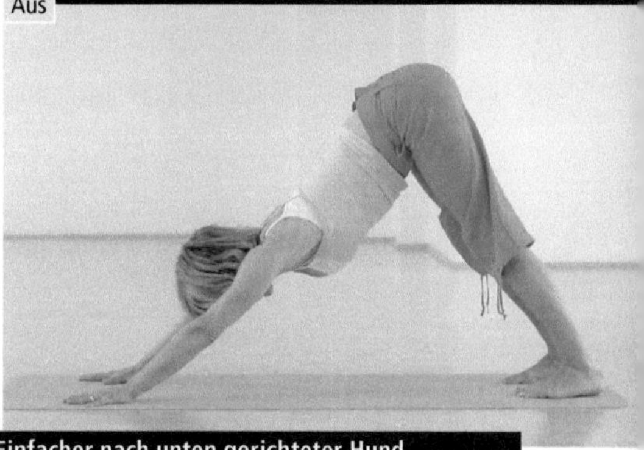

7 Einfacher nach unten gerichteter Hund

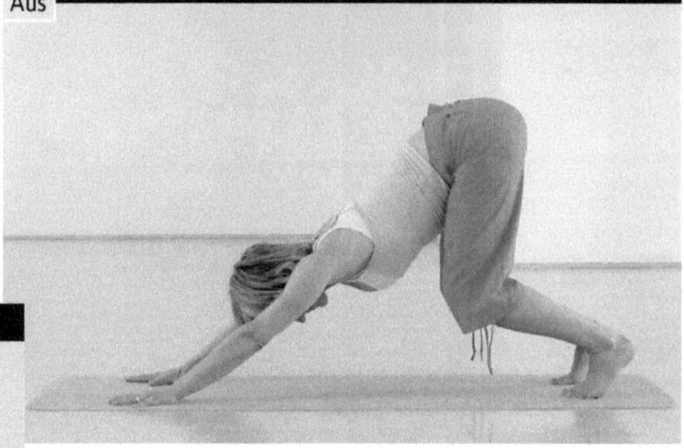

8 Brett (s. S. 142)

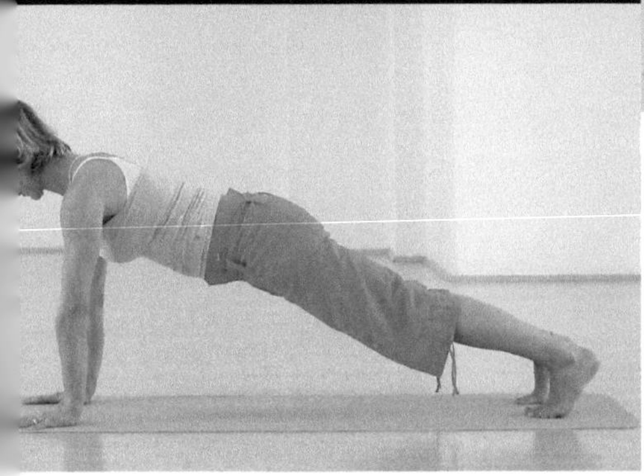

Fortsetzung ↘

EINFACHE FORM

9 Knie – Brustbein – Kinn
Aus

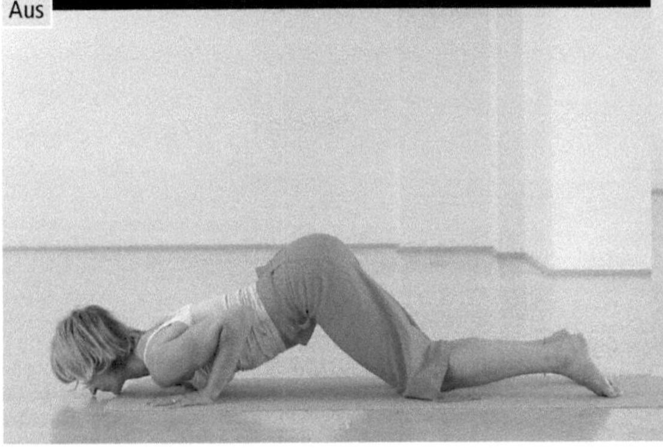

10 Minikobra (s. S. 146)
Ein

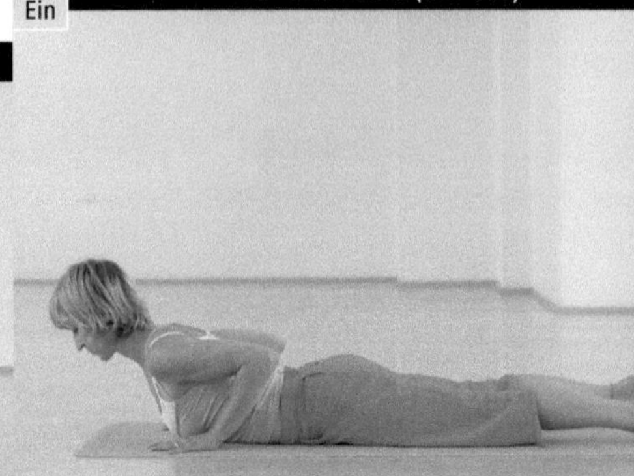

↗
Fortsetzung: Sonnengruß

16 Fliegender Schwan
Ein

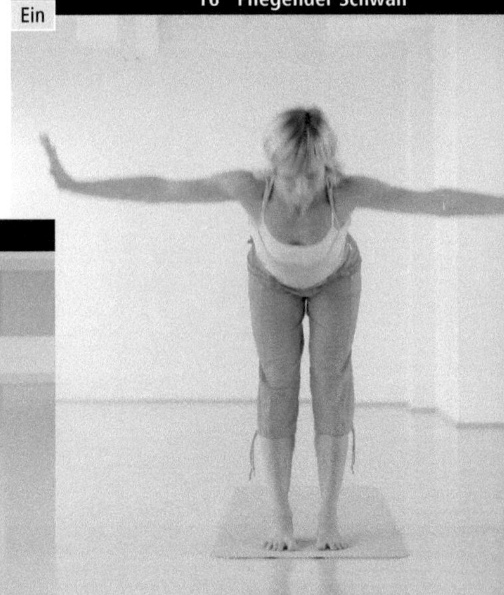

17 Gestreckter Berg
Ein

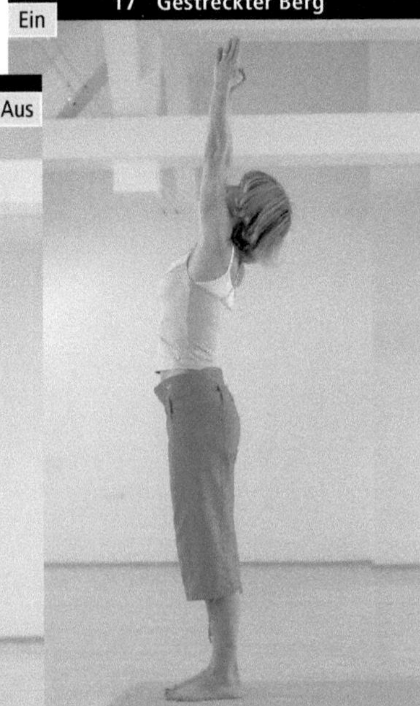

18 Berg Namaste
Aus

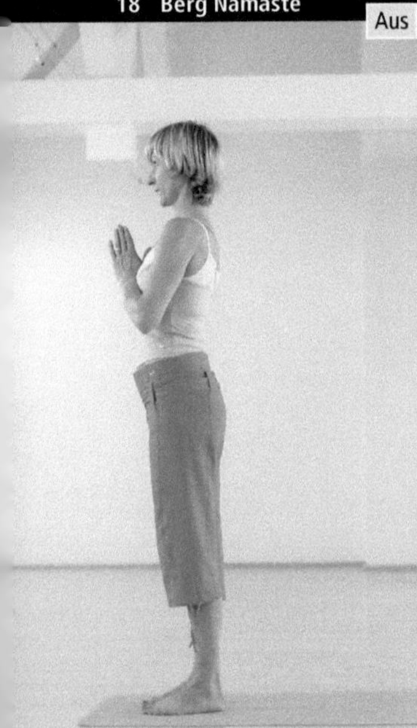

11 Tiefes Brett

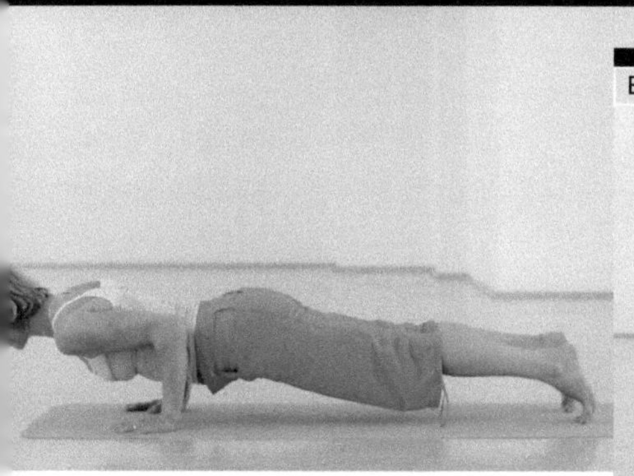

FORTGESCHRITTENE FORM

12 Nach oben gerichteter Hund

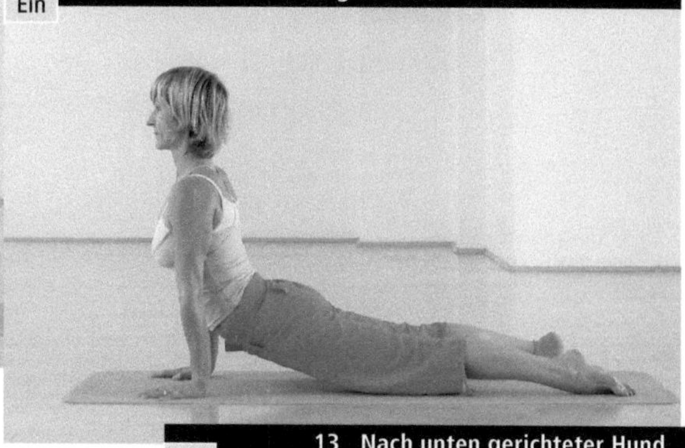

13 Nach unten gerichteter Hund

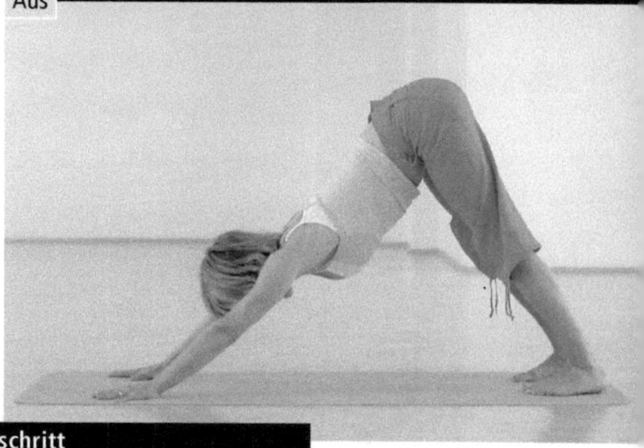

14 Ausfallschritt

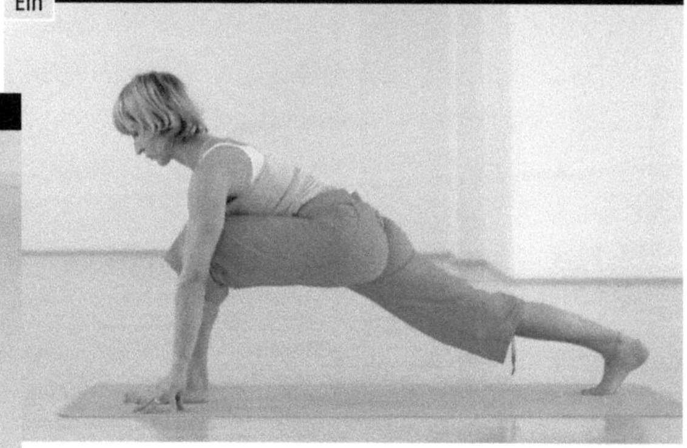

16 Stehende Vorbeuge

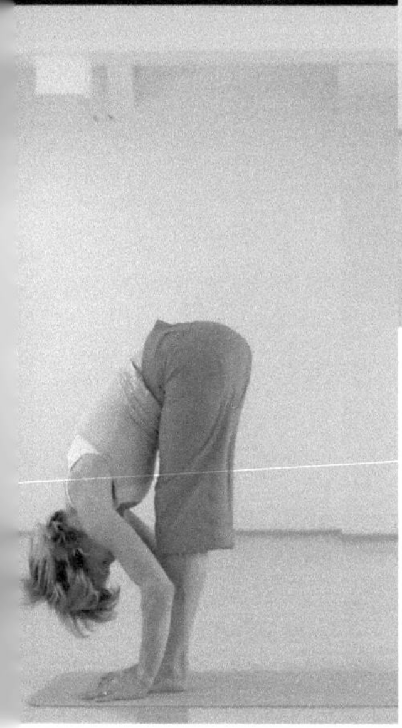

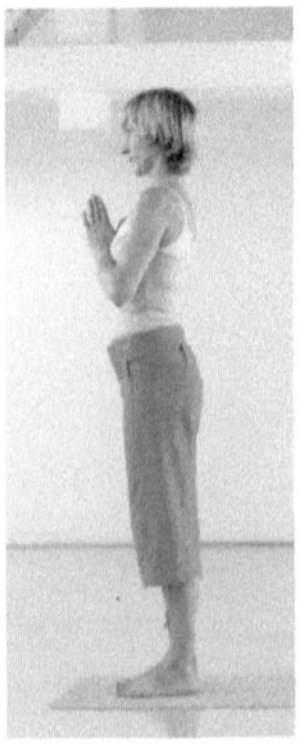

Der Berg (Tadasana)

In diesem Asana können wir die Stille, die entspannte Kraft, die Stärke und unverrückbare Stabilität eines Berges erleben. Das Zurückkehren in den Berg nach dem Üben anderer Asanas bringt uns immer wieder zum Ort der Stille, der Kraft und der Sammlung.

Der Berg ist das Fundament aller Standpositionen. Hier etablieren wir unsere körperliche Ausrichtung, die Stellung unseres Beckens, die Aufrichtung unserer Wirbelsäule und die Erdung unserer Füße. Hier beginnen und enden wir im Sonnengruß. Im Berg kommen wir in unserem Zentrum, in unserem Körper, in unserem Herzen an. Wir nehmen wahr, was uns dieser Moment bringt, wo wir in diesem Augenblick sind.

Stehe mit deinen Füßen hüftbreit parallel auseinander. Hebe deine Zehen an, spreize sie wie einen Fächer weit auseinander, und lege sie lang und entspannt wieder am Boden auf. Verteile das Gewicht gleichmäßig über deine Fußsohlen. Deine Fußgelenke, Knie, dein Becken, deine Schultern und Ohren finden ihre gemeinsame Linie, das Lot.

Stelle dir vor, du würdest dich über deine Füße fest im Boden verwurzeln und gleichzeitig die Energie über deine Fußsohlen weg vom Boden saugen. Lasse die Energie weiter über die Innenseite deiner Beine, die Vorderseite deiner Wirbelsäule und über die Kopfkrone nach oben fließen. Bewege leicht dein Steißbein nach unten und vorne Richtung Schambein und dein Schambein leicht nach vorne und oben. Spüre die Stabilität zwischen deinem Becken und deinem Oberkörper. Breite dich mit deinem Oberkörper aus, fließe nach oben und in die Weite. Stelle dir vor, zwischen deinen Wirbeln entsteht mehr Raum und dein Kopf fließt weg von deinen Schultern. Rolle deine Schultern nach oben, hinten und unten, und lasse sie ganz locker hängen. Versuche das Gefühl zu haben, jemand würde seine Hände auf deine Schulterblätter legen und sie mehr nach innen, nach unten und in die Weite führen.

Führe deine Hände in Namaste vor dein Herz. Sei wach und achtsam, in diesem Moment, fühle, beobachte, nimm wahr. Spüre die Erdung, die innere Aufrichtung, deinen Atem.

Da dieses Asana so einfach erscheint, ohne Herausforderung, ohne »Ego«, entsteht vielleicht ein Gefühl von Langeweile oder »Wann geht es endlich los?« Spüre nach innen, und entdecke die Lebendigkeit des Berges, die kleinen, feinen Bewegungen, das Fließen und die Bewegungen deines Atems.

Tipp

Führe deine Füße hüftbreit auseinander, und nimm die Stabilität wahr. Bringe nun deine Füße dicht zusammen, und spüre mehr die kraftvolle Energie, die von deinen Füßen über die Innenseite deiner Beine nach oben fließt.

Erforsche

Schwinge mit deinem Gewicht von Seite zu Seite und von vorne nach hinten. Finde deinen Ort des Gleichgewichts.

Fliegender Schwan

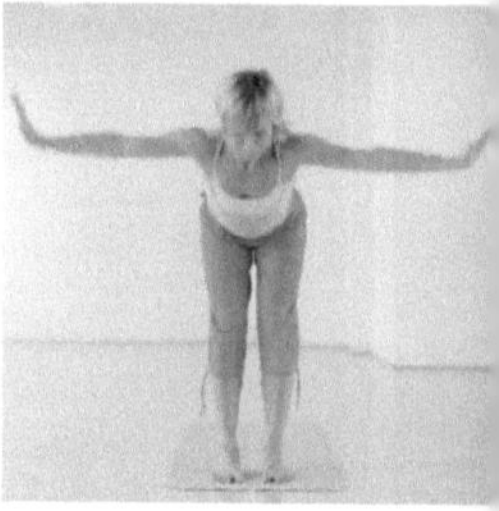

1. Beginne im gestreckten Berg
Hineingleiten in die stehende Vorbeuge
Fließe langsam von den Hüften aus mit deinem Oberkörper in eine Vorbeuge und gleichzeitig mit den Armen seitlich in einem großen Bogen nach unten Richtung Boden. Werde lang und weit, und stelle dir vor, mit deinen Handflächen die Luft zum Boden zu führen.

2. Beginne in der stehenden Vorbeuge.
Zurückfließen in den Berg
Gleite mit viel Länge und Weite im Rücken wieder nach oben, und führe gleichzeitig deine Arme seitlich im großen Bogen über den Kopf in den gestreckten Berg. Stelle dir vor, wie du mit deinen Fußsohlen die Energie kraftvoll vom Boden aufsaugst, und schmiege deinen Bauch leicht ins Körperinnere. Gleite langsam, die Hände im Namaste, in den Berg.

Tipp

Sehr wichtig ist es, dich immer von den Hüften in die Vorbeuge und aus ihr hinaus zu bewegen. Nur so ist es möglich, Länge in der Wirbelsäule zu schaffen. Falls dein Rücken sich rundet und dein Bauch sich zusammenzieht, beuge deine Beine an. Die Länge schafft Raum zwischen den Wirbelkörpern und Platz für die Bandscheiben, und unsere Wirbelsäule wird nicht belastet. Spüre ein »leichtes Hohlkreuz«, während du in die Vorbeuge hinein- und wieder herausfließt.

Falls dein Rücken schwach und empfindlich sein sollte, führe deine Arme gestreckt hinter deinen Rücken. Die Arme stabilisieren und schützen den unteren Rücken während des Hinein- und Herausgleitens.

Flow

Beginne im Berg mit Namaste.
Atme ein und fließe mit deinen Armen nach oben Richtung Decke. Atme aus und

gleite in die Vorbeuge hinein. Atme ein und fließe wieder nach oben in den gestreckten Berg, atme aus und gleite mit deinen Händen im Namaste zurück in den Berg.

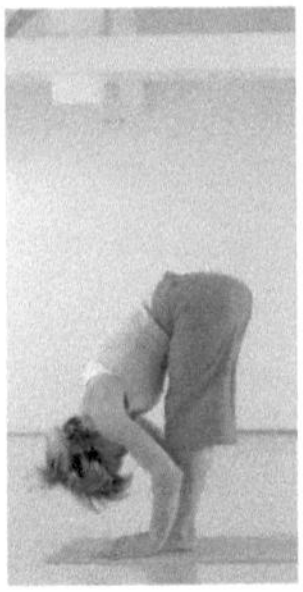

Stehende Vorbeuge (Uttanasana)

Beginne im gestreckten Berg.
Fließe langsam aus dem Berg über den fliegenden Schwan in die Vorbeuge. Gleite von deinen Hüften aus in die Vorbeuge hinein. Achte dabei auf Länge und Weite im Rücken und einen langen Nacken. Beginne die Vorbeuge nicht von der Taille – dadurch rundet sich dein Rücken, und die Wirbelsäule wird überlastet.

Verwurzele dich über deine Fußsohlen im Boden, lasse gleichmäßig dein Gewicht in die Füße fallen, und fließe gleichzeitig mit der Energie über deine Beine hoch zum Becken.

Gleite mit deinen Schulterblättern Richtung Becken, und werde lang und weich im Nacken. Lasse deinen Kopf und deinen Oberkörper locker hängen. Stelle dir vor, dein Oberkörper würde wie ein Wasserfall von den Sitzknochen über deine Beine in den Boden hineinfließen.

Tipp
Falls die Dehnung in der Rückseite deiner Beine zu intensiv sein sollte, beuge die Beine an. Falls du im Oberkörper eng und rund wirst, beuge unbedingt deine Beine an oder stütze dich mit deinen Händen auf den Schienbeinen ab. Ein langer Rücken ist immer wichtiger als gestreckte Beine.

Erforsche
Stütze dich in der Vorbeuge mit deinen Fingerspitzen am Boden ab. Führe deine Fersen zueinander, und drehe deine Füße leicht nach außen, wie die erste Position im Ballett. Bewege dein Becken etwas seitlich nach links, und verlagere das Gewicht mehr auf deinen linken Fuß. Spüre die Dehnung in der äußeren Hüfte. Verweile hier einige Atemrunden, und wechsele zur anderen Seite. Komme wieder in die Vorbeuge, und vielleicht kannst du nun tiefer in die Vorbeuge hineingleiten.

Flow
Atme ein und fließe mit deinem Oberkörper mehr in eine halbe Vorbeuge, atme aus und fließe wieder in die Vorbeuge hinein. Schaffe mit dem Einatmen Weite und Länge im Oberkörper, lockere dich. Schmelze mit dem Ausatmen mehr in die Vorbeuge hinein.

Ausfallschritt

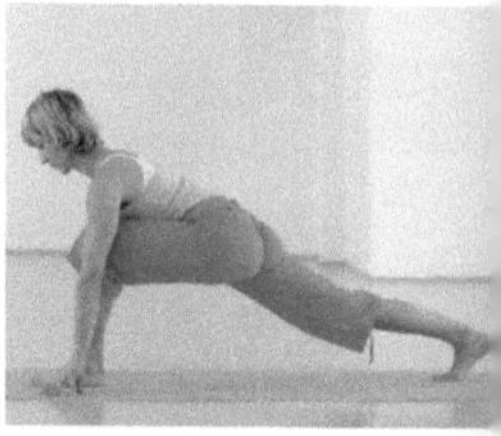

1. Aus der stehenden Vorbeuge

2. Aus dem nach unten gerichteten Hund

1. Führe aus der stehenden Vorbeuge dein rechtes Bein mit einem großen Schritt nach hinten.

2. Schwinge dein rechtes Bein aus dem nach unten gerichteten Hund nach vorne zwischen deine Hände.

1. und 2.: Führe dein Knie direkt über den Knöchel. Komme auf die Fingerspitzen, und bewege dich von deinem Brustbein aus mit dem Oberkörper mehr nach vorne. Spüre, wie dadurch mehr Raum im Bauch und Länge im Rücken entstehen. Richte deinen Blick zum Boden, und stelle dir vor, eine Schnur an der Kopfkrone würde deinen Kopf sanft nach vorne ziehen.

Finde die Kraft deines hinteren Beines und die Länge von deiner hinteren Ferse bis zur Kopfkrone. Sacke nicht mit deinem Oberkörper in den Oberschenkel, sondern stelle dir vor, die Energie über die Fingerspitzen weg vom Boden zu saugen. Sinke mit deinem rechten Sitzknochen mehr Richtung Boden, und schwebe mit der Rückseite des linken Oberschenkels nach oben Richtung Decke. Stelle dir vor, deine Oberschenkel bewegen sich weg voneinander, und lasse dein Becken Richtung Boden sinken.

Tipp

Oft ist es am Anfang schwierig oder sogar unmöglich, den Fuß nach vorne zwischen die Hände zu führen. Hier einige Vorschläge:

- Schwinge dein Bein während der Ausatmung nach vorne. Durch die Ausatmung wird der Bauch weich, und es entsteht mehr Platz für den Oberschenkel.
- Komme auf die Fußspitzen, und schwinge das Bein nach vorne.
- Mache erst einen bequemen Schritt nach vorne, greife mit deiner Hand das Fußgelenk, und führe den Fuß nach vorne zwischen die Hände.

Erforsche

Hebe und senke dein Becken.

Flow

Atme aus und führe dein hinteres Knie zum Boden, atme ein, strecke langsam das

Bein wieder aus, und fließe dabei mit der Kniekehle nach oben und deiner Ferse Richtung Boden.

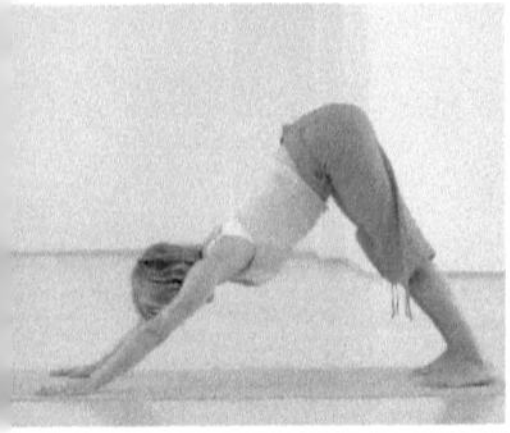

Nach unten gerichteter Hund (Adho Mukha Shvanasana)

Beginne im Ausfallschritt.
Schmiege deine Handflächen gleichmäßig in den Boden, und stelle dir vor, gleichzeitig die Energie vom Boden aufzusaugen. Schmiege besonders die Innenseite deiner Hände in den Boden, und lasse die Energie über die Innenseite deiner Arme hoch zum Becken fließen. Stelle dir vor, jemand würde dich am Becken nach hinten ziehen und ein kräftiger Wind würde deine Oberschenkel und Schienbeine nach hinten blasen.

Arrangiere deine Arme so, dass die Innenseiten deiner Ellbogen leicht nach vorne gerichtet sind. Drehe die Außenseite deiner Oberarme mehr nach innen, und führe bewusst die Innenseiten der Schulterblätter Richtung Becken, weg von den Ohren. Finde eine gleichmäßige Ausstrahlung der Energie durch deine Arme und Beine, und fühle die kraftvolle Stabilität, die durch die Erdung deiner Hände und Füße entsteht.

Tipp

Der nach unten gerichtete Hund ist eine Herausforderung bei schwachen Armen, unflexiblen Schultern und verkürzter hinterer Oberschenkelmuskulatur. Aber mit Geduld und Hingabe wird sich der Hund bald so gut anfühlen, wie es uns ein Hund vormacht, wenn er sich nach einem Nickerchen genussvoll dehnt und streckt.

Falls du mehr Gewicht auf deinen Händen wahrnimmst, Enge und Härte im Schulterbereich spürst oder im Rücken rund und im Bauchraum eng wirst, dann beuge deine Beine an. Ein gestreckter Rücken und Länge und Weite sind immer wichtiger als gestreckte Beine. Achte darauf, dass sich deine Ohren auf einer Linie mit deinen Oberarmen befinden.

Erforsche

Strecke und beuge deine Beine. Bewege deinen Brustkorb mehr nach vorne und wieder zurück. Komme auf die Zehenspitzen, und strecke dich über deine Sitzknochen nach oben Richtung Decke. Rolle langsam auf deinen Fußsohlen auf und ab, und knete deine Zehen durch. Schüttele deinen Kopf locker aus, räkele und strecke dich genussvoll in deinem Hund.

Flow

Atme ein und werde lang in deinen Armen und weit im Schulterbereich, atme aus und fließe mit der Energie und dem Gewicht nach hinten zu deinem Becken und deinen Beinen. Spüre, wie dein Atem vom unteren Bauch in deine Handflächen und Fußsohlen hinein- und wieder herausfließt.

Knie – Brustbein – Kinn (Ashtanga Pranama)

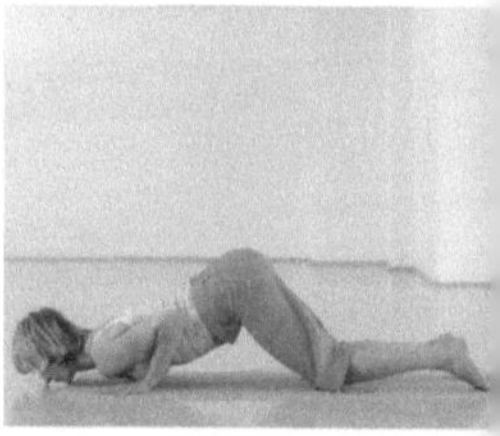

Beginne im Brett.

Führe nacheinander deine Knie, dein Brustbein und dein Kinn zum Boden. Stelle dir vor, an deinen Sitzknochen wären Schnüre befestigt, die dein Becken nach oben Richtung Decke ziehen. Verteile das Gewicht gleichmäßig auf deinen Händen und Fingern, und fühle, wie du kraftvoll die Energie über deine Hände weg vom Boden saugst. Schmiege deine Arme in die seitlichen Rippen, und lasse auf keinen Fall die Ellbogen auseinandergleiten.

Tipp

Achte darauf, im Nacken nicht eng und hart zu werden, und fließe mit deinen Schultern weg von den Ohren.

Tanzender Krieger

1 Berg Namaste (s. S. 96)

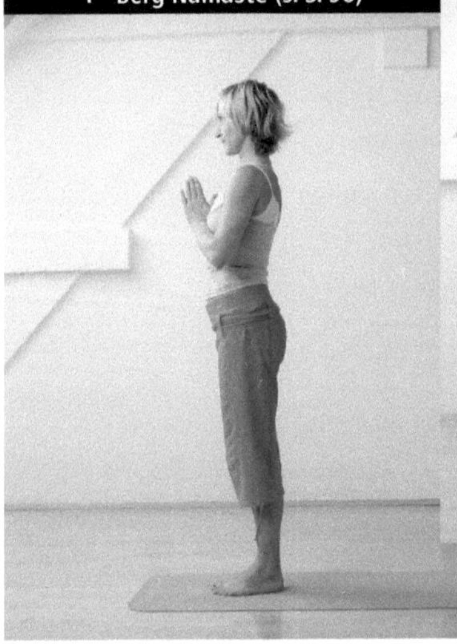

2 Krieger I

Ein u. Aus*

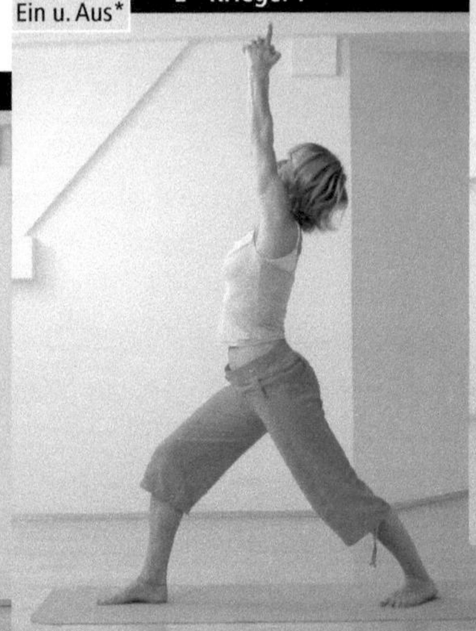

3 Krieger I mit Rückbeuge

Ein

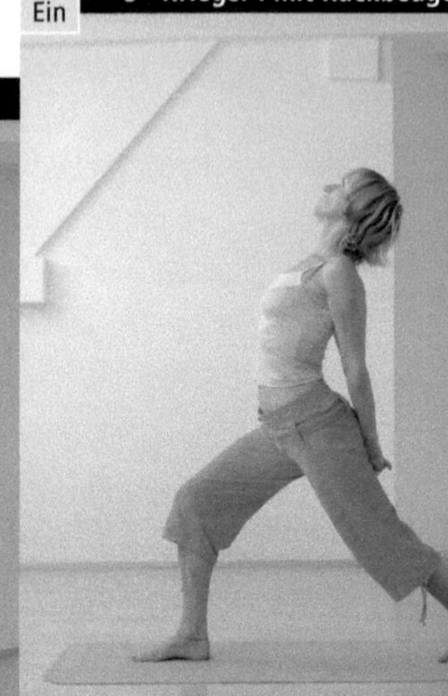

* Ausatmen: Arme fließen nach unten

10 Krieger III

Aus

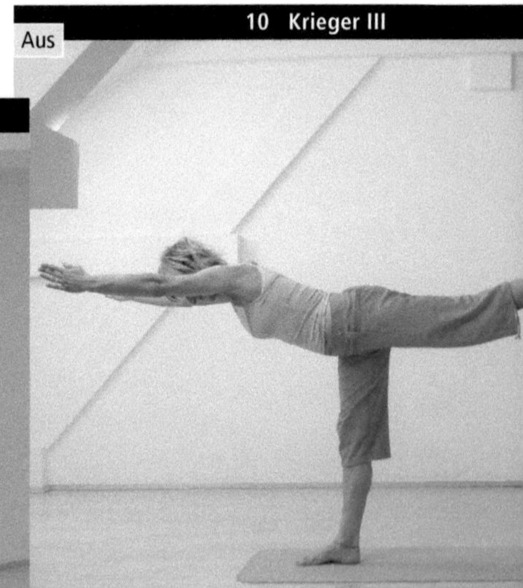

11 Krieger I

Ein

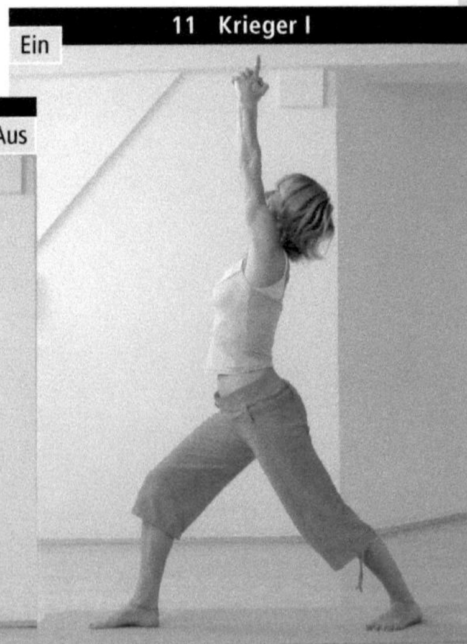

12 Berg Namaste

Aus

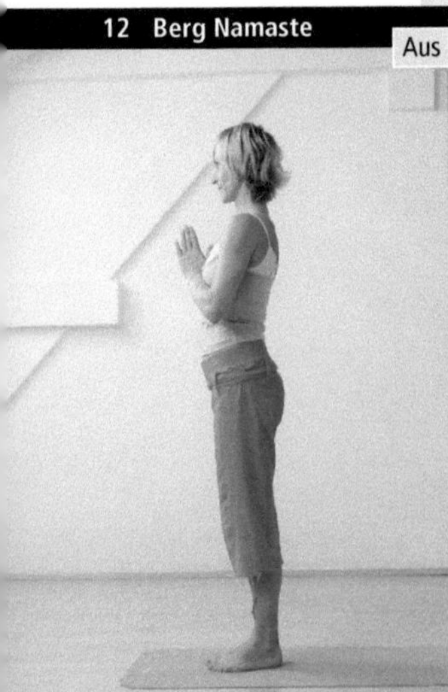

4 Krieger I Vorbeuge

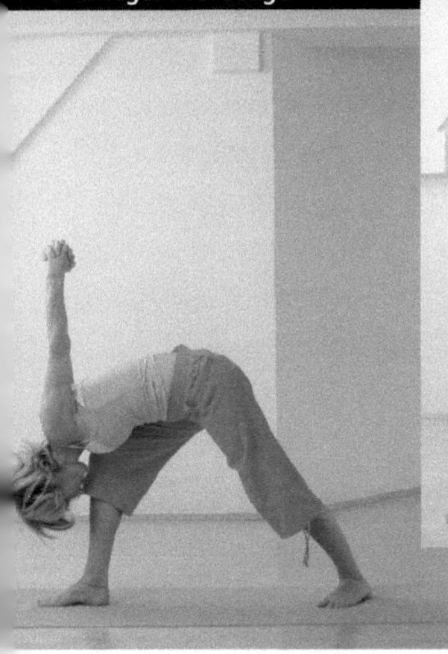

Ein

5 Krieger I

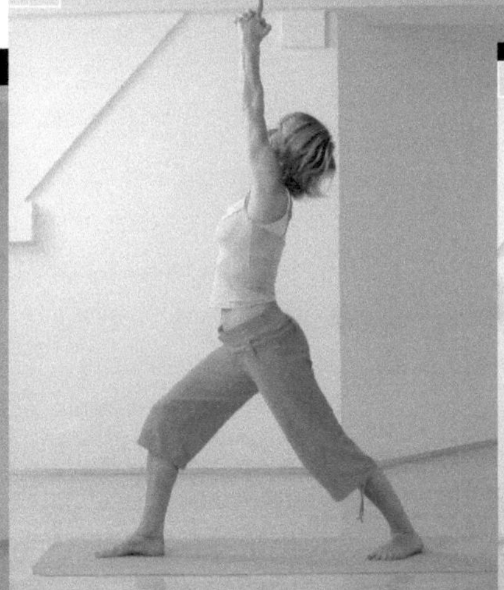

Aus

6 Krieger II

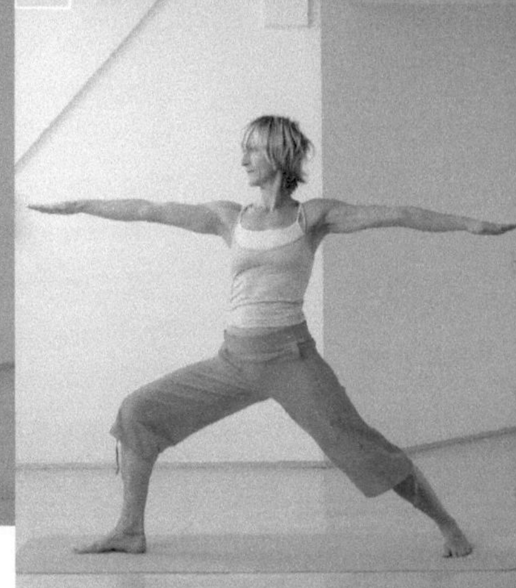

Ein

7 Krieger II Variante

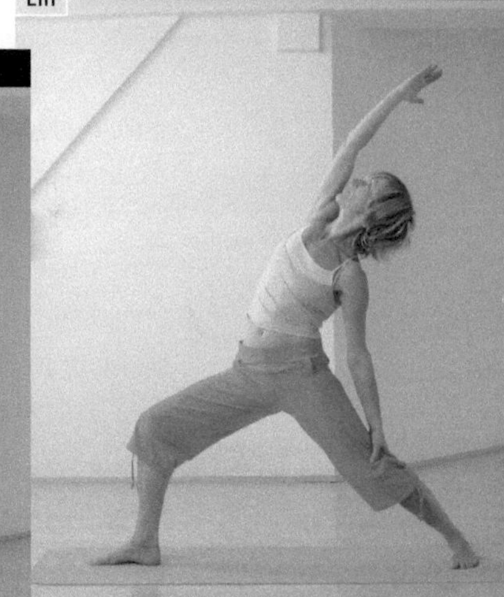

Aus

8 Vorbereitung Krieger III

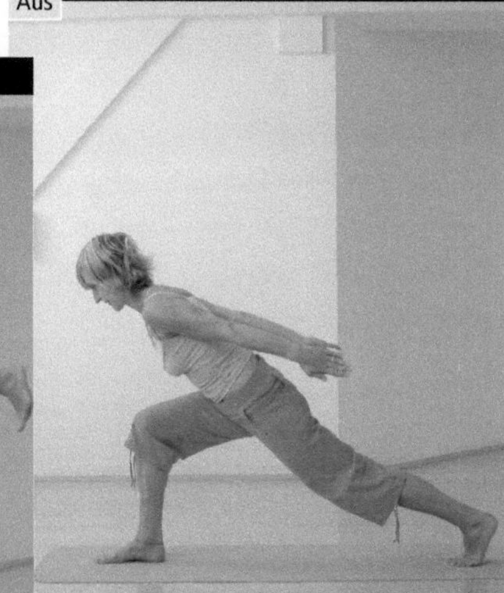

9 Krieger III einfach

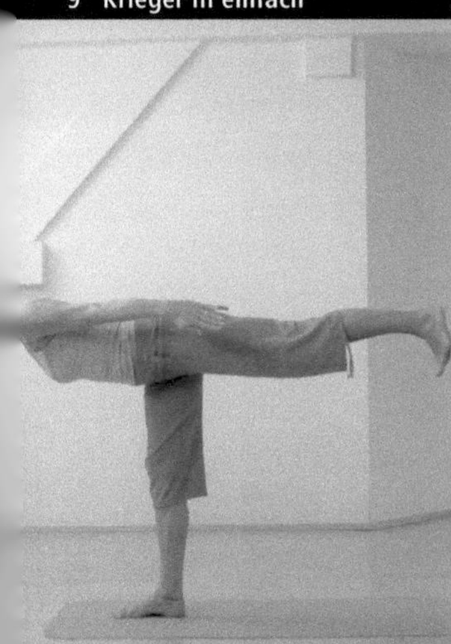

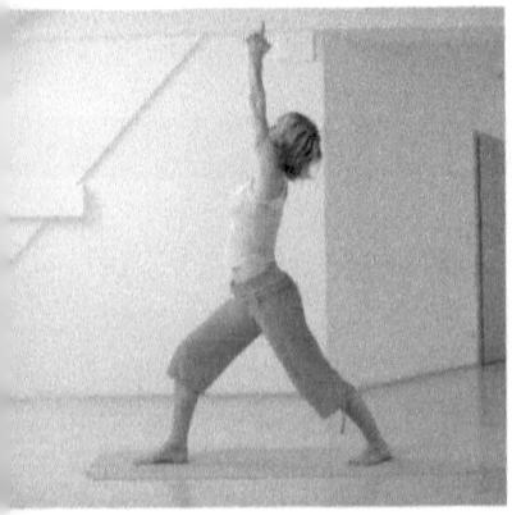

Krieger I (Virabhadrasana I)

Beginne im Berg.
Führe mit deinem rechten Bein einen großen Schritt nach hinten aus, während du gleichzeitig dein vorderes Bein anwinkelst. Bringe den Fuß in Linie zu deinem rechten Sitzknochen, drehe ihn leicht seitlich nach außen, und schmiege die Fußsohle, besonders die Außenkante, an den Boden. Richte deine Hüften gleichmäßig nach vorne aus, und fließe mit dem Steißbein und den Sitzknochen nach unten Richtung Boden. Achte darauf, dass sich dein vorderes Knie immer genau über dem Fußgelenk befindet. Lasse dein Knie niemals seitlich ausweichen.

Schwinge deine Armen nach oben über deinen Kopf, und drehe die Innenseiten der Arme mehr in Richtung zu deinem Gesicht. Stelle dir vor, deine Arme würden nach oben fliegen, ohne dabei deine Schultern hochzuziehen. Führe die Schultern weit weg von deinen Ohren. Bleibe mit deinem Brustbein über deinem Nabel ausgerichtet, und entspanne deine unteren Rippen. Finde Länge in deiner Taille, Offenheit um dein Herz und einen gleichmäßigen Bogen von deiner hinteren Ferse bis zur Kopfkrone.

Je kraftvoller und stabiler dein Becken und deine Beine sind, umso mehr Leichtigkeit und Beweglichkeit entstehen im Oberkörper und in den Armen. Spüre, wie die Kraft und Stabilität deiner Beine und des Beckens dir helfen, leicht und beweglich im Oberkörper und in den Armen zu werden. Spüre die Verbindung deiner Füße mit dem Boden, mit der Erde, und lasse die Energie vom Boden lebendig über deine Beine, die Wirbelsäule, über Arme und die Fingerspitzen hoch Richtung Decke, Richtung Himmel fließen. Stelle dir vor, du würdest dich mit der Erde und dem Himmel verbinden.

Tipp

Wenn dir die Beweglichkeit in deinen Hüften noch fehlt und es für dich zunächst schwierig ist, deine Hüften gleichmäßig nach vorne auszurichten, stelle deinen hinteren Fuß gerade nach vorne gerichtet auf. Schmiege deinen Fußballen in den Boden, und fließe mit der Ferse kraftvoll Richtung Boden.

Flow

Beginne im Krieger I. Atme aus, strecke dein vorderes Bein, und fließe mit deinem Oberkörper nach vorne in eine Vorbeuge und gleichzeitig mit deinen Armen gestreckt nach hinten. Atme ein und fließe wieder in den Krieger I.

Erforsche

Führe deine Hände zu den Beckenknochen, und richte deinen hinteren Fuß gerade nach vorne aus. Beuge dein hinteres Bein an, und sinke mit dem Knie etwas mehr Richtung Boden, so dass du dein Becken locker bewegen kannst. Schwinge nun mit deinem Becken in einer weichen Bewegung mehrmals nach vorne und hinten – »Samba«-Yoga. Kippe nach einigen Runden dein Becken wieder nach vorne, und strecke langsam dein hinteres Bein aus. Fließe mit deiner hinteren Ferse Richtung Boden, und genieße diese angenehme und intensive Dehnung in der Leiste und im Oberschenkel.

Krieger I mit Rückbeuge

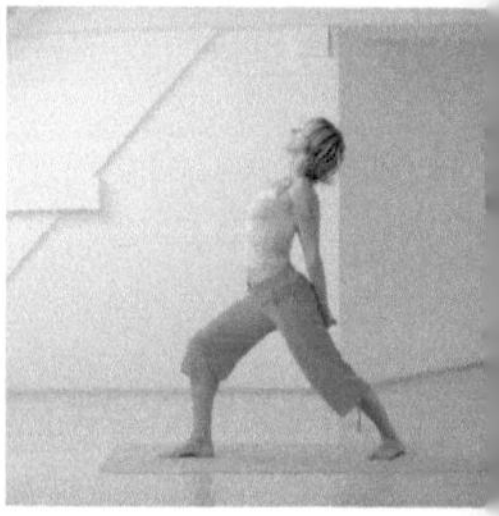

Beginne im Krieger I.
Gleite mit deinen Armen in einem großen Bogen seitlich nach unten, und falte deine Hände hinter dem Rücken. Fließe mit deinem Steißbein sanft nach unten und vorne. Stelle dir vor, dich über dein Steißbein zu verankern. Bewege dein Brustbein aus der Kraft deiner Beine mehr nach vorne und oben, und gleite langsam in eine weiche Rückbeuge. Bewege deine Arme so weit, wie es angenehm ist, weg vom Rücken und die Schultern weit weg von den Ohren. Komme vom Herzen in die Rückbeuge, nicht von deinem Nacken aus. Bleibe im Nacken lang und entspannt.

Krieger I mit Vorbeuge

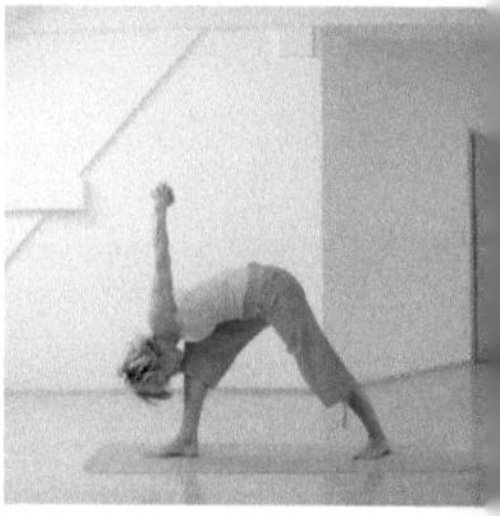

Beginne im Krieger I mit Rückbeuge.
Nimm die Länge im Bauchraum wahr, und gleite mit dieser Länge mit deinem Oberkörper in eine Vorbeuge. Fließe dabei mit deinen Armen nach oben. Wenn du sehr flexibel bist, bewegen sich deine Arme sogar über deinem Kopf mehr Richtung Boden. Führe die Schultern weit weg von den Ohren, und lasse deinen Kopf locker hängen. Versuche jegliche »Nackenstarrigkeit« loszulassen.

Krieger II – der stolze Krieger (Virabhadrasana II)

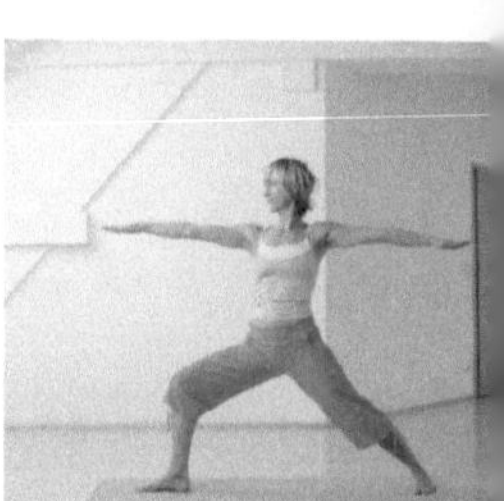

Beginne im Krieger I mit Vorbeuge.
Schwinge zurück in den Krieger I, und öffne dich langsam in den stolzen Krieger. Im stolzen Krieger brauchen wir einen größeren Abstand unserer Füße. Führe deinen hinteren Fuß mit einem kleinen Schritt etwas mehr nach hinten, oder drehe den hinteren Fuß mehr zur Seite, verlagere kurz das Gewicht auf den Fußballen,

und drehe die Ferse weiter nach hinten. So führst du fließend deine Füße weiter auseinander.

Strecke deine Arme seitlich aus, und führe deine Schultern, Ellbogen und Hände auf eine Linie parallel zum Boden. Stelle dir vor, deine Arme würden von der Wirbelsäule und von ihrer Unterseite aus in die Länge fließen. Stabilisiere deine Körpermitte, und entspanne die unteren Rippen. Blicke entspannt über die vordere Hand in die Weite.

Richte deine Achtsamkeit zu deinem hinteren Arm und Bein, und stelle dir vor, dich über sie fest im Boden zu verankern. Öffne von dieser Stabilität aus mehr dein Becken und deinen Brustkorb, und lasse die Energie in dein vorderes Bein und in deinen vorderen Arm fließen. Spüre die Kraft deiner Beine, den Boden, die Erde unter dir und die Energie, die dich trägt. Stelle dir vor, du würdest auf dieser Energie wie auf einer Welle reiten.

Erforsche

Drehe langsam deine Handflächen Richtung Decke, und nimm wahr, wie diese Bewegung deine Schulterblätter mehr zueinander führt und ins Körperinnere hineinschmiegt. Spüre die Öffnung in deinen Schultern und die Stabilität in deinen Schulterblättern. Drehe deine Handflächen von den Ellbogen aus wieder zum Boden.

Flow

Atme ein, strecke dein vorderes Bein, und fließe ganz weich und leicht mit deinen Armen nach oben über den Kopf. Stelle dir vor, du würdest fliegen. Atme aus und fließe kraftvoll dynamisch zurück in den stolzen Krieger. Stelle dir vor, die Luft dabei mit deinen Handflächen zum Boden zu drücken.

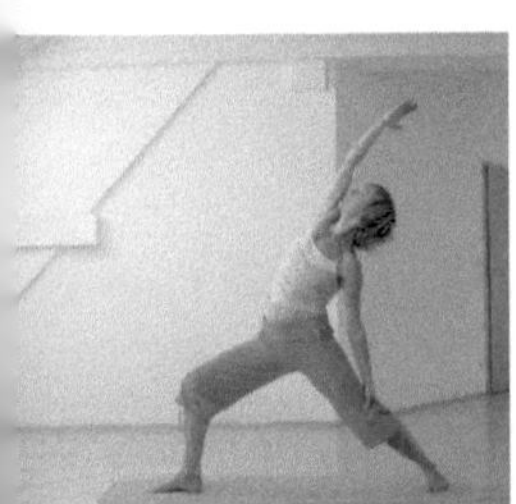

Krieger II Variante

Beginne im Krieger II.

Lege deine rechte Handfläche auf den hinteren Oberschenkel, drehe deine vordere Handfläche nach oben, und fließe in einem großen, weichen Bogen mit dem vorderen Arm nach oben oder sogar nach hinten über deinen Kopf. Achte auf einen langen, weichen Nacken und viel Platz zwischen deinen Ohren und Schultern. Nimm die angenehme Dehnung in der Taille und zwischen deinen Rippen wahr.

Krieger III (Virabhadrasana III)

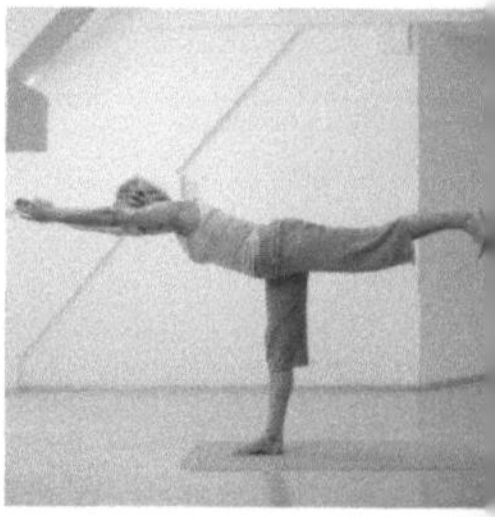

Beginne in der Krieger II Variante .

Gleite zurück in den Krieger II. Drehe dich mit deinem Oberkörper und dem hinteren Fuß zu deinem vorderen Bein, und strecke deine Arme dicht am Körper energievoll nach hinten aus.

Verlagere das Gewicht auf dein vorderes Bein, hebe das hintere Bein nach oben an, und strecke langsam dein Standbein. Verwurzele dich über den Standfuß gleichmäßig im Boden, und schmiege besonders deinen Großzehenballen in den Boden. Stelle dir vor, du würdest kraftvoll die Energie vom Boden aufsaugen und in der Hüfte deines Standbeines Raum schaffen, sacke nicht in diese Hüfte hinein. Beuge deinen hinteren Fuß an, und stelle dir vor, die Fußsohle kraftvoll in eine Wand hineinzuschmiegen.

Fließe mit deinen Armen seitlich in einem großen Bogen nach vorne, und richte deine Handflächen zueinander. Führe deine Arme, deinen Kopf, den Brustkorb und dein hinteres Bein auf eine gerade Linie parallel zum Boden. Fließe von deiner Körpermitte aus in einer Energielinie über dein hinteres Bein und die Ferse kraftvoll nach hinten und in einer Energielinie über die Taille, die Arme und die Fingerspitzen weit nach vorne. Richte deinen Blick zum Boden, und werde lang und weich in deinem Nacken.

Drehe dich nicht mit der Hüfte des nach hinten ausgestreckten Beines auf, richte dich mit deinem Becken parallel zum Boden aus. Nur dann kann sich die Wirbelsäule gleichmäßig seitlich über die Taille und mit gleichmäßiger Länge strecken. Denke an zwei Autoscheinwerfer – deine Beckenknochen –, die mit ihrem Licht in dieselbe Richtung strahlen.

Spüre die Stabilität durch die Erdung deines Standfußes und die Kraft deiner Beine. Fühle dich getragen von der Luft unter deinem Körper und von der Energie deines Atems. Ertanze dir deine Balance, ohne Härte, ohne Enge, ohne Ego. Habe keine Angst vor dem Fallen. Wenn du fällst, falle mit Freude. Durch das Fallen lernen wir.

Tipp

Falls du mit nach vorne ausgestreckten Armen die gleichmäßige Länge verlierst und hart und eng werden solltest, streckte deine Arme dicht an deinem Körper wieder nach hinten aus.

Erforsche

Spiele mit anderen Armpositionen, verweile in ihnen, und fließe zwischen ihnen hin und her. Bewege deine Arme zur Seite. Stelle dir vor, deine Arme würden von der Wirbelsäule in die Länge und deine Fingerspitzen weg voneinander fließen – ein fliegender Krieger.

Oder falte deine Hände hinter dem Rücken, und bewege deine Arme weg vom Rücken und den Schultern, weg von den Ohren. Vielleicht kannst du sogar mit deinem Oberkörper in eine tiefere Vorbeuge hineingleiten – ein Krieger im stehenden Spagat.

Flow

Atme ein und fließe in den Krieger I, atme aus und fließe in den Krieger III, die Arme nach hinten ausgestreckt.

Fest verwurzelt im Boden

1 **Berg Namaste (s. S. 96)**

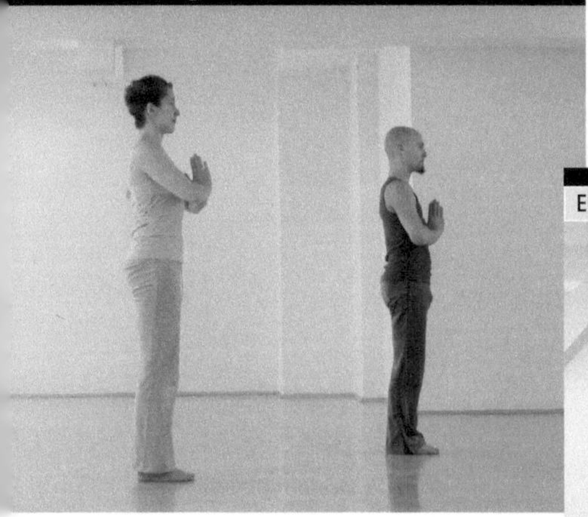

2 **Gestreckter Berg (s. S. 126)**

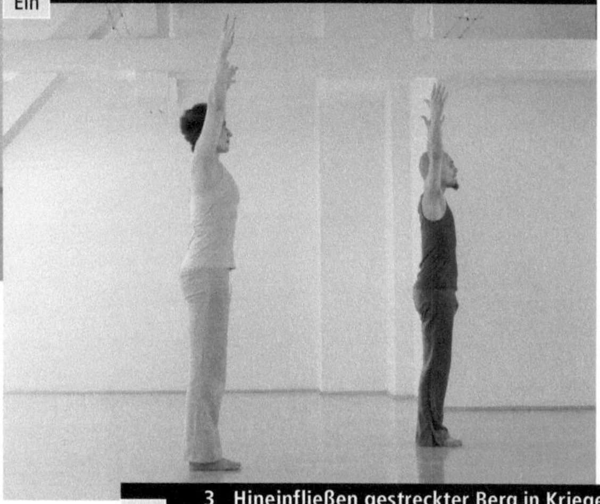

3 **Hineinfließen gestreckter Berg in Krieger II**

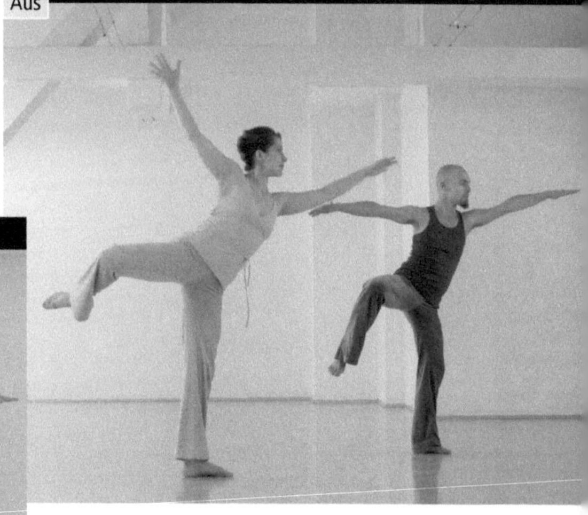

4 **Krieger II (s. S. 105)**

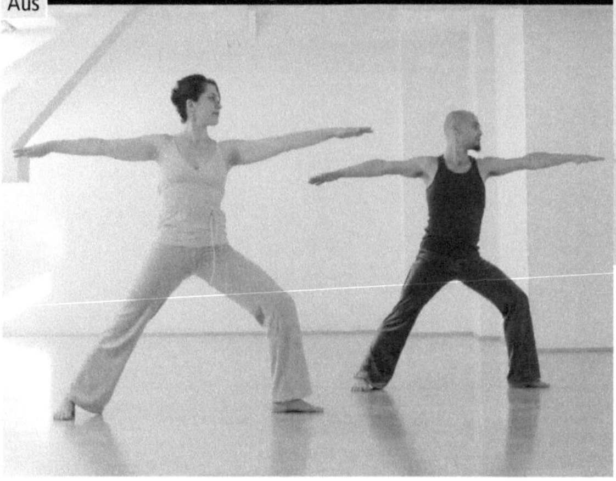

Fortsetzung ↘

Ein **5 Krieger II Variante (s. S. 106)**

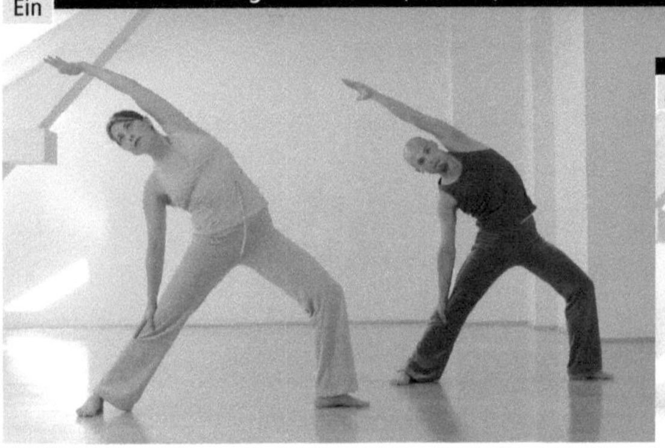

Aus **6 Seitwinkel**

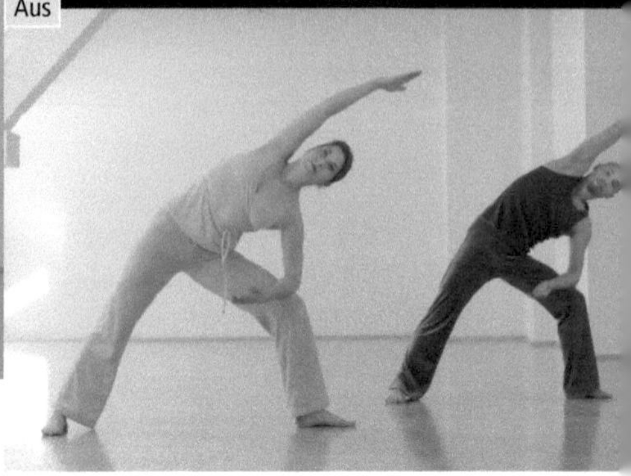

↗
Fortsetzung: Fest verwurzelt im Boden

Aus **14 Berg Namaste**

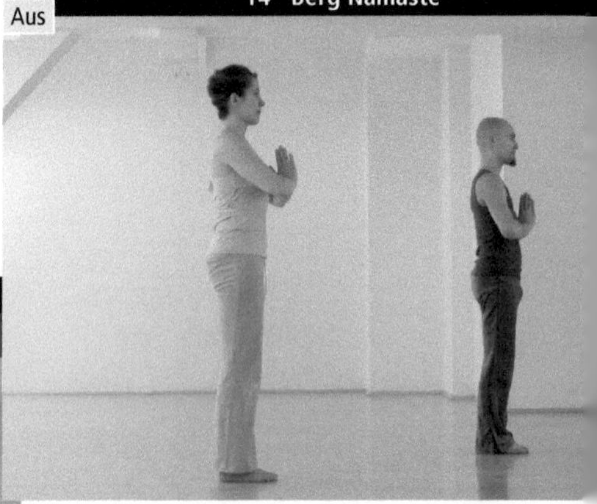

Ein **13 Gestreckter Berg (s. S. 126)**

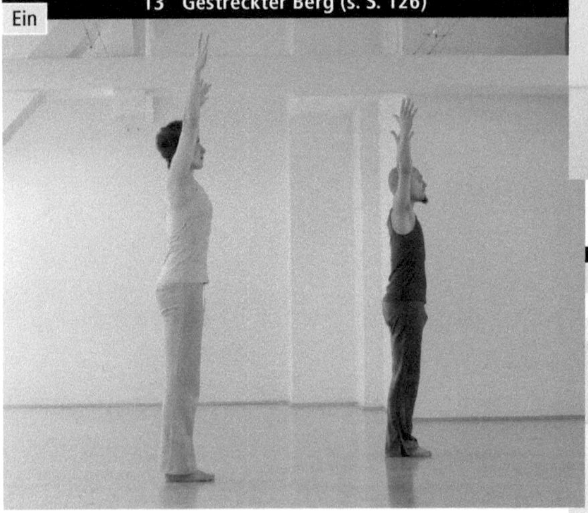

Aus **12 Krieger II**

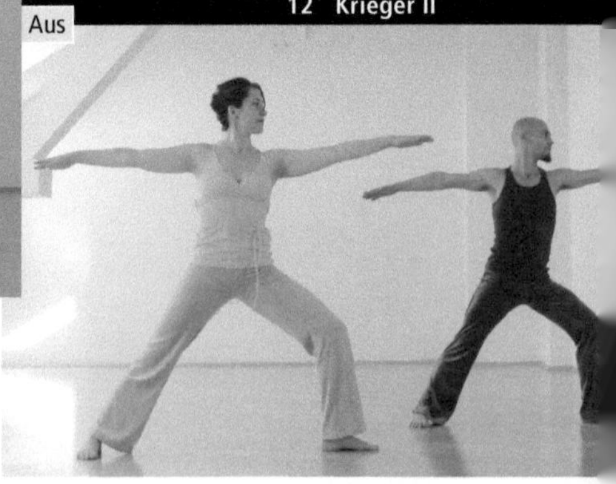

7 Krieger II Variante

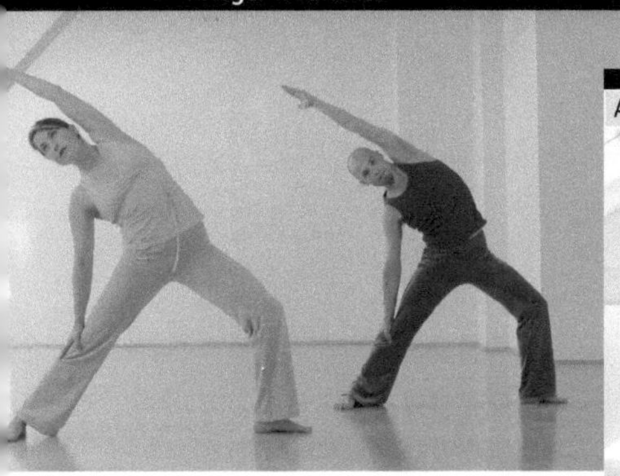

8 Dreieck

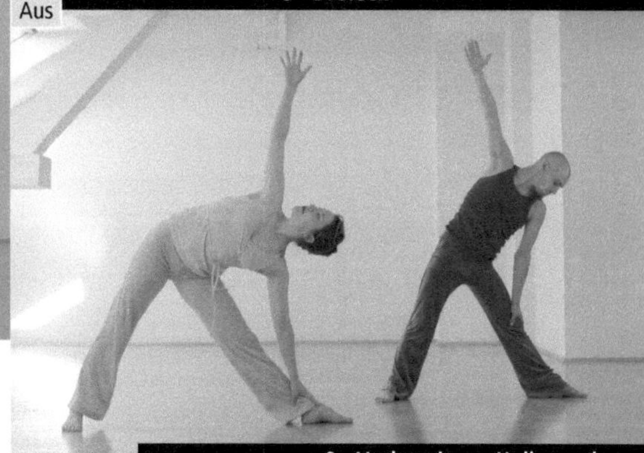

9 Vorbereitung Halbmond

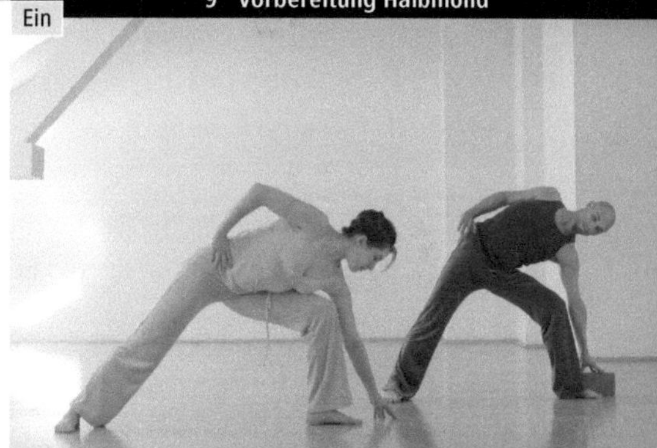

10 Halbmond

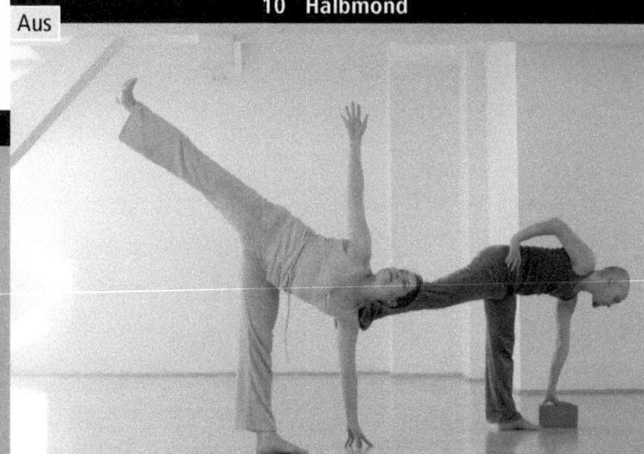

11 Krieger II Variante (s. S. 106)

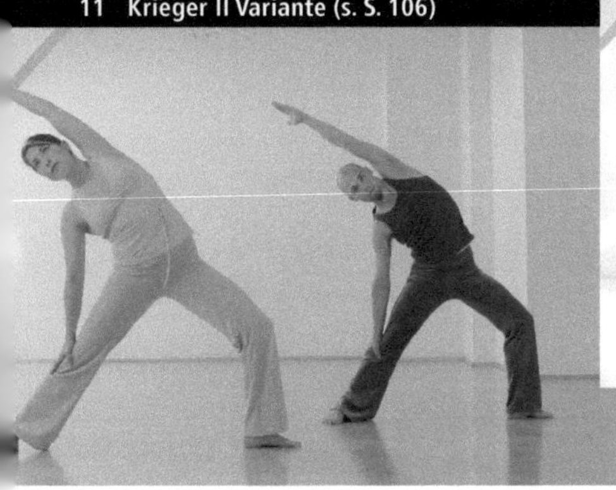

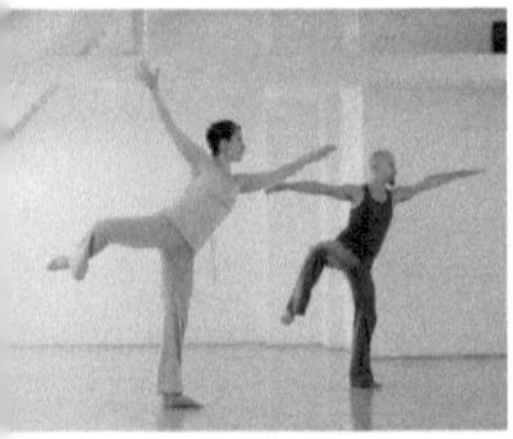

Gestreckter Berg in Krieger II

Beginne im gestreckten Berg.
Führe mit deinem rechten Bein einen großen, weiten Schritt nach hinten aus, und gleite in den Krieger II hinein. Spiele mit dem Schritt – vielleicht machst du einen einfachen Schritt, vielleicht einen tänzerisch weit geöffneten Schritt …

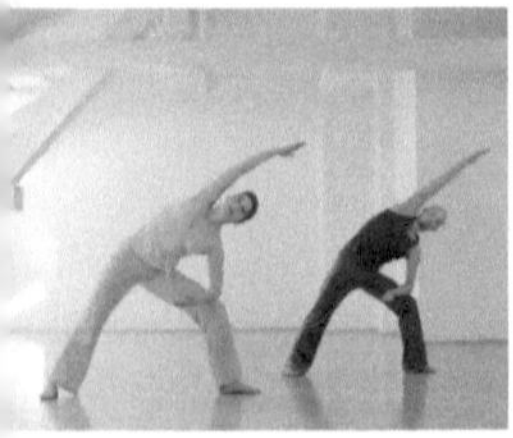

Seitwinkel (Parshvakonasana)

Beginne in der Krieger II Variante.
Gleite langsam in einer weichen, fließenden Bewegung mit deinem oberen Arm weit nach vorne, und stütze dich mit dem Unterarm auf dem Oberschenkel ab, während du mit dem rechten Arm über deinem Ohr in die Länge fließt. Sinke nicht in deine vordere Schulter und den Oberschenkel hinein, sondern drücke dich kraftvoll mit dem Unterarm weg vom Oberschenkel. Drehe dich langsam mit dem Oberkörper, Bauch und Becken auf, und finde eine gleichmäßige Länge in deiner unteren und oberen Taille.

Schwebe mit der Innenseite deines hinteren Oberschenkels und des hinteren Fußes nach oben, und fließe mit der Außenkante dieses Fußes mehr in den Boden hinein. So entstehen mehr Energie und Kraft im hinteren Bein, und du kannst dein vorderes Bein entlasten. Strecke dich genussvoll von der hinteren Ferse bis in die Fingerspitzen in die Länge.

Versuche zu fühlen, wie du dich von der Erde aus spiralförmig mit deinem Becken und Oberkörper zum Himmel aufdrehst. Spüre die Stabilität deiner verwurzelten Füße und die Kraft deiner Beine.

Tipp
Falls du in den Schultern und im Nacken eng und hart wirst, strecke deinen Arm über dem Kopf nach oben Richtung Decke aus und richte deinen Blick zum Boden.

Erforsche
Bewege deinen Oberkörper mal mehr nach vorne, mal mehr nach hinten. Kannst du deine linke Hand an der Innenseite des linken Fußes zum Boden führen, ohne dabei eng und hart zu werden?

Flow

Atme ein und fließe in die Variante Krieger II, atme aus und fließe zurück in den Seitwinkel. Bleibe stabil und ohne Bewegung in deinen Beinen und im Becken, und tanze und schwinge leicht und mühelos mit deinem Oberkörper.

Dreieck (Trikonasana)

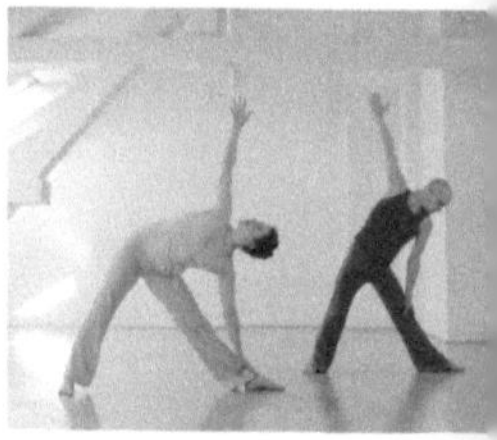

Beginne in der Krieger II Variante.

Strecke langsam dein vorderes Bein, richte dich gleichzeitig mit deinem Oberkörper auf, und strecke deine Arme parallel zum Boden seitlich aus. Schmiege deine Fußsohlen und Zehen gleichmäßig in den Boden, und entwickle das Gefühl, kraftvoll die Energie über deine Füße weg vom Boden zu saugen. Stelle dir vor, die Muskeln deiner Beine umschlingen die Knochen, ohne hart zu werden. Spüre die Energie und Kraft in deinen Beinen, und fließe majestätisch mit deinem Oberkörper über die Kopfkrone nach oben.

Schaue kurz zu deinem rechten Knie. Um dein Kniegelenk zu schützen, achte darauf, dass es immer genau über den Fuß gerichtet bleibt und nicht nach innen ausweicht. Richte deine Aufmerksamkeit auf deinen Nabel, und stelle dir vor, deine Arme und Beine würden sich von hier ausgehend ausbreiten und mit jedem Atemzug länger und lebendiger werden.

Fließe nun mit deinem Oberkörper nach vorne über das vordere Bein, und führe deine Hand zum Knie, Schienbein, Fußgelenk oder sogar zum Boden. Finde eine gleichmäßige Länge in deiner oberen und unteren Taille. Hier kommt es nicht darauf an, wie weit du deine Hand nach unten führen kannst, sondern es ist wichtig, eine gleichmäßige Länge und die natürliche Kurve in deinem Rücken zu finden.

Schaue kurz zu deinem vorderen Bein, und stelle sicher, dass sich dein Oberkörper und dein Becken in der gleichen Linie befinden wie deine Füße und Beine. Führe dein Steißbein mehr ins Körperinnere, und drehe dich vom Bauchnabel hoch Richtung Decke. Stelle dir vor, die Energie fließt vom Nabel sternförmig in alle Richtungen.

Lasse fünf starke Energielinien entstehen. Fließe mit deinem oberen Arm nach oben Richtung Decke, mit deinem unteren Arm in den Boden, mit deinen Beinen auseinander und in den Boden und mit deiner Kopfkrone nach vorne. Spüre die Kraft, Energie und Stabilität deiner Füße und Beine, und nimm wahr, wie ein Fundament entstanden ist, um deinen Rücken entspannt zu strecken und dich nacheinander mit dem Becken, Bauch und Brustkorb angenehm aufzudrehen.

Nimm wahr, wie die dreieckige Form deiner Beine die Energie durch die Wirbelsäule und durch die sich ausbreitenden Flügel deiner Arme fließen lässt.

Tipp
Richte deinen Blick hoch zur Decke, zur Seite oder nach unten zum Boden. Wähle die Variante, die für deinen Nacken am angenehmsten ist. Stelle dir vor, eine Schnur an deiner Kopfkrone zieht deinen Kopf nach vorne. Achte immer auf einen langen Nacken. Lasse niemals deinen Kopf hängen, um die Halswirbelsäule nicht zu überlasten. Falls du Spannungen im Nacken spürst, drehe mehrmals deinen Kopf nach oben und unten, um deine Nackenmuskeln zu lockern.

Flow
Atme ein und werde lang und offen in deinem Oberkörper, atme aus und schmiege deinen Nabel mehr ins Körperinnere, während du deinen Brustkorb mehr in die Drehung führst.

Erforsche
Strecke deinen oberen Arm über deinem Kopf in die Länge. Werde ganz lang von der hinteren Ferse bis zu den Fingerspitzen. Fließe mit diesem Arm wieder nach oben Richtung Decke, und führe ihn nun so weit, wie es angenehm ist, nach hinten. Spüre diese intensive Dehnung im Brustmuskel und der Achselhöhle. Achte dabei auf einen entspannten Nacken.

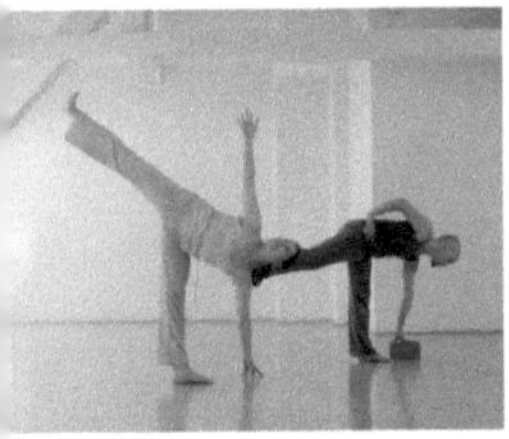

Halbmond (Ardha Chandrasana)

Beginne im Dreieck.
Richte deinen Blick vor den vorderen Fuß auf den Boden, und beuge dein vorderes Bein an. Führe die linke Hand zum Boden, etwa eine Fußlänge weg von deinem vorderen Fuß und etwa in Linie zu deinem kleinen Zeh. Lege deine rechte Hand auf die rechte Hüfte, führe deinen hinteren Fuß nach vorne, und verlagere des Gewicht über dein vorderes Bein.

Hebe langsam dein hinteres Bein an, bis es sich auf einer Linie mit dem Oberkörper befindet. Achte darauf, dass dein Standfuß nach vorne gerichtet bleibt, sich nicht nach innen dreht. Strecke nun langsam dein Standbein, und öffne und weite dich langsam nacheinander im Becken, Bauch, Brustkorb und im Schulterbereich. Erde dich über den Standfuß gleichmäßig im Boden, und stelle dir vor, wie du kraftvoll die Energie vom Boden aufsaugst und Raum im Hüftgelenk schaffst.

Strecke deinen rechten Arm nach oben aus, und fließe mit der Energie von deiner Hand am Boden über die Fingerspitzen des oberen Armes nach oben Richtung Decke. Schmiege deinen Bauch leicht ins Körperinnere, stelle dir vor, Steißbein und

Schambein bewegen sich zueinander, und breite dich von deiner stabilen Körpermitte über die Arme und Beine aus. Stelle dir vor, die Energie fließt von deinem Nabel sternförmig in alle Richtungen.

Werde vom hinteren Fuß bis zur Kopfkrone lang. Je mehr Länge und Weite entsteht, umso mehr kannst du dich aufdrehen und öffnen. Richte am Anfang den Blick zum Boden, und wenn du deine Balance gefunden hast, schaue zur Seite oder sogar hoch zur Decke. Achte in allen Varianten auf einen langen und weichen Nacken. Fühle die Verbindung Steißbein – Schambein, vordere und hintere Rippen, Kopfkrone und Ferse. Genieße diese wunderbare Öffnung und Weite, versuche dich so zu fühlen, als würdest du abheben und fliegen.

Auflösen

Beuge dein Standbein an, führe langsam und kontrolliert deinen hinteren Fuß wieder zum Boden, und gleite in die Krieger II Variante hinein. Stelle dir vor, dicht vor und hinter dir befänden sich Papierwände, und du würdest dich wieder aus dem Halbmond herausbewegen, ohne diese Papierwände zu zerreißen oder umzuwerfen.

Tipp

Am Anfang fehlt häufig noch die Flexibilität, das Standbein zu strecken und den Oberkörper aufzudrehen und zu öffnen. Benutze dann einen Klotz oder ein dickes Buch, und stütze dich darauf mit der vorderen Hand erhöht ab.

Erforsche

Beuge und strecke dein Standbein. Richte dich genau über die Knochen deines Standbeines aus, und nimm wahr, wie sich die Muskeln des Beines dadurch entspannen können und wie die Knochen dich tragen.

Wenn du im Halbmond den Ort des Gleichgewichts gefunden hast, erforsche diese Variante. Beuge dein oberes Bein an, und greife mit der Hand dein Fußgelenk. Stelle dir vor, das Bein würde sich gerne strecken, aber deine Hand verhindert es.

1 Berg Namaste (s. S. 96)

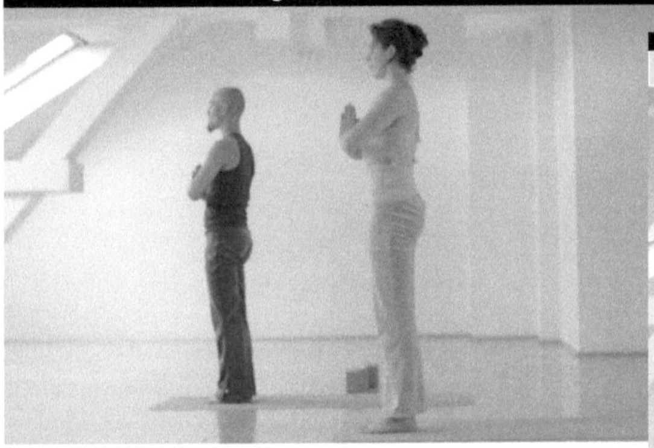

Ein 2 Gestreckter Berg (s. S. 126)

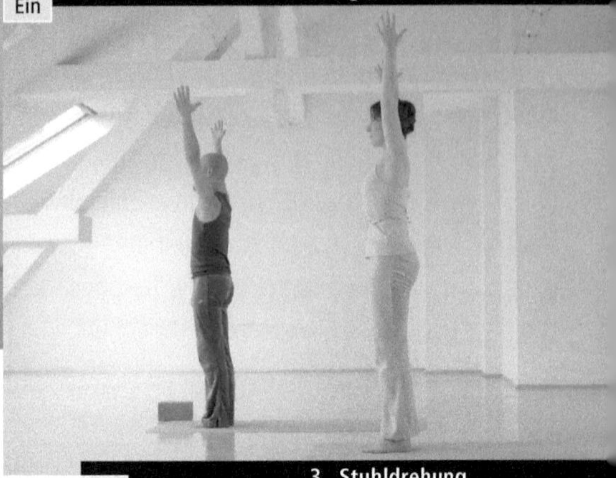

Aus 3 Stuhldrehung

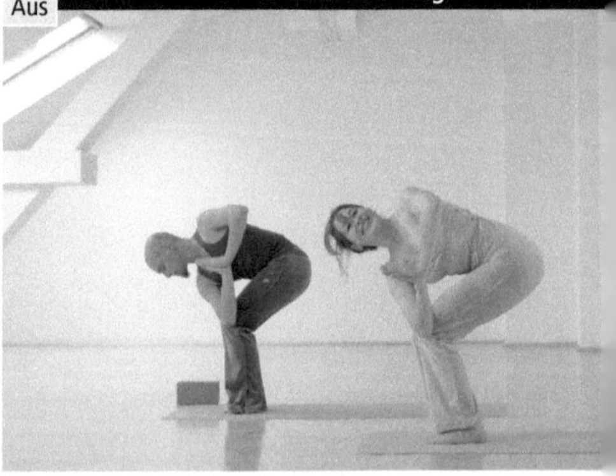

12 Berg Namaste (s. S. 96)

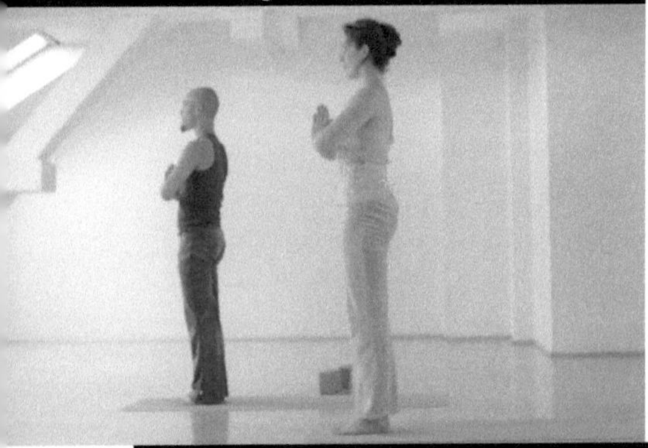

Aus 11 Stehende Grätsche

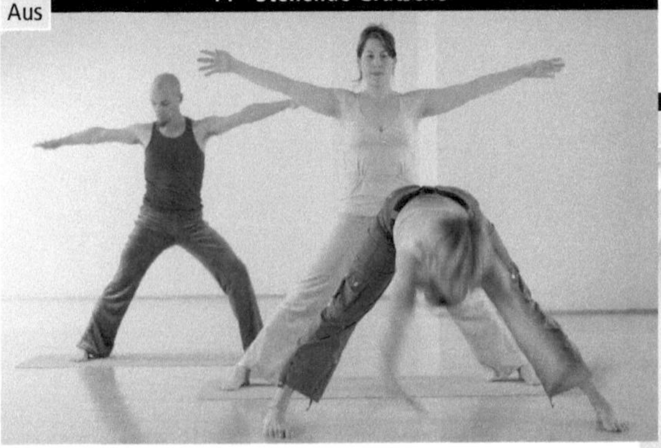

Ein 10 Vorbereitung Grätsche

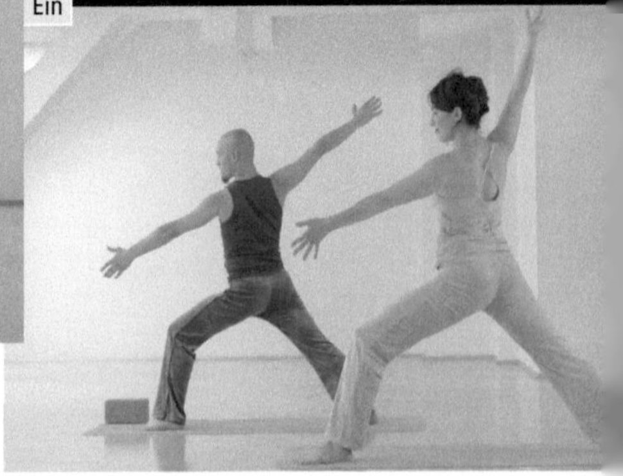

Stehend und drehend

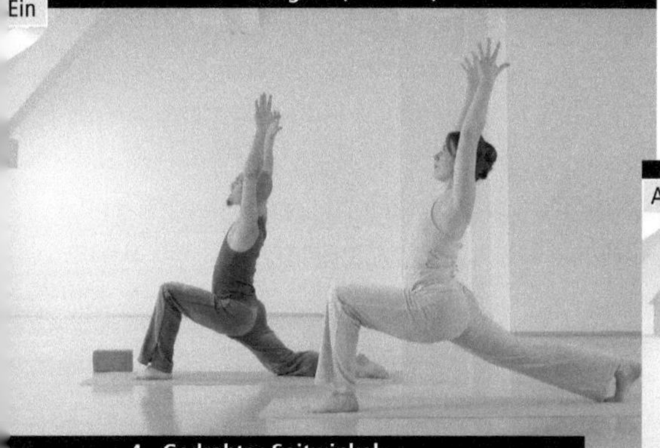

5 Krieger I (s. S. 104)

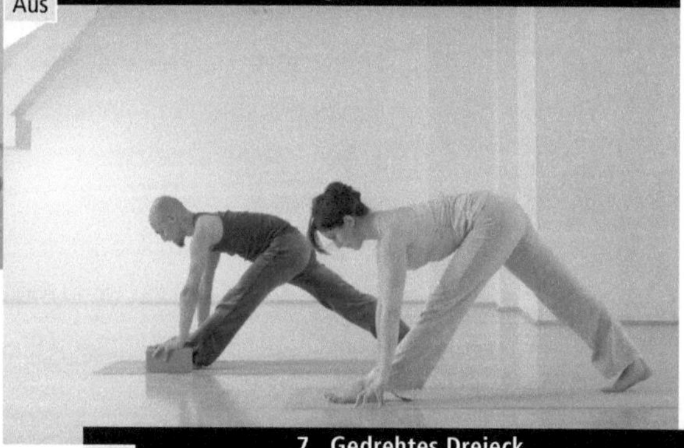

6 Pyramide

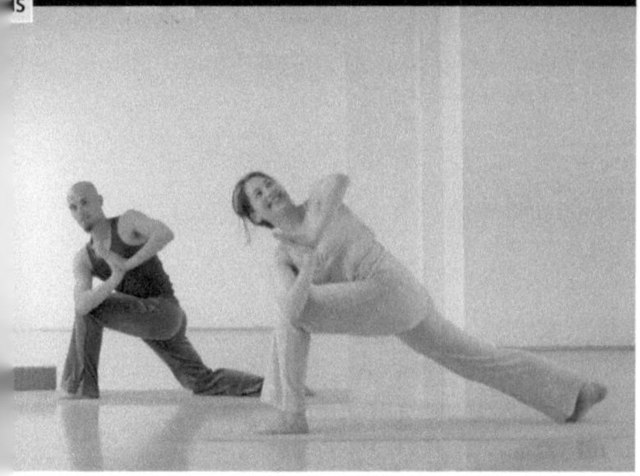
4 Gedrehter Seitwinkel

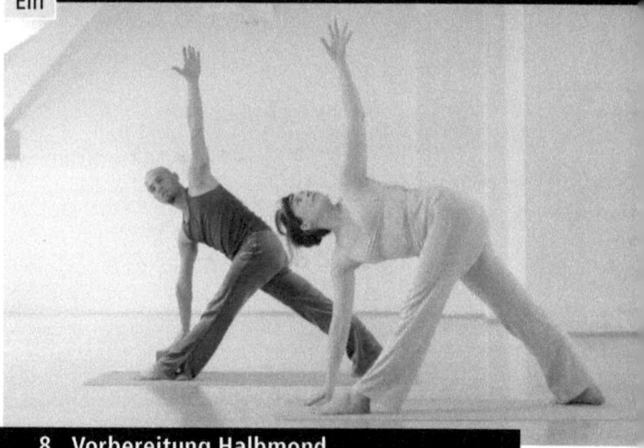

7 Gedrehtes Dreieck

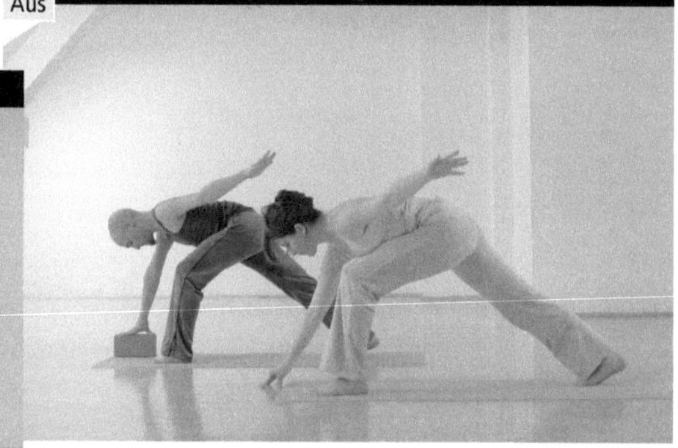

8 Vorbereitung Halbmond

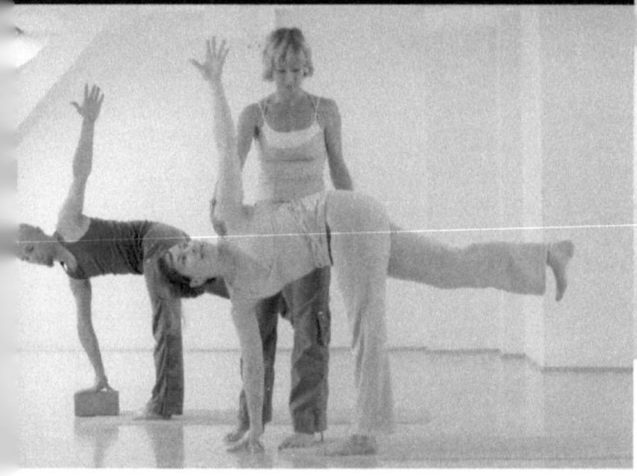
9 Gedrehter Halbmond

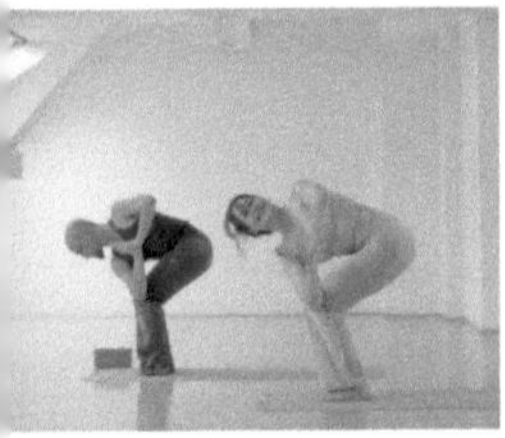

Stuhldrehung (Parivritta Utkatasana)

Beginne im gestreckten Berg.
Gleite mit deinen Händen im Namaste vor dein Herz, und führe während dieser Bewegung deine Füße und Beine dicht zusammen. Gleite mit dem Becken nach hinten und deinem Oberkörper nach vorne. Stelle dir vor, hinter dir stünde ein niedriger Stuhl, auf den du dich setzen möchtest.

Drehe dich langsam nach rechts, und schmiege deinen linken Ellbogen an die Außenseite des rechten Knies. Hebe deinen Oberkörper leicht an, und schaffe Raum in deiner Körpermitte. Blicke kurz zu deinen Füßen, und führe deine Nasenspitze in eine Linie zwischen die großen Zehen. Stelle sicher, dass sich deine Knie auf gleicher Linie befinden, und schmiege deine Füße und Beine ineinander.

Drehe langsam wieder deinen Kopf zur Seite. Fließe mit deinen Schultern nach unten, weit weg von den Ohren und mit deiner Kopfkrone nach vorne. Schmiege deine Handflächen ineinander, und finde eine intensive und angenehme Drehung.

Tipp
Falls du im Nacken hart und eng wirst, richte deinen Blick auf den Boden.

Erforsche
Kannst du deine linke Hand zum Boden führen und deinen rechten Arm nach oben ausstrecken, ohne dabei eng und hart zu werden?

Flow
Atme ein und fließe aus der Stuhldrehung über den Berg im Namaste in den Berg mit gestreckten Armen. Räkele und strecke dich, atme aus, beuge deine Beine an, führe deine Hände wieder ins Namaste, und gleite in die Stuhldrehung zur anderen Seite.

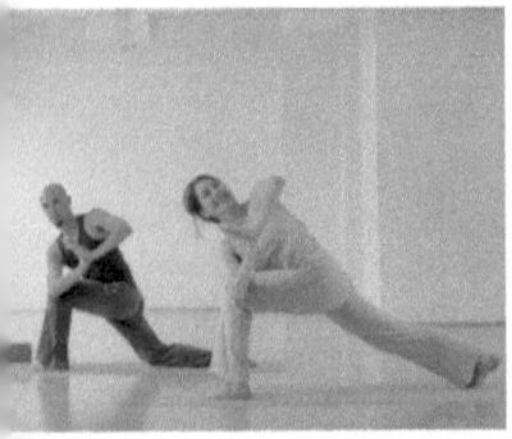

Gedrehter Seitwinkel (Parivritta Parshvakonasana)

Beginne im Stuhltwist nach rechts.
Führe langsam dein linkes Bein in einem großen Schritt nach hinten. Fließe kraftvoll mit diesem Bein über die Ferse nach hinten Richtung Boden, und schmiege deinen vorderen Fuß in den Boden. Stelle dir vor, deine Knie würden sich energievoll voneinander wegbewegen. Nimm wahr, wie dadurch mehr Leichtigkeit in deinem Becken entsteht. Spüre die Kraft deiner Beine, und bewege dich von diesem

Fundament tief vom Körperinneren mehr in die Drehung hinein. Achte darauf, in der äußeren Muskelschicht nicht hart zu werden.

Tipp

Wenn dein Nacken sich verspannt, richte den Blick in Richtung Boden. Vielleicht ist es für dich angenehmer, das hintere Knie zum Boden zu führen.

Flow

Atme ein, komme etwas aus der Drehung heraus, und öffne und lockere dich, atme aus, gleite mehr in die Drehung hinein, und bewege leicht deine Knie weg voneinander.

Erforsche

Vielleicht kannst du deine rechte Hand neben deinen linken Fuß zum Boden führen und mit deinem linken Arm deinen Rücken umschlingen oder nach oben ausstrecken.

Pyramide (Parshvottanasana)

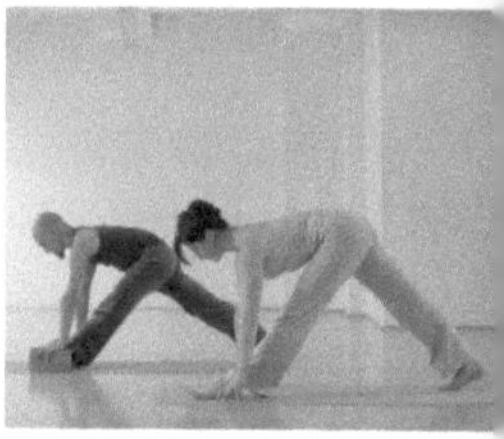

Beginne im Krieger I.
Führe die Hände zu deinen Beckenknochen, und strecke dein vorderes Bein. Verankere dich mit deinen Beinen fest im Boden, und erde dich über die Füße. Stelle dir vor, deine Füße und Beine bewegen sich die ganze Zeit energetisch weg voneinander.

Fließe mit deinem Steißbein nach unten und vorne Richtung Schambein und mit deinem Brustbein nach vorne und oben. Werde lang und weit in deinem Oberkörper, und komme vom Herzen aus in eine leichte, angenehme Rückbeuge. Mit dieser Länge im Bauchraum und Rücken bewege dich vom Brustbein aus in eine Vorbeuge. Achte darauf, im Bauch nicht eng und im Rücken nicht rund zu werden. Versuche zu fühlen, dass Schambein und Brustbein sowie Steißbein und Kopfkrone sich energetisch voneinander wegbewegen.

Stelle dir nun vor, dein Becken sei ein großer, solider Blumentopf. Aus diesem Blumentopf wächst nun aufrecht und gerade dein Baum, deine Wirbelsäule. Nimm wahr, wie dein Baum sich krümmt oder sich seitlich verbiegt, wenn du deinen Blumentopf zur Seite oder nach vorne kippst. Spüre das solide Fundament des Beckens, aus dem heraus die Wirbelsäule sich mit ihrer natürlichen Kurve ausdehnen kann.

Führe deine Hände nun zum vorderen Oberschenkel, Schienbein, Fußrücken oder sogar zum Boden. Wähle die Variante, die es dir ermöglicht, lang und weit in deinem Oberkörper zu bleiben.

Schaffe eine kraftvolle Basis über die Dreiecksform deiner Beine, und stelle dir vor, dein Oberkörper würde wie ein Wasserfall über das vordere Bein zu deinem vorderen Fuß fließen.

Erforsche

Falte deine Hände hinter dem Rücken, und bewege die Arme nach oben Richtung Decke oder mehr über deinen Kopf Richtung Boden. Oder führe deine Hände hinter deinem Rücken ins Namaste. Sacke nicht mit deinen Schultern Richtung Boden, sondern führe sie weit weg von den Ohren.

Flow

Atme ein und richte dich im Oberkörper etwas auf, schaffe Platz und Länge im Bauchraum. Atme aus und vertiefe dich mit dieser Länge in die Vorbeuge.

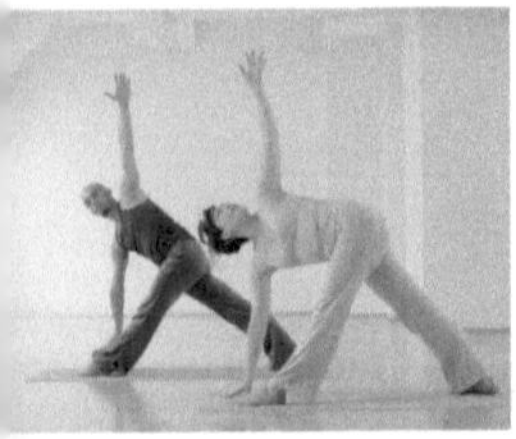

Gedrehtes Dreieck (Parivritta Trikonasana)

Beginne in der Pyramide.

Führe deine linke Hand zum Boden unter deine linke Schulter, und stütze dich leicht mit den Fingerspitzen am Boden ab. Falls du deine Hand nicht zum Boden führen kannst, ohne im Rücken rund zu werden, stütze dich mit der Hand auf einem Block oder dicken Buch ab.

Greife mit der rechten Hand weich um die linken seitlichen Rippen, und führe mit dieser Hand sanft deinen Brustkorb nach rechts in eine Drehung. Gleite dabei mit deiner Hand über die Vorderseite des Brustkorbes nach rechts. Fließe vom Steißbein ausgehend und tief vom Körperinneren in die Drehung. Erst am Ende der Drehung strecke deinen rechten Arm nach oben Richtung Decke aus.

Schaue kurz zu deinem vorderen Fuß, und vergewissere dich, dass sich deine Nasenspitze in der gleichen Linie befindet wie dein Fuß. Drehe langsam dein Gesicht zur Seite oder Richtung Decke, oder halte deinen Blick auf den vorderen Fuß gerichtet. Wähle die Variante, in der du mit einem langen und weichen Nacken verweilen kannst.

Schaffe sechs kraftvolle Energielinien. Fließe mit der Energie über die Beine in den Boden; mit dem unteren Arm in den Boden; mit dem oberen Arm hoch Richtung Decke; mit dem Steißbein nach hinten und mit der Kopfkrone nach vorne.

Tipp

Die Länge im Rücken ist wichtiger als die Drehung. In einer Vorbeuge mit Drehung, wie in diesem Asana, besteht die Gefahr, dass wir unseren Rücken überlasten oder sogar verletzen, wenn wir in unserer Wirbelsäule nicht die nötige Länge schaffen.

Flow

Atme ein, fließe in die Länge, und lockere dich, atme aus, schmiege deinen Bauchnabel ins Körperinnere, und fließe in die Drehung hinein. Versuche mit jeder Atemrunde länger und offener zu werden.

Gedrehter Halbmond (Parivritta Ardha Chandrasana)

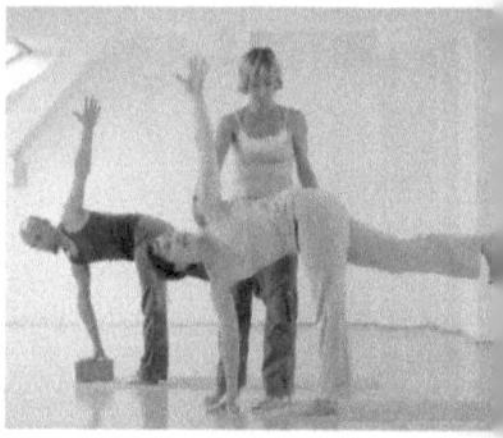

Beginne im gedrehten Dreieck.
Lege deine rechte Hand auf die rechte Hüfte, beuge dein Standbein an, und schmiege den Fuß gleichmäßig an den Boden. Führe die linke Hand etwas mehr nach vorne, verlagere das Gewicht auf deinen vorderen Fuß, und strecke langsam wieder das Standbein aus. Hebe das hintere Bein so weit nach oben an, bis es sich in einer Linie mit deinem Oberkörper befindet. Beuge den hinteren Fuß an, und stelle dir vor, wie du die Fußsohle kraftvoll in eine Wand schmiegst.

Strecke nun langsam den rechten Arm nach oben aus. Richte deinen Blick zum Boden oder zur Seite, und werde weich und lang im Nacken. Schaffe viel Länge zwischen Schambein und Brustbein sowie zwischen hinterer Ferse und Kopfkrone.

Verwurzele dich gleichmäßig mit deinem Standfuß tief im Boden, und lasse die Energie vom Boden über das Standbein und den oberen Arm nach oben Richtung Decke fließen. Fließe kraftvoll mit deinem hinteren Bein nach hinten und mit deinem Oberkörper über die Kopfkrone nach vorne.

Tipp

Entwickle das Gefühl, in deinen Hüften Raum zu schaffen; sacke nicht mit dem Gewicht in die Hüfte deines Standbeines. Falls du rund und eng wirst, stütze dich mit der Hand leicht auf einem Klotz oder Buch ab.

Flow

Atme ein, komme etwas aus der Drehung heraus, und fließe mehr in die Länge und Weite; atme aus und fließe wieder in die Drehung hinein.

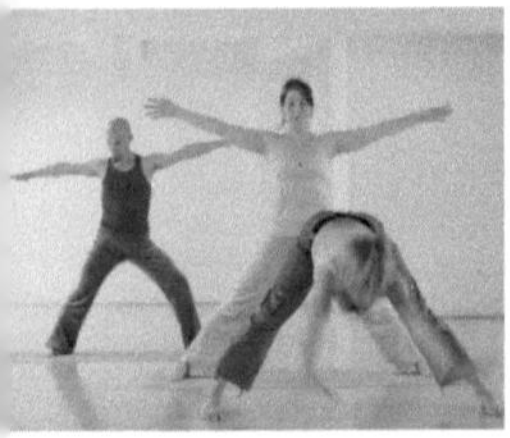

Stehende Grätsche (Prasarita Padottanasana)

Beginne im gedrehten Halbmond.
Beuge dein Standbein an, und führe deinen hinteren Fuß langsam und kontrolliert nach unten zum Boden. Löse deine Hand vom Boden, fließe mit diesem Arm in einem großen Bogen über vorne nach oben, und drehe dich langsam mit gestreckten Armen in die stehende Grätsche auf.

Lege deine Hände auf die Beckenknochen, drehe deine Fußspitzen etwas nach innen und die Fersen etwas nach außen. Verteile das Gewicht gleichmäßig auf deinen Füßen, und achte darauf, nicht in die Innengewölbe deiner Füße zu sinken. Stelle dir vor, deine Beinmuskeln bewegen sich nach oben Richtung Hüften und werden lebendig und aktiv.

Bewege dich von den Hüften aus ganz lang und weit in eine halbe Vorbeuge, und führe deine Fingerspitzen direkt unter deinen Schultern zum Boden. Schaffe viel Länge vom Steißbein bis zur Kopfkrone und vom Schambein bis zum Brustbein. Mit dieser Länge im Oberkörper fließe nun in die vollständige Vorbeuge. Führe deine Hände zum Boden, und bewege deine Schulterblätter nach innen und oben Richtung Becken. Von der Kraft und Energie deiner Beine gestützt, lasse deinen Oberkörper und Kopf mehr und mehr nach unten hängen. Vielleicht kannst du mit deiner Kopfkrone den Boden berühren.

Stelle dir vor, dein Oberkörper sei ein Wasserfall, der vom Becken in den Boden hineinfließt.

Tipp

Wenn du in der Vorbeuge wahrnimmst, wie dein Bauch sich eng zusammenzieht und dein Rücken sich »überrundet«, komme so weit heraus, bis du im Bauch und Rücken wieder länger und offener wirst. Oder stütze dich sogar mit den Händen auf deinen Schienbeinen oder Oberschenkeln ab.

Flow

Atme ein und richte dich auf in eine halbe Vorbeuge, atme aus, fließe wieder in die Vorbeuge hinein, und lasse los.

Erforsche

Falte deine Hände hinter dem Rücken, und gleite mit den Armen über deinem Kopf Richtung Boden. Sacke dabei nicht mit deinen Schultern Richtung Boden, führe sie weit weg von deinen Ohren.

Was immer beweglich
und im Fluss ist,
wird wachsen.
Was immer verhärtet und blockiert ist,
wird welken und vergehen.

TAO TE CHING

1 Gestreckter Berg

Ein

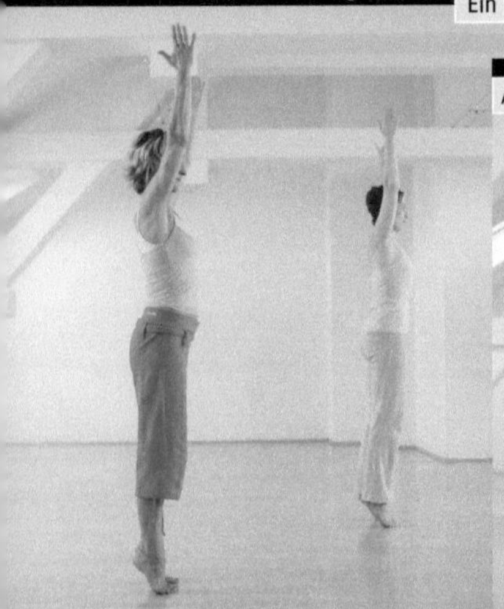

2 Gestreckter Berg mit Drehung

Aus

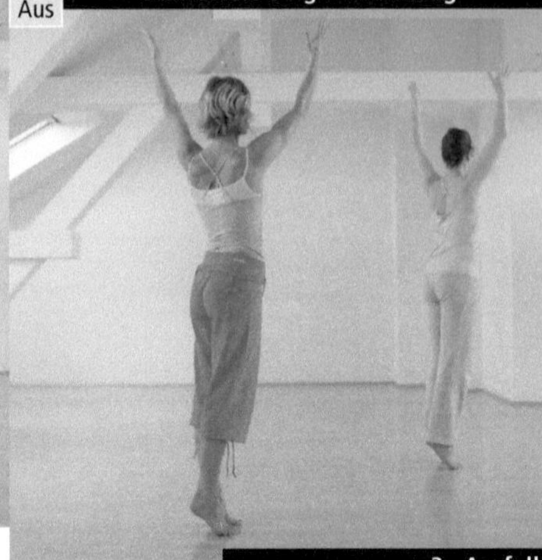

Einatmen und wieder nach vorne drehen; ausatmen, zur anderen Seite drehen, einatmen, wieder nach vorne drehen.

3 Ausfallschritt (s. S. 99)

Aus

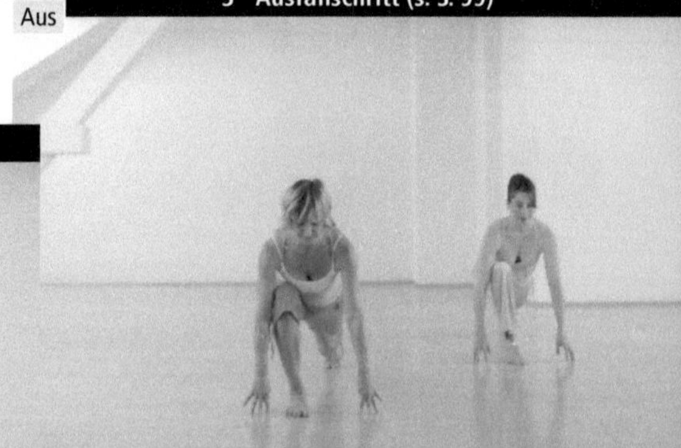

4 Stehendes Spagat

Ein

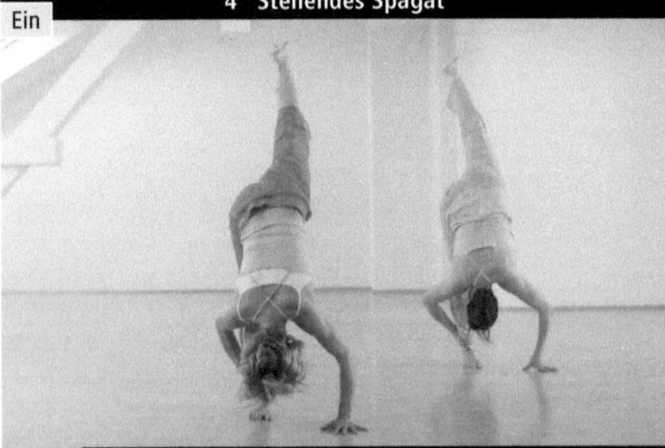

5 Hineingleiten in Sitz des Kuhgesichts

Aus

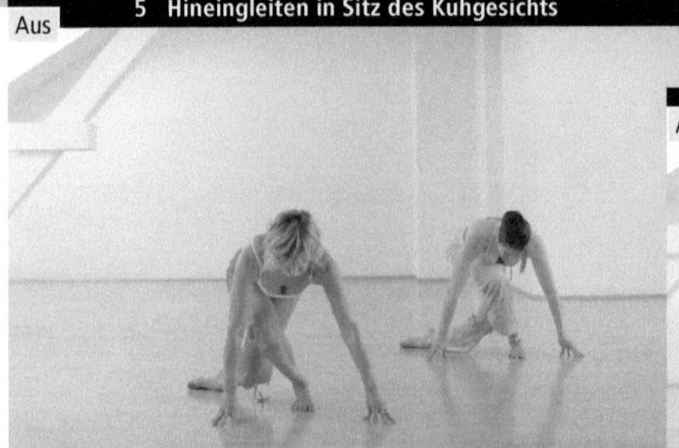

6 Sitz des Kuhgesichts

Aus

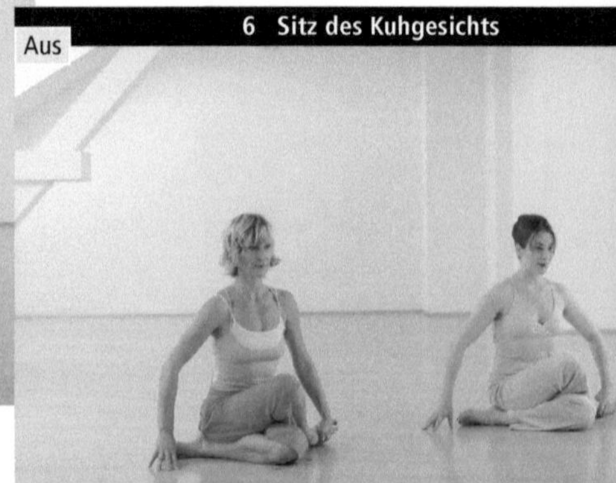

Der Tanz mit der Balance

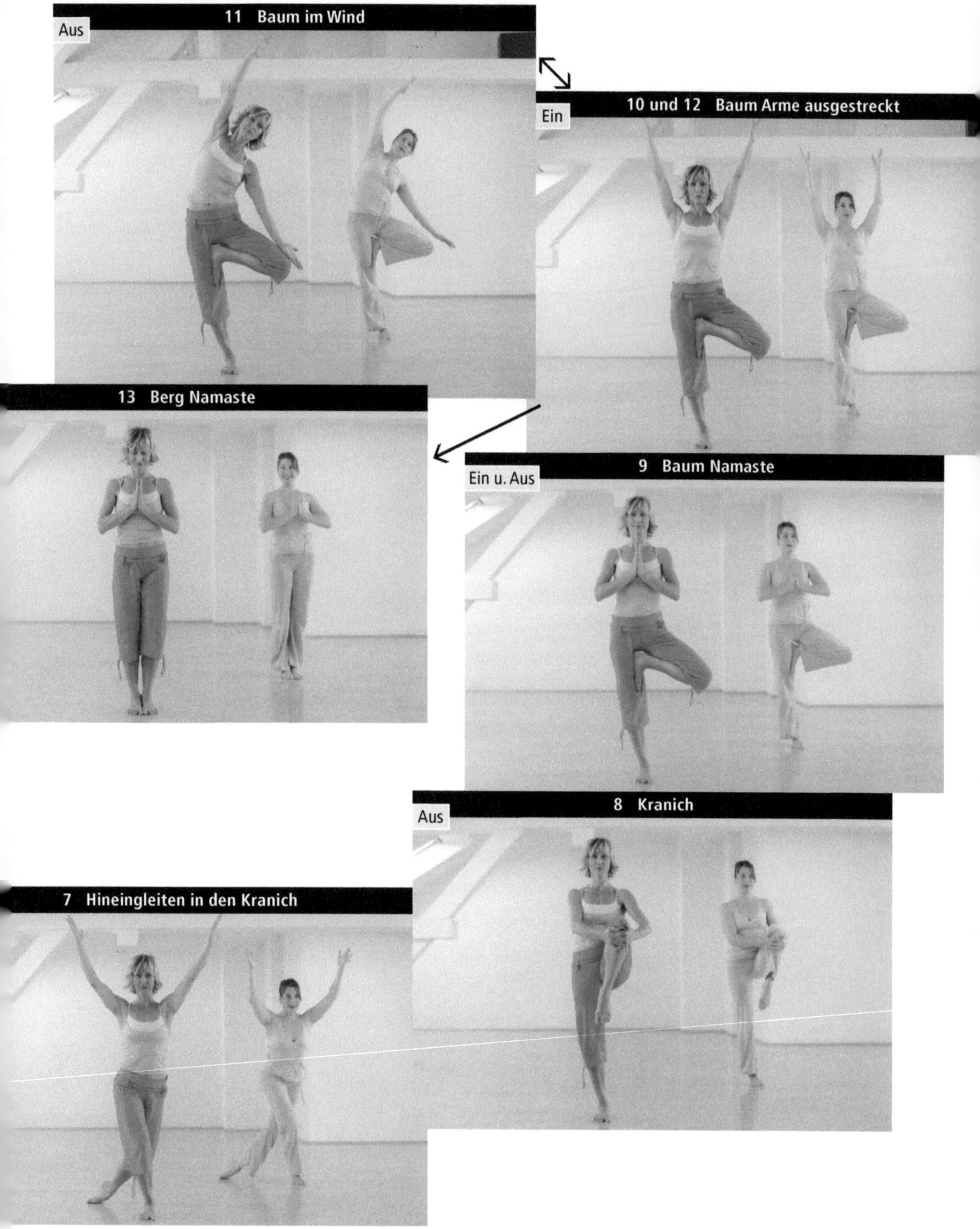

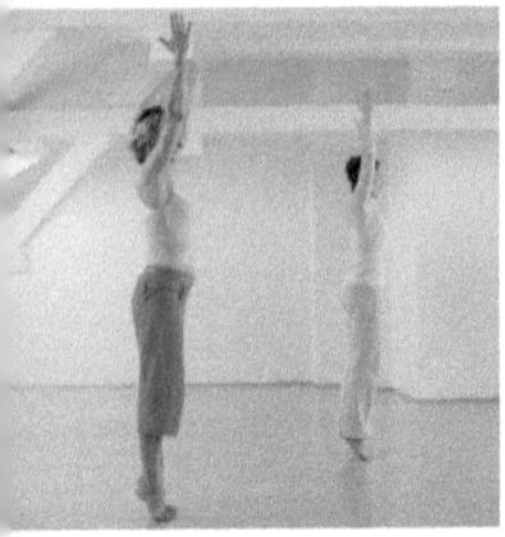

Gestreckter Berg (Urdhva Hastasana)

Beginne im Berg.
Drehe deine Handflächen nach vorne, führe die Arme in einem großen Bogen seitlich hoch über deinen Kopf, und richte deine Handflächen zueinander. Fließe von der Taille über die Innenseite deiner Arme und über die Fingerspitzen nach oben Richtung Decke.

Stelle dir vor, zwei Hände führen sanft deine Schultern nach unten weg von den Ohren, die Schulterblätter mehr ins Körperinnere und nach unten und die Schulterblattspitzen zueinander. Spüre die Länge im Nacken, in der Taille und in deinen Armen, und nimm die Stabilität in deinen Schulterblättern wahr. Werde weich und entspannt in deinen unteren Rippen.

Tipp
Schaffe viel Platz zwischen Schultern und Ohren. Ziehe deine Schultern und Schulterblätter nicht hoch Richtung Ohren. Achte darauf, mit deinen Schulterblättern nicht auseinanderzugleiten und im Rücken nicht rund zu werden.

Erforsche
Finde deine angenehmste Armposition. Ist es für dich angenehm, die Arme schulterbreit auseinanderzuführen? Oder weiter auseinander? Oder die Arme etwas mehr nach vorne?

Wichtig ist, die Arme zu strecken und die Energie über die Fingerspitzen ausstrahlen zu lassen – keine Arme wie nasse Nudeln!

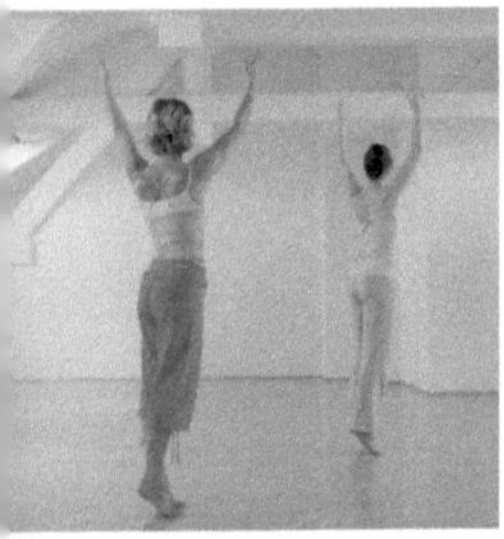

Gestreckter Berg mit Drehung

Beginne im gestreckten Berg.
Komme langsam auf deine Zehenspitzen. Schmiege deine Fußballen gleichmäßig in den Boden. Schaue entspannt in die Ferne.

Drehe dich nun langsam nach rechts, bleibe dabei mit deinem Becken nach vorne gerichtet. Beginne die Drehung vom Steißbein und tief im Körperinneren. Bleibe weich und entspannt in den äußeren Muskeln deines Oberkörpers und locker in den Schultern. Lasse die Energie spiralförmig vom Steißbein über die Wirbelsäule und die Kopfkrone nach oben fließen. Drehe dich langsam wieder nach vorne und zur anderen Seite. Führe mit Oberkörper und Armen kleine, lockernde Bewegungen aus. Achte darauf, in deinem Körper nicht hart und eng zu werden – ertanze dir deine Balance und atme!

Tipp

Falls es zu schwierig ist, deine Balance zu ertanzen, führe die Fersen zum Boden und gleite so in die Drehung.

Flow

Atme aus und fließe in die Drehung hinein. Atme ein und gleite zurück nach vorne.

Erforsche

Spiele damit, dir deine Balance auf einem Bein zu ertanzen. Kannst du dabei locker und entspannt bleiben und auch fließend atmen?

Stehendes Spagat (Urdhva Prasarita Eka Padasana)

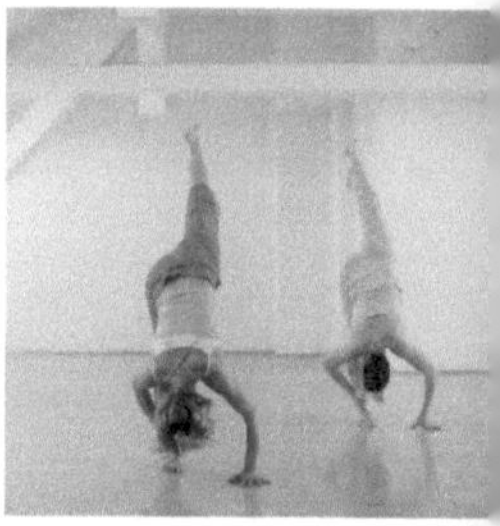

Beginne im Ausfallschritt.

Laufe mit deinen Händen etwas mehr nach vorne, und verlagere das Gewicht auf das vordere Bein. Strecke langsam das Standbein, und hebe dein rechtes Bein so weit, wie es angenehm ist, gestreckt nach oben an. Drehe dich nicht mit der rechten Hüfte auf, sondern bleibe mit deinem Becken gleichmäßig nach vorne gerichtet. Fließe mit deinem Standbein energetisch in den Boden und mit dem anderen Bein energetisch nach hinten oder oben. Konzentriere dich nicht so sehr darauf, wie hoch du dein Bein anheben kannst, sondern mehr auf diese gleichmäßig auseinanderfließenden Energien.

Flow

Atme ein, richte dich mit deinem Oberkörper mehr auf, und fließe mit deinem Brustbein weg vom Oberschenkel. Schaffe Länge im Bauchraum und im Rücken. Atme aus, fließe wieder mit deinem Brustbein hin zum Oberschenkel, und vertiefe dich in die Vorbeuge.

Tipp

Beuge dein Standbein an, falls die Dehnung im Bein zu intensiv sein sollte oder sich dein Oberkörper zu sehr rundet.

Erforsche

Spiele mit deiner Balance. Greife mit einer Hand dein Standbein; greife mit beiden Händen das Fußgelenk; oder probiere die größte Herausforderung deiner Balance aus, indem du deine Hände hinter dem Rücken faltest.

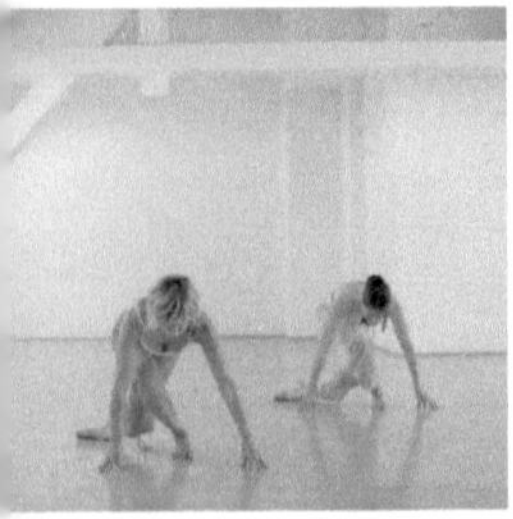
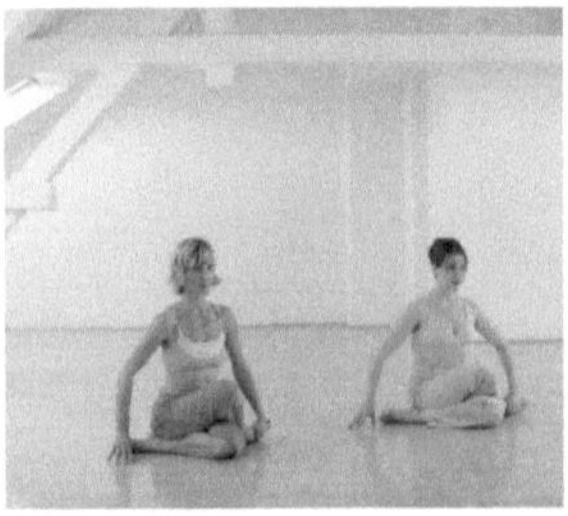

Hineingleiten in den Sitz des Kuhgesichts

Beuge langsam dein Standbein und das rechte nach oben ausgestrecktes Bein an. Führe das rechte Knie in die Kniekehle des Standbeins, und komme langsam und achtsam, die Beine überkreuzt, nach unten zum Sitzen. Stütze dich während der Bewegung leicht mit den Fingerspitzen neben deinem Becken am Boden auf, und kontrolliere so die Bewegung. Verwurzele dich über die Sitzknochen gleichmäßig im Boden.

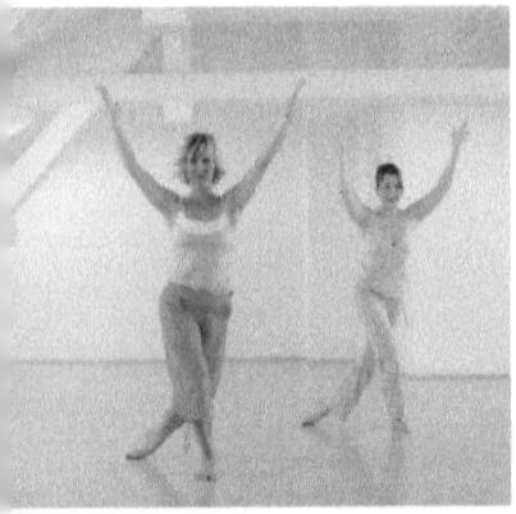
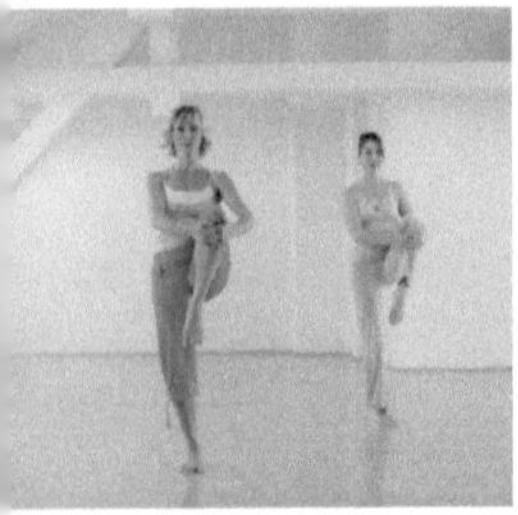

Kranich (Stehendes Apanasana)

Beginne im Drehsitz.
Strecke deine Arme nach oben aus, und lehne dich mit deinem Oberkörper weit nach vorne. Verlagere das Gewicht auf deinen linken Fuß, schmiege die Fußsohle kraftvoll an den Boden, und ziehe dich voller Energie mit deinen Armen nach oben. Während du ins Stehen hineingleitest, beuge das rechte Bein an, und umfasse mit den Händen dein rechtes Knie.

Verwurzele dich gleichmäßig mit deinem Standfuß im Boden. Lasse die Energie über dein Standbein zum Becken fließen, und stelle dir vor, Raum zu schaffen in deinem Hüftgelenk. Fließe mit der Energie weiter über deine Wirbelsäule und die Kopfkrone hoch Richtung Decke.

Flow

Beginne im Berg.
Atme ein, fließe mit deinen Armen seitlich nach oben über deinen Kopf, atme aus, führe deine Hände ins Namaste, und fließe mit ihnen langsam über deine Körpermitte nach unten. Hebe gleichzeitig dein rechtes Bein nach oben an. Sobald sich Knie und Hände treffen, löse deine Hände und umgreife das Knie. Atme ein, löse langsam auf, und beginne den Flow mit dem anderen Bein.

Der Baum (Vrikshasana)

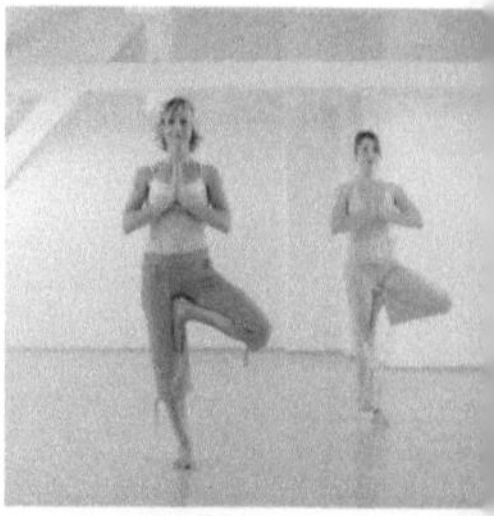

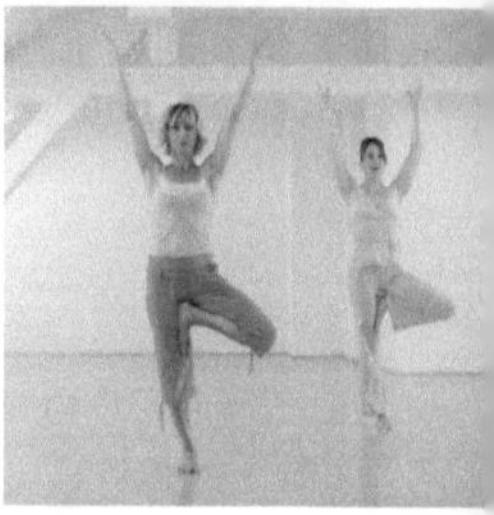

Beginne im Kranich.
Lege deine linke Hand auf deine linke Beckenseite. Gleite langsam mit deinem rechten angewinkeltem Bein zur Seite. Greife mit deiner rechten Hand dein Fußgelenk, und führe den Fuß so hoch wie möglich an die Innenseite deines linken Oberschenkels.

Richte deine Aufmerksamkeit auf eine Stelle etwas unterhalb des Bauchnabels tief in deinem Körperinneren, und führe diesen Punkt genau über deinen Standfuß. Schmiege die Innenseite deines Oberschenkels kraftvoll in die Fußsohle. Nimm wahr, wie diese beiden feinen Bewegungen deinen Stand stabiler und leichter werden lassen. Verwurzele dich mit deinem Standfuß im Boden, und lasse die Energie entlang der Innenseite deines Standbeines über die Kopfkrone nach oben fließen. Achte darauf, dass deine Hüften gleichmäßig nach vorne gerichtet sind und sich auf einer Höhe befinden. Stelle dir deine Beckenknochen als zwei Scheinwerfer eines Autos vor, von denen das Licht gleichmäßig nach vorne ausstrahlt.

Führe deine Hände in Namaste, und spüre die energetische Verbindung deiner Handflächen zueinander und die energetische Verbindung deiner Fußsohle mit dem Oberschenkel. Stelle dir vor, dass dein Blick weich und entspannt in die Tiefe des Horizonts fließt.

Gleite mit deinen Handflächen dicht an den Ohren nach hinten, und strecke deine Arme etwa schulterbreit nach oben aus. Spüre, wie durch diese Bewegung Weite zwischen deinen Schulterblättern entstanden ist. Richte deine Handflächen zueinander, und fließe mit der Energie über die Fingerspitzen hoch Richtung Dekke. Strecke dich von deiner Taille in die Länge, ohne deine Schultern hoch zu den Ohren zu ziehen.

Fühle dich wie ein Baum, tief verwurzelt in der Erde. Stelle dir vor, dass unterhalb des Bauchnabels die Energie in den Boden fließt und sich breit und tief in die Erde hinein verwurzelt und dass die Energie oberhalb des Bauchnabels über deine Arme, über die Äste, in den Himmel fließt.

Tipp

Wenn es für dich schwierig oder unmöglich ist, deine Arme zu strecken, führe sie mehr nach vorne oder seitlich auseinander. Achte auf einen durchgehenden Energiefluss durch gestreckte Arme und lebendige Finger.

Falls du deinen Fuß noch nicht hoch zum Oberschenkel führen kannst und auch dein Gleichgewicht schwer zu finden ist, führe deinen Fuß nur in Kniehöhe oder auf den Fußrücken deines Standfußes.

Erforsche

Spiele mit deinem Gleichgewicht. Verlagere dein Gewicht leicht nach vorne, nach hinten und zu den Seiten. Finde deinen Ort des Gleichgewichts. Ertanze dir in kleinen Bewegungen deine Balance. Fühle dich wie ein Baum, fest verwurzelt im Boden und leicht schwingend in einer leichten Brise – manchmal auch in einem heftigen Orkan. Und wenn du fällst, genieße es. Vielleicht hast du Lust, mit dem Fallen zu spielen, dich mal nach vorne, mal nach hinten oder seitlich fallen zu lassen.

Flow

Atme ein und fließe mit deinen Armen seitlich in einem großen Bogen hoch Richtung Decke, atme aus und führe deine Hände in Namaste über deine Körpermitte dicht am Körper zum Herzen.

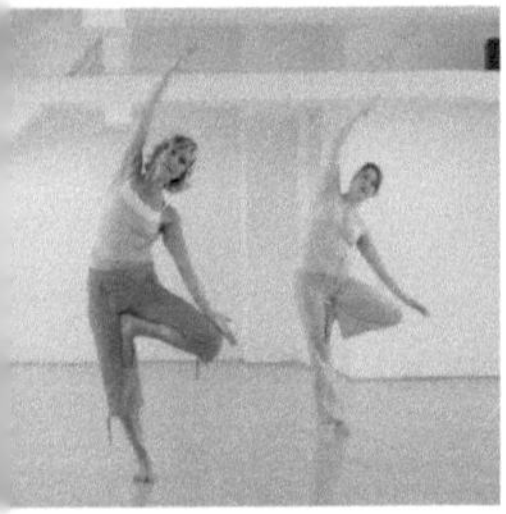

Baum im Wind

Lege deinen rechten Handrücken auf den rechten Oberschenkel, und bewege dich in eine seitliche Dehnung nach links. Werde lang und länger vom Standfuß bis in die Fingerspitzen.

Verweile hier einige Atemrunden. Atme ein und gleite langsam wieder zurück in den Baum mit ausgestreckten Armen; atme aus und gleite mit deinen Händen in Namaste zu deinem Herzen.

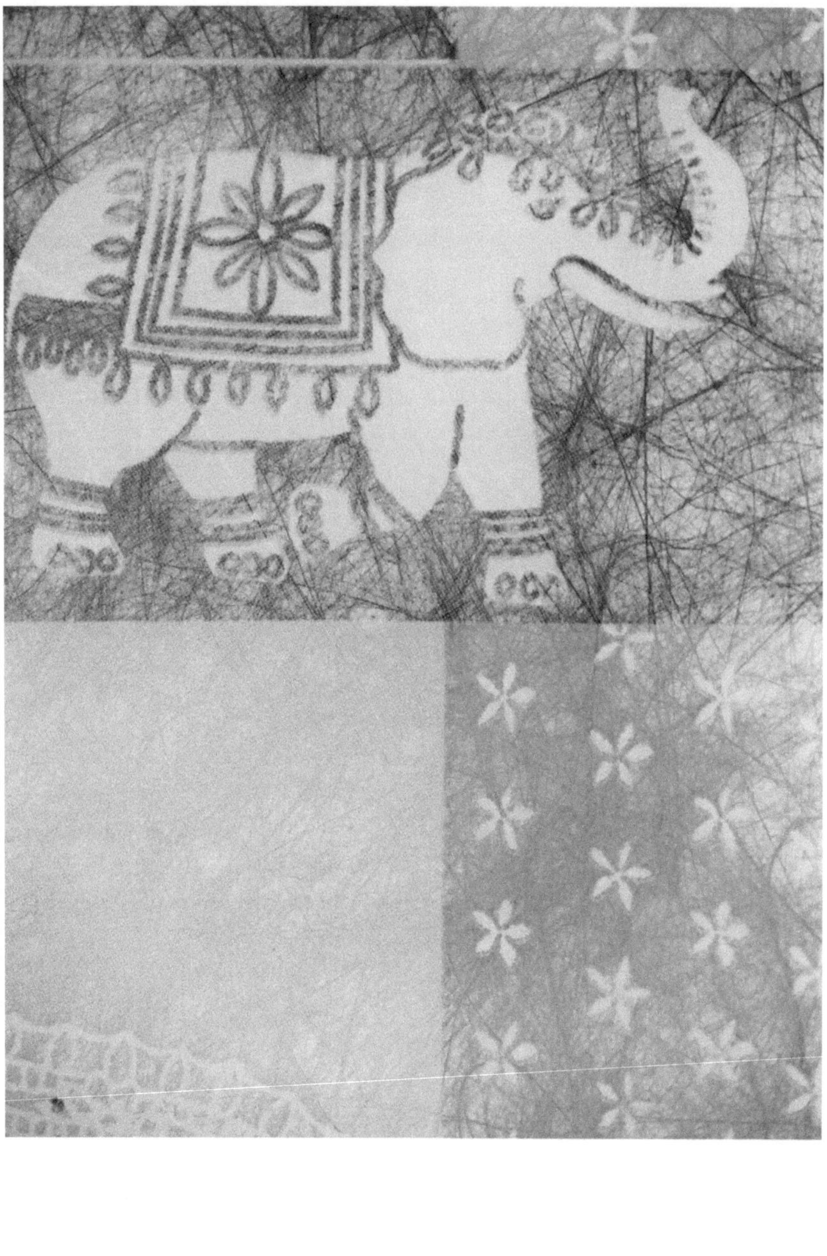

1 Das Boot

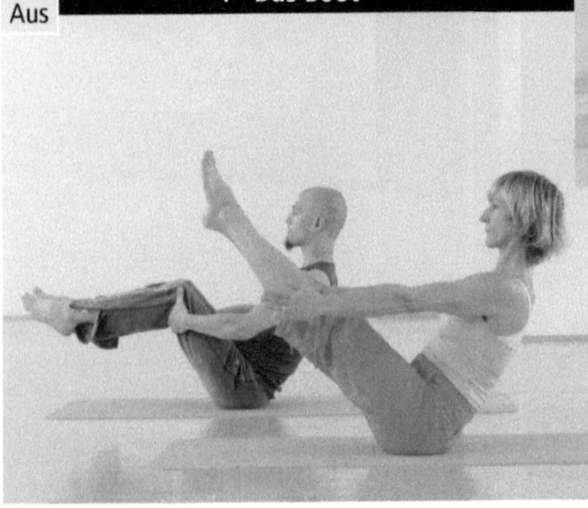

2 Das rollende Boot

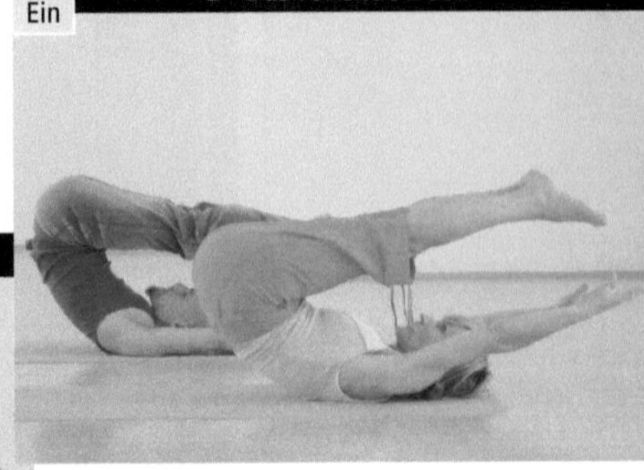

3 Kopf-zum-Kni

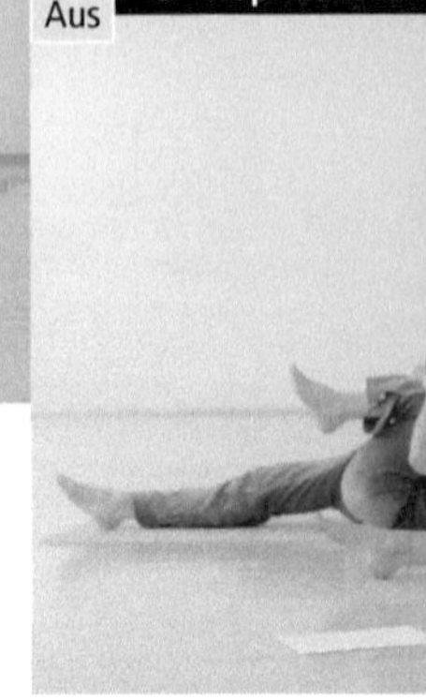

12 Knie zur Brust

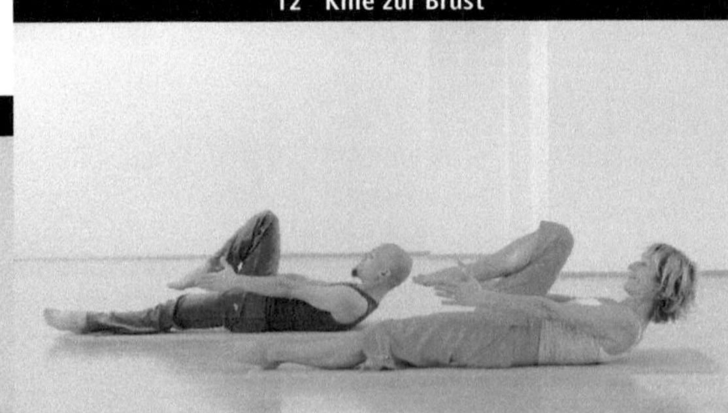

11 Ellbogen – Knie

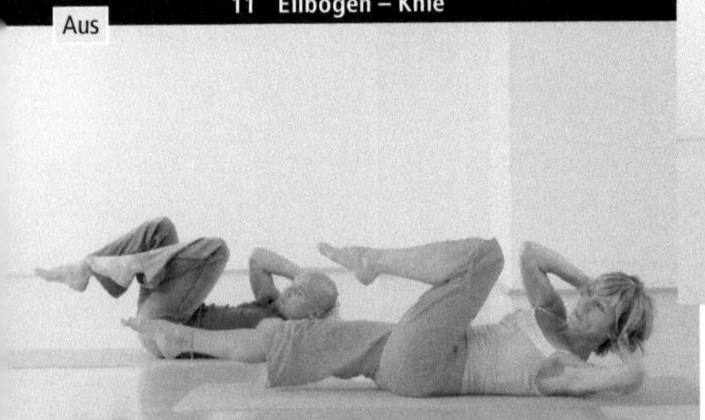

10 Ellbogen – Knie

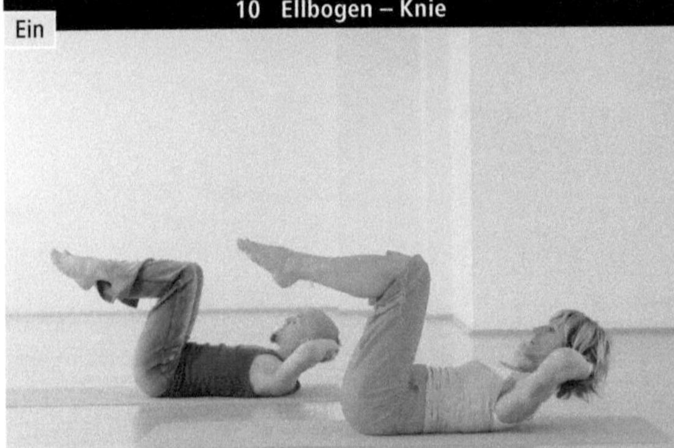

9 Liegende Grätsche

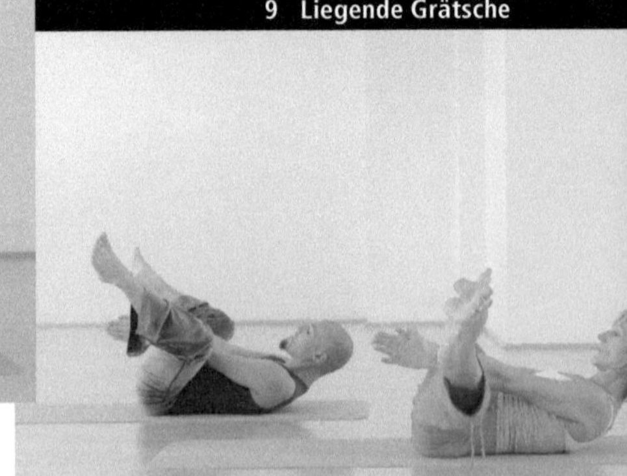

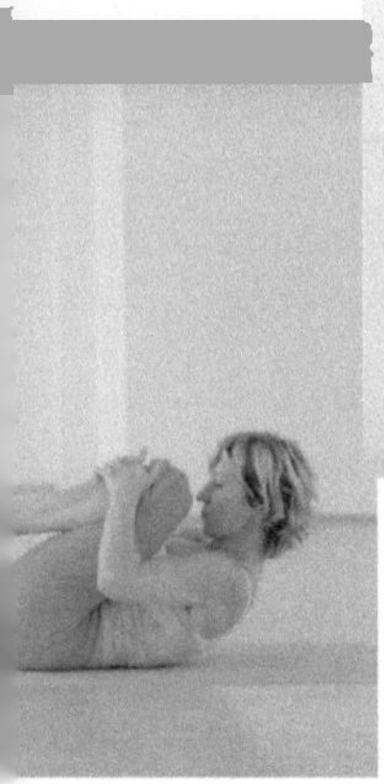

4 Kopf-zum-Knie-Flow

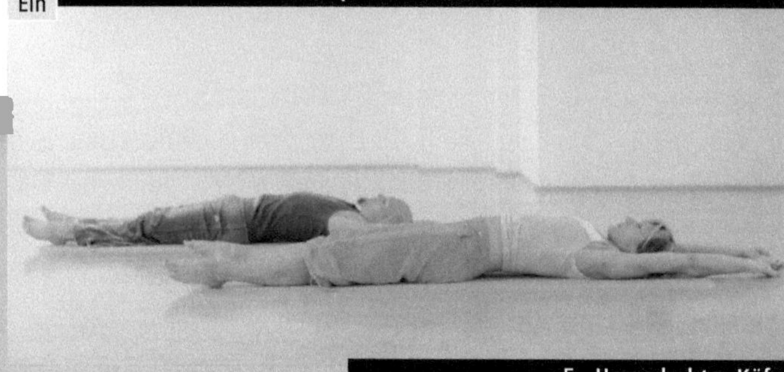

5 Umgedrehter Käfer

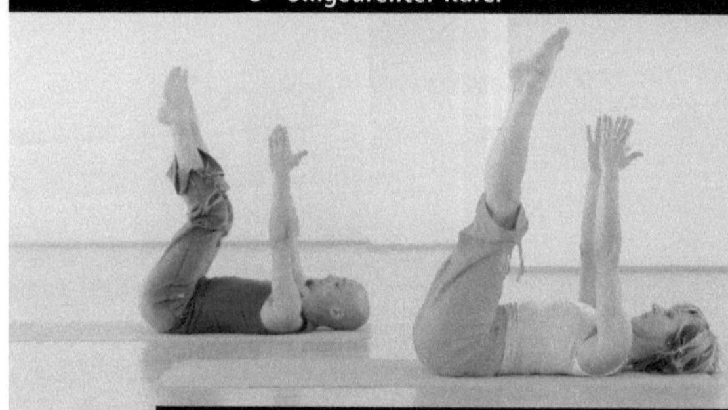

Eine kraftvolle Körpermitte

6 Umgedrehter Käfer

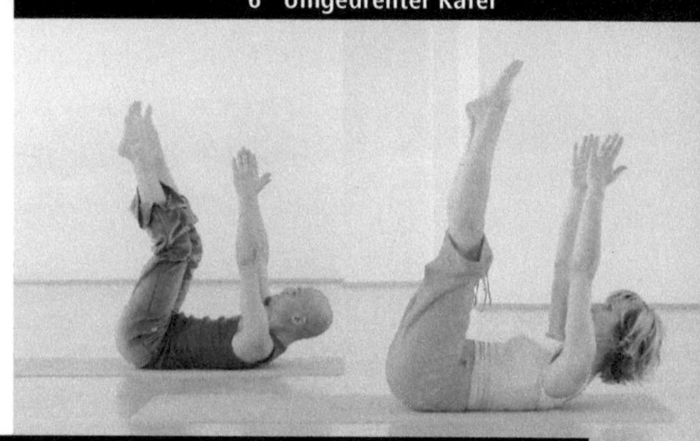

7 Vorbereitung Bauchdrehung

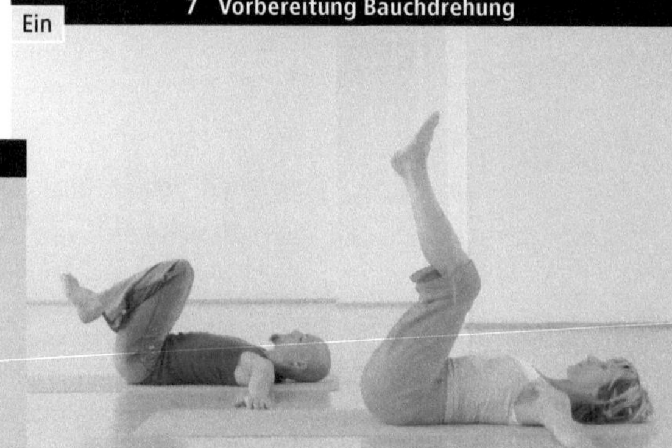

8 Bauchdrehung

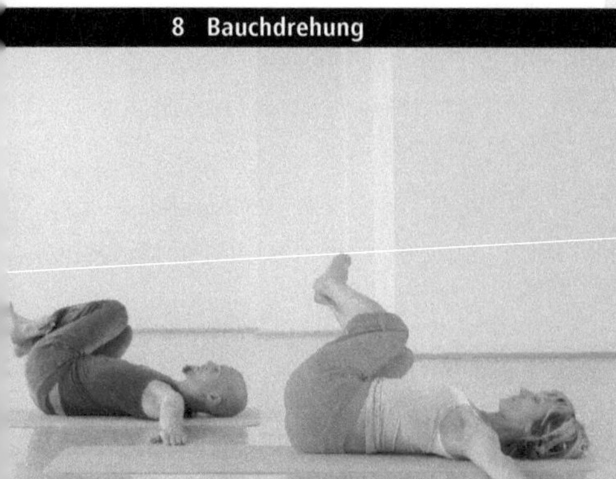

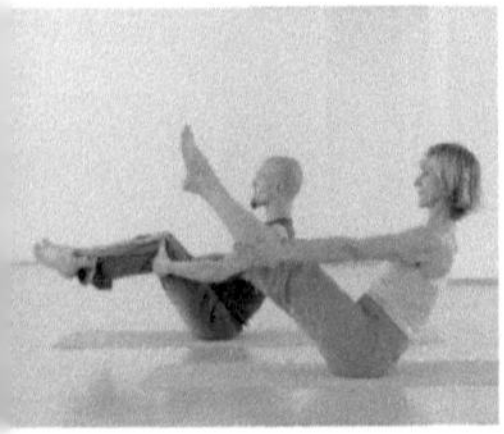

Das Boot (Navasana)

Beginne sitzend am Boden mit ausgestreckten Beinen.

Stelle deine Beine angewinkelt auf, und führe deine Hände in die Kniekehlen. Lehne dich mit dem Oberkörper etwas nach hinten, und hebe deine Füße an, bis deine Schienbeine parallel zum Boden ausgerichtet sind. Ziehe dich mit deinen Händen in den Kniekehlen in die Länge mit einem Gefühl von Leichtigkeit und Offenheit im Oberkörper. Schaffe viel Raum zwischen Schambein und Brustbein, und hebe dich von deinem Herzen mehr nach oben an.

Spüre deine Sitzknochen, balanciere auf ihnen, und verwurzele dich über sie im Boden. Strecke deine Beine aus, die Füße etwa in Augenhöhe, und achte darauf, nicht auf dein Steißbein zu rollen und im Rücken rund zu werden.

Strecke nun deine Arme parallel zum Boden nach vorne aus, und fließe energievoll mit den Fingerspitzen nach vorne. Stelle dir zwei Hände vor, die auf deinen Schulterblättern liegen, sie etwas nach unten und auseinanderziehen und dich leicht nach oben anheben.

Bringe dein Steißbein mehr nach innen, dein Schambein nach oben Richtung Nabel und deinen Bauch mehr ins Körperinnere. Schaffe Stabilität in deiner Körpermitte, und bleibe offen im Bauchraum.

Spüre die Kraft und Energie, die von deiner Körpermitte ausstrahlt, und breite dich von hier im Raum aus. Segele nun mit dieser kraftvollen Energie und Leichtigkeit auf deinem Boot.

Tipp

Falls dich das vollständige Boot in stürmische Gewässer gebracht hat, wähle einfachere Boote. Führe deine Hände zurück in die Kniekehlen, beuge deine Beine wieder an, oder stütze dich sogar mit deinen Händen hinter deinem Becken am Boden ab.

Flow

Atme aus, entspanne deinen Blick, und richte deine Aufmerksamkeit tief nach innen; atme ein und breite dich von deiner Körpermitte her enthusiastisch aus.

Erforsche

Rolle auf deinen Sitzknochen mehrmals nach vorne und nach hinten, und beobachte, was geschieht.

Das rollende Boot

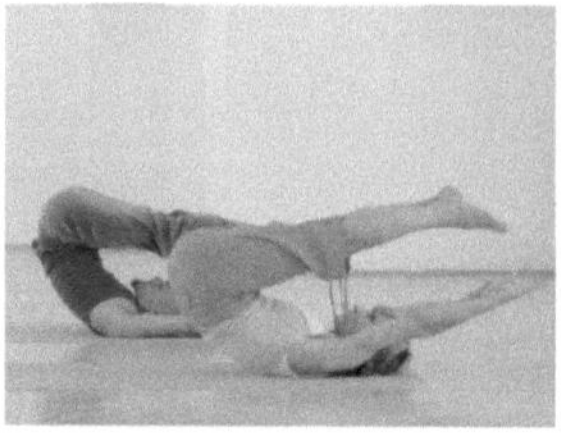

Aus dem Boot rolle locker und weich auf deinem Rücken nach hinten, und schwinge die Beine und Arme über deinem Kopf. Wenn du beginnst, nach hinten zu rollen, falle nicht hart auf deinen unteren Rücken. Rolle langsam und weich Wirbel für Wirbel vom unteren Rücken bis etwa zu den Schulterblättern. Rolle wieder kraftvoll, dynamisch und schwungvoll zurück in dein Boot.

Tipp

Rolle nicht zu schwungvoll nach hinten. Achte darauf, mit wenig Gewicht auf Schultern und Nacken zu rollen.

Flow

Atme ein, rolle weich und locker nach hinten, atme aus und rolle schwungvoll-dynamisch zurück in dein Boot.

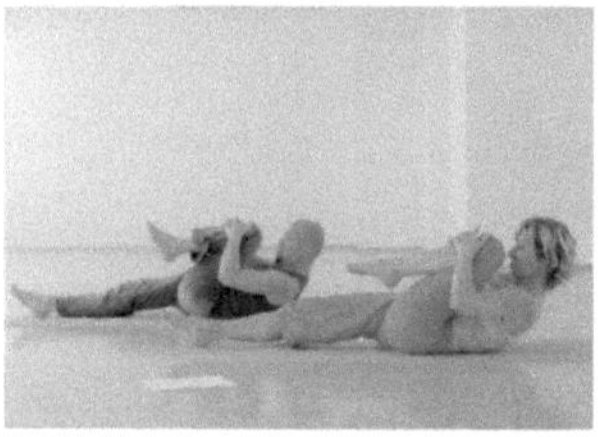

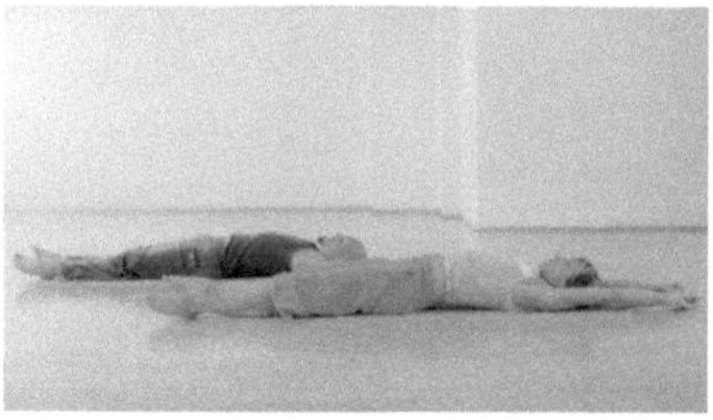

Kopf-zum-Knie-Flow (Apanasana-Flow)

Beginne, indem du vom Boot in die Rückenlage rollst. Stelle deine Beine angewinkelt auf, und lasse die Beine nacheinander in den Boden hineingleiten. Strecke deine Arme über dem Kopf am Boden aus, räkele, strecke, dehne dich. Führe dein rechtes Bein angewinkelt zum Oberkörper, richte dich mit deinem Oberkörper auf, und greife mit den Händen dein rechtes Knie oder Schienbein. Führe deine Stirn und das Knie zueinander, runde dich, und fließe mit der Energie zum Bauchnabel. Gleite zurück in den Boden, lasse die Beine nacheinander schwer und locker in den Boden hineingleiten. Genieße dieses wechselnde Zusammenziehen, Runden, Ausbreiten und Strecken.

Flow

Atme aus, richte dich auf, und führe deine Stirn und Knie zueinander; atme ein und gleite wieder in den Boden hinein.

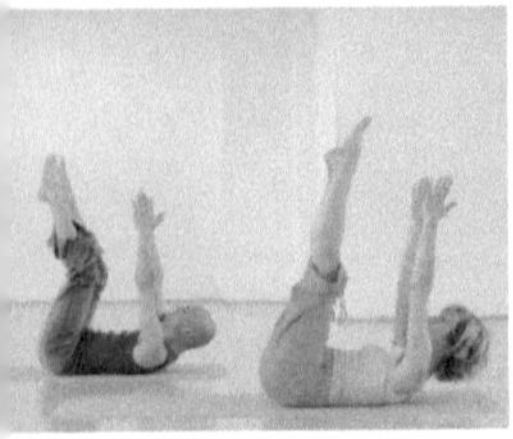

Umgedrehter Käfer (Urdhva Prasarita Padasana)

Strecke beide Beine und Arme nach oben Richtung Decke aus. Schmiege deinen Bauch tief ins Körperinnere und deinen Rücken kraftvoll an den Boden. Richte dich mit dem Oberkörper auf, und fließe energetisch mit den Fingerspitzen hoch Richtung Decke. Blicke entspannt nach oben Richtung Decke, werde lang und offen im Hals und lang in deinem Nacken. Richte dich von deinen Schulterblättern ausgehend auf, nicht vom Kopf her. Deine Schulterblätter schweben nach oben. Falls du im Hals oder Nacken verspannst, stütze deinen Kopf mit einer Hand, ohne dabei am Kopf zu ziehen. Verweile einige Atemrunden.

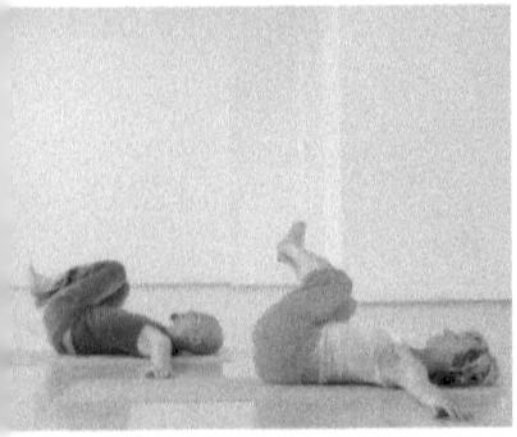

Bauchdrehung (Jathara Parivartanasana)

Führe deine Beine angewinkelt zum Oberkörper, und strecke deine Arme seitlich aus. Drehe deine Handflächen Richtung Boden, und stelle dir vor, dich mit den Handflächen am Boden festzusaugen und deine Arme und Schultern im Boden zu verwurzeln. Schmiege deine Knie und Oberschenkel ineinander, und bewege langsam und achtsam deine Beine zur Seite Richtung Boden, ohne sie am Boden abzulegen.

Schmiege deinen Bauch tief ins Körperinnere, und gleite mit deinen Beinen wieder langsam zurück in die Ausgangsposition. Bewege mehrere Runden so langsam wie möglich deine Beine von Seite zu Seite.

Tipp

Achte darauf, während der Bewegung im Bauch und Rücken lang zu bleiben, und wenn du zurückgleitest, stabilisiere dich über deine Körpermitte.

Flow

Atme aus und führe deine Beine Richtung Boden, atme ein und fließe wieder zurück in die Ausgangsposition.

Erforsche

Vielleicht kannst du deine Beine mehr strecken oder sogar ganz ausstrecken.

Liegende Grätsche (Supta Konasana)

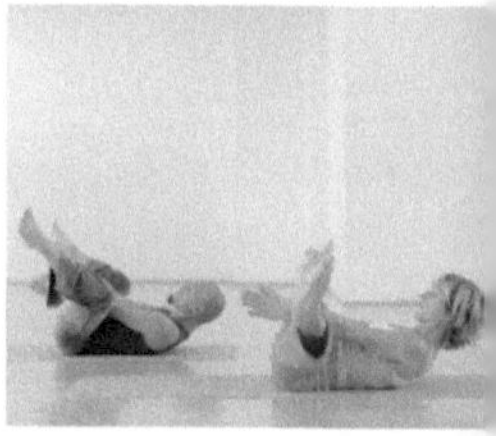

Bewege deine Beine angewinkelt zum Oberkörper, gleite mit ihnen seitlich auseinander, und strecke sie so weit, wie es angenehm ist, seitlich aus. Führe deine Arme zwischen die Beine, aktiviere kraftvoll deine Körpermitte, und richte dich mit dem Oberkörper auf. Stelle dir vor, zwei warme Hände liegen unter deinen Schulterblättern und heben dich mehr an.

Fließe mit deinen Fingerspitzen energievoll nach vorne, und achte auf Länge im Nacken und Länge zwischen Brustbein und Kinn. Falls du im Nacken und Hals verspannst, stütze deinen Kopf mit einer Hand, ohne am Kopf zu ziehen. Achte auf entspannte Schultern, und entspanne nicht nur deine Gesichtsmuskeln durch ein leichtes Lächeln.

Ellbogen – Knie

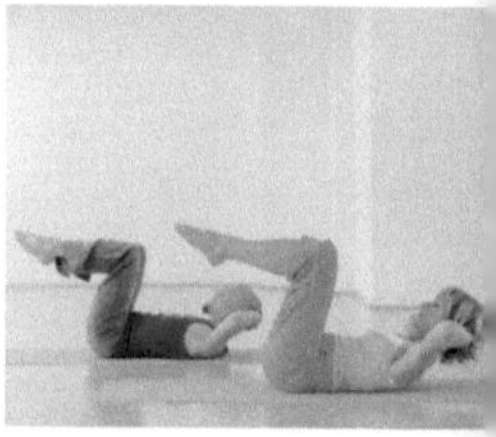

Führe deine Daumen hinter die Ohren und deine Fingerspitzen zum Nacken. Streiche mit den Fingerspitzen deinen Nacken angenehm in die Länge. Führe deine Beine angewinkelt zum Oberkörper, die Knie über den Hüften und die Fußgelenke in Höhe der Knie. Richte dich mit deinem Oberkörper auf, und bewege langsam den rechten Ellbogen und das linke Knie zueinander. Strecke das rechte Bein so weit wie möglich aus, ohne dass dabei dein unterer Rücken den Kontakt mit dem Boden verliert. Ziehe dich nicht mit dem Kopf in die Drehung, sondern führe die Bewegung vom Schulterblatt her aus. Gleite zurück in die Ausgangsposition, und wechsele zur anderen Seite.

Flow

Atme aus und fließe mit Knie und Ellbogen zueinander, atme ein und fließe zurück in die Ausgangsposition, langsam, achtsam, meditativ.

Tipp

In all diesen Positionen ist es wichtig, deine Körpermitte zu aktivieren. Schmiege deinen Rücken kraftvoll in den Boden, und deinen Bauch tief ins Körperinnere Richtung Wirbelsäule. Sobald du Spannungen im Hals oder Nacken wahrnimmst, stütze deinen Kopf mit einer Hand, ohne dabei am Kopf zu ziehen. Richte deinen Blick leicht nach oben Richtung Decke, so dass du in deinem Nacken und Hals lang und offen bleibst.

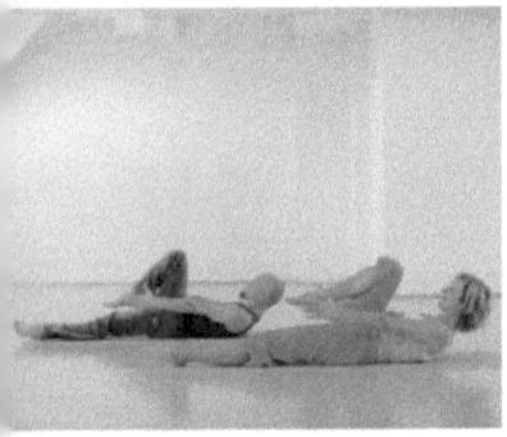

Knie zur Brust (Apanasana)

Führe dein rechtes Bein angewinkelt zum Oberkörper. Umfasse mit den Händen dein rechtes Knie oder Schienbein, und genieße diese angenehme Dehnung. Schmiege deinen Bauch ins Körperinnere und deinen unteren Rücken kraftvoll an den Boden. Richte dich langsam von deinen Schulterblättern her mit deinem Oberkörper auf, löse deine Hände, und fließe mit den Fingerspitzen weit nach vorne. Falls du im Hals oder Nacken eng und hart werden solltest, stütze mit einer Hand deinen Kopf, ohne am Kopf zu ziehen. Bleibe offen und lang im Hals und im Nacken.

Verweile einige Atemrunden in diesem Asana. Sei ganz aktiv in deiner Körpermitte, und stelle dir vor, zwei Hände unter deinen Schulterblättern würden dich stützen und dich leicht mehr anheben. Achte auf lockere Schultern, entspannte Gesichtsmuskeln und einen tiefen, fließenden Atem.

Komme langsam wieder mit deinem Kopf und Oberkörper zum Boden, greife mit deinen Händen das rechte Knie, und gleite wieder in die Dehnung hinein. Nach der Anstrengung und Kraft, genieße jetzt die Dehnung und das Loslassen. Falls du Spannungen im Nacken spürst, rolle langsam mit deinem Kopf von Seite zu Seite.

Rollende Brücke

Nach der »Kultivierung« unserer Bauchmuskeln und der Energetisierung und Stärkung unseres Körperzentrums, ist es sehr angenehm, die rollende Brücke (siehe S. 154) auszuführen. Die rollende Brücke dehnt sanft ausgleichend unsere Bauchmuskeln und massiert und lockert unseren Rücken und Nacken.

Ein kraftvoller Oberkörper

1 Nach unten gerichteter Hund (s. S. 100)

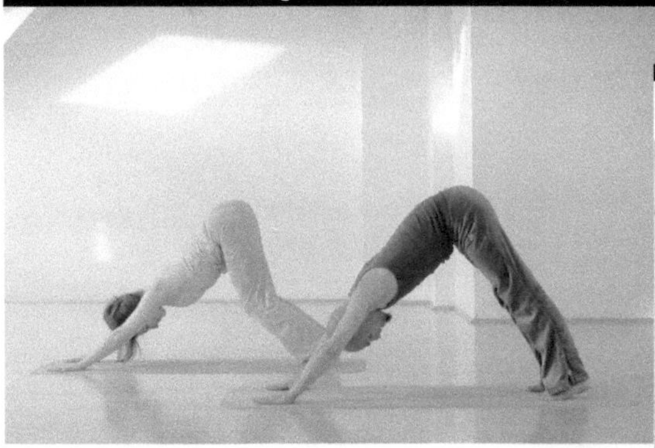

2 Brett

Ein u. Aus

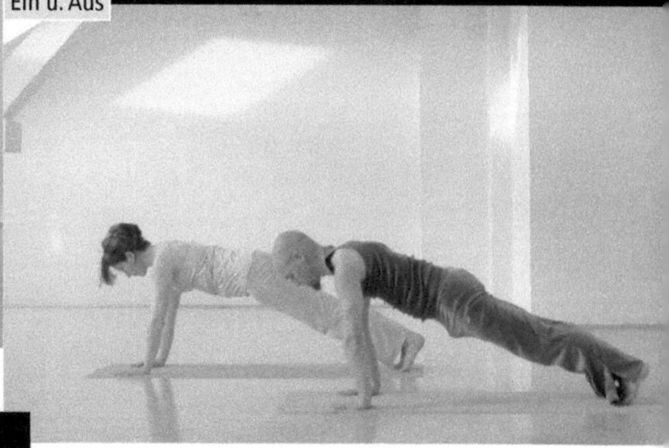

3 Seitliches Brett

Ein

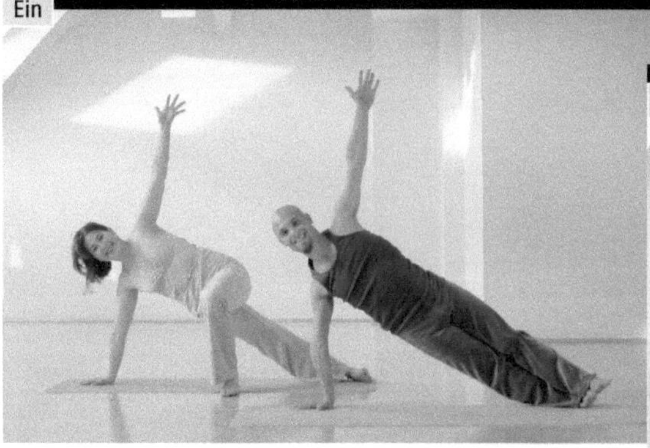

Zur linken Seite drehen.

4 Nach unten gerichteter Hund

Aus

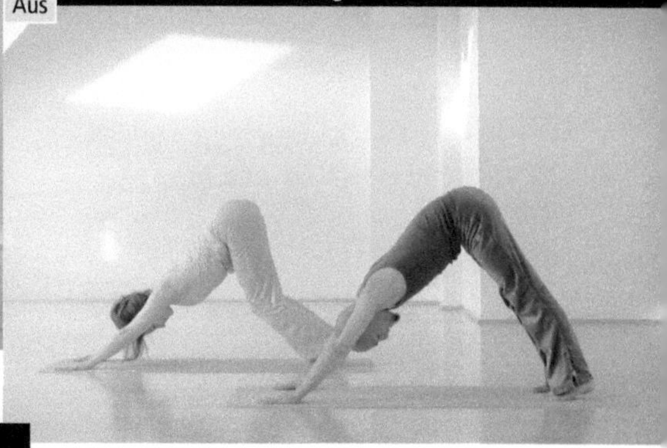

5 Brett

Ein u. Aus

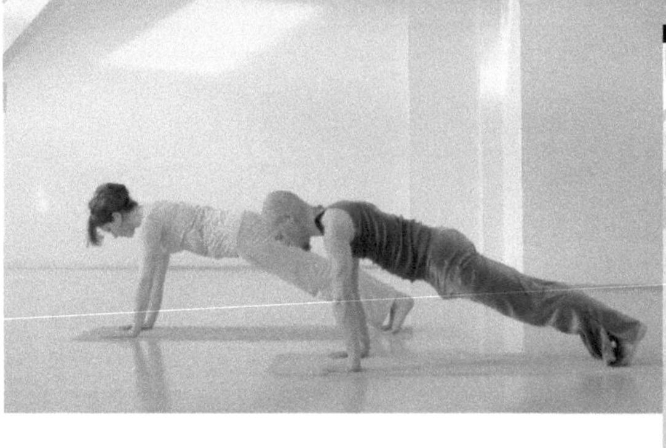

6 Seitliches Brett

Ein

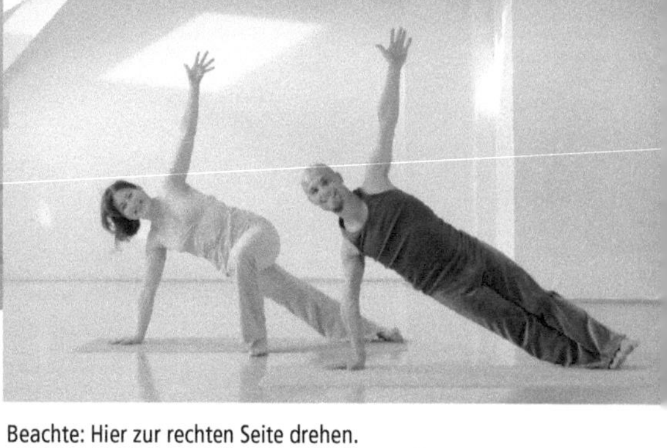

Beachte: Hier zur rechten Seite drehen.

Fortsetzung ↘

Fortsetzung: Ein kraftvoller Oberkörper

↘

7 Nach unten gerichteter Hund Aus

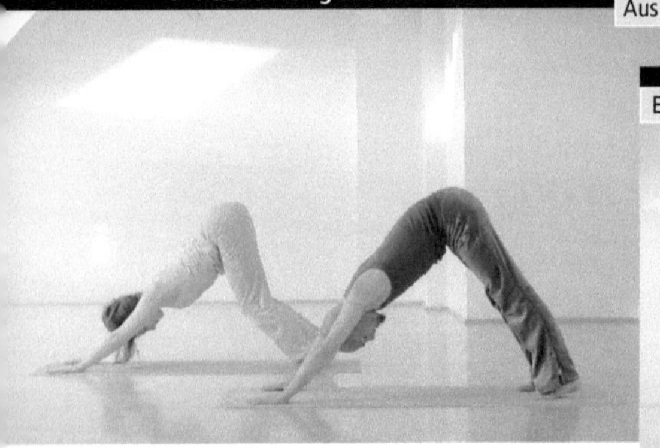

Zwischen 8 (Hund im Spagat) und 9 (tanzender Hund) mehrere Runden fließen, dann von 8 nach 10 (Hund im Spagat gleitet zum Boden).

8 Hund im Spagat (s. S. 82) Ein

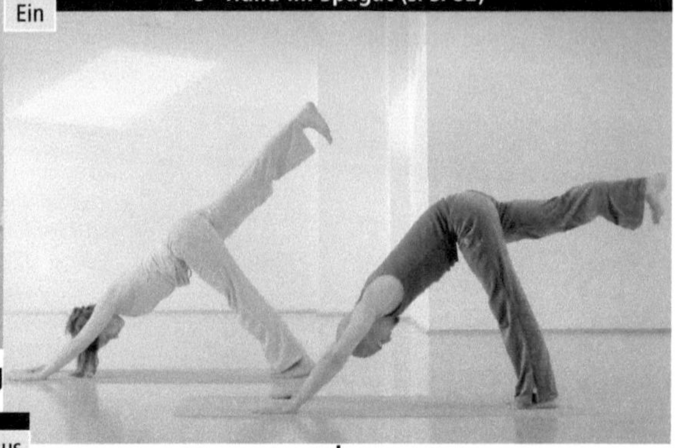

9 Tanzender Hund Aus

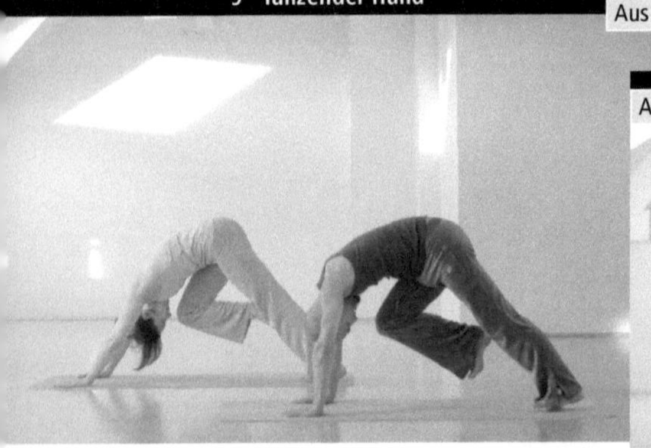

10 Hund im Spagat gleitet zum Boden Aus

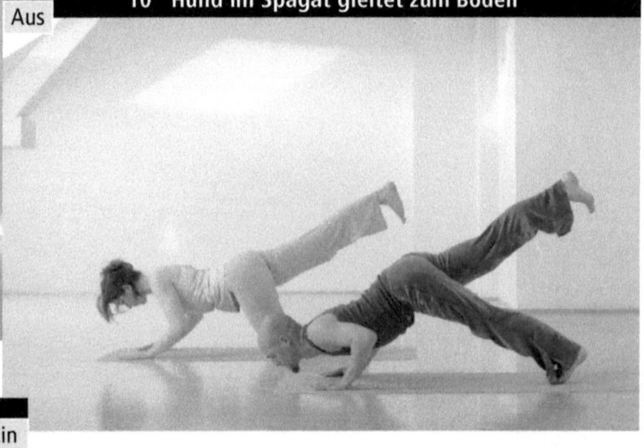

11 Nach oben gerichteter Hund (s. S. 89) Ein

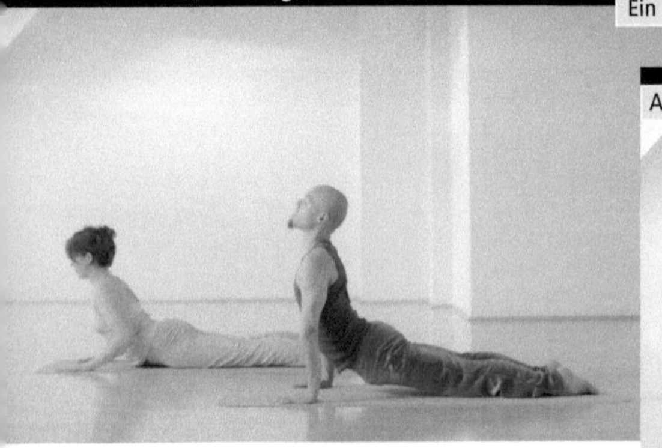

12 Nach unten gerichteter Hund Aus

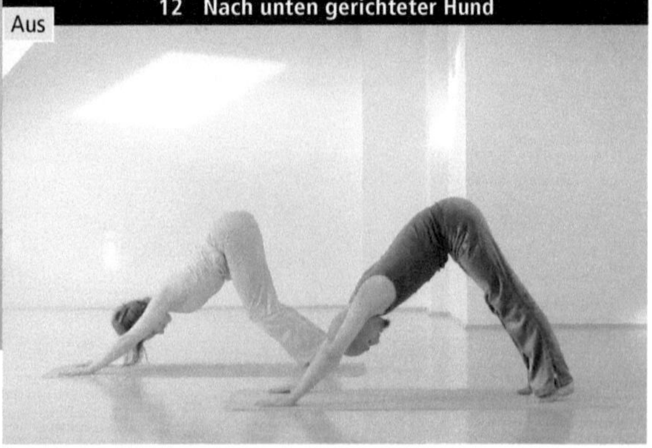

Seitliches Brett (Vasishthasana)

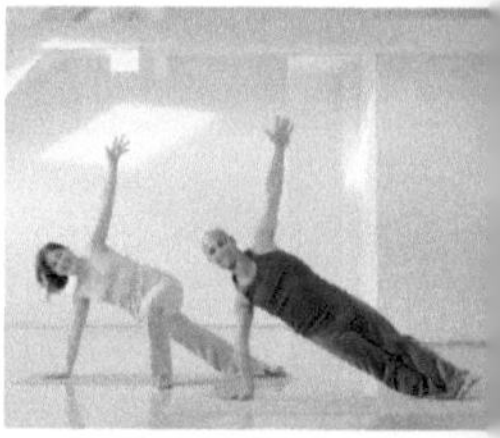

Beginne im Brett.
Führe deine Füße dicht zusammen, und rolle auf die Außenkante deines linken Fußes. Drehe dich langsam mit deinem Oberkörper nach rechts auf, und bewege gleichzeitig deinen rechten Arm seitlich in einem großen Bogen nach oben Richtung Decke.

Verwurzele dich über deine Standhand im Boden, und entwickle das Gefühl, gleichzeitig kraftvoll die Energie vom Boden zu saugen. Stelle sicher, dass sich die Hand in Linie zu den inneren Fußgewölben befindet und deine Schulter genau über dem abstützenden Arm. Führst du deinen Arm weiter weg vom Zentrum des Schultergelenks, wird es viel schwieriger, die Balance zu halten, und Schultern und Handgelenke werden überlastet. Schaffe eine klare, kraftvolle Linie von deinem Standarm über die Schultern über den oberen Arm hoch Richtung Decke.

Stelle dir vor, an deiner oberen Hüfte befindet sich eine Schnur, die dein Becken nach oben zieht. Bringe deine Fersen, dein Steißbein, Herz und die Kopfkrone auf eine Linie, und fließe mit der Kopfkrone nach oben und mit deinem Steißbein nach unten. Schmiege deinen Bauch mehr ins Körperinnere, und stelle dir vor, Steißbein und Schambein bewegen sich zueinander. Spüre diese kraftvolle Energie und Stabilität in deiner Körpermitte, und breite dich von hier sternförmig in den Raum aus.

Tipp

Fließe in das seitliche Brett, und stelle sofort dein oberes Bein angewinkelt auf, und zwar so, dass sich das Knie in Höhe der Hüfte direkt über dem Fußgelenk befindet. Hier kannst du leichter dein angenehmstes und stabilstes seitliches Brett finden.

Erforsche

Spiele mit deinem oberen Bein, hebe es etwa in Hüftbreite etwas an. Vielleicht kannst du dein oberes Bein in die Baumposition bringen oder sogar den großen Zeh greifen und dein Bein nach oben ausstrecken.

Flow

Atme ein, drehe beide Füße nach rechts, ohne dabei den Abstand der Füße zueinander zu verändern. Fließe während der Fußbewegung mit deinem rechten Arm nach unten, in einem großen Bogen nach oben und über den Kopf in die Länge. Drehe dich langsam auf, weite und strecke dich. Atme aus, und fließe mit deinem Arm im gleichen großen Bogen wieder zurück in den Hund.

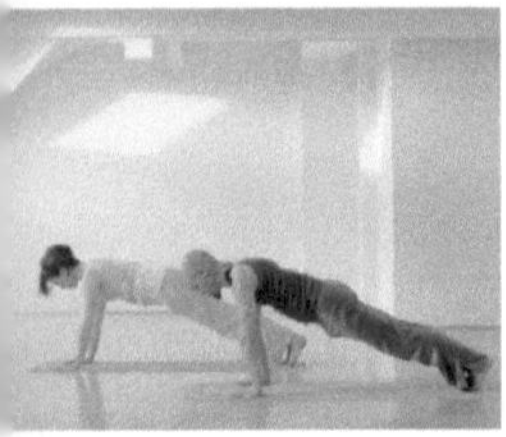

Brett (Chaturanga Dandasana)

Beginne im nach unten gerichteten Hund.
Gleite nach vorne, bis deine Schultern direkt über den Handgelenken ausgerichtet sind. Verwurzele dich über die Hände gleichmäßig im Boden, und stelle dir vor, gleichzeitig kraftvoll die Energie vom Boden aufzusaugen. Lasse die Energie über deine Hände, Arme und über die Schultern nach oben Richtung Decke fließen. Sei ganz gestreckt und stark in deinen Armen, und drehe leicht die Außenseite der Oberarme nach innen. Führe die Schulterblätter weit auseinander, und achte darauf, nicht zwischen die Schulterblätter zu sacken – lasse dort kein tiefes Tal entstehen.

Bringe deine Beine, dein Becken, deinen Oberkörper, deinen Nacken und den Kopf in eine Linie. Sinke mit deinem Körper nicht in die Form einer Banane. Sei ganz aktiv in den Armen und Beinen und stabil im Bauchraum. Stelle dir vor, deine Bauchmuskeln schweben hoch Richtung Wirbelsäule.

Tipp
Komme aus dem Vierfüßler in das Brett. Strecke ein Bein nach hinten aus, und verwurzele dich über den Fußballen im Boden. Nimm die Energielinie wahr, die sich von deiner hinteren Ferse in deinen Oberkörper zu deiner Kopfkrone ausdehnt. Strecke nun dein anderes Bein aus, und komme in das vollständige Brett.

Erforsche
Hebe und senke dein Becken, und finde die kraftvolle Linie Beine – Becken – Oberkörper.

Flow
Atme aus und fließe in den nach unten gerichteten Hund, atme ein und fließe in das Brett.

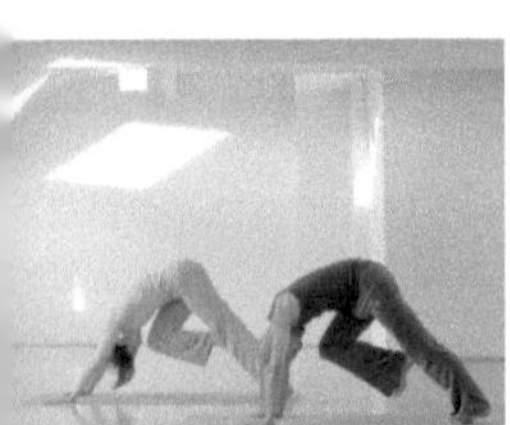

Der tanzende Hund

Strecke dein rechtes Bein nach hinten oben aus, ohne mit deiner rechten Hüfte aufzudrehen. Beuge das rechte Bein an, gleite mit dem Oberkörper so weit nach vorne, bis die Schultern über deinen Handgelenken ausgerichtet sind. Runde dich, führe Knie und Stirn zueinander, und fließe mit der Energie zum Bauchnabel. Gleite mit ausgestrecktem Bein wieder zurück in den Hund, und fließe mit deinem Gewicht und deiner Energie nach hinten zum Becken und zum Standbein. Genieße nun, nach der Energie des Zusammenziehens, die Länge und Öffnung, die sich ausbreitende Energie.

Flow

Atme ein und strecke dein Bein nach hinten oben aus. Atme aus und führe dein Knie Richtung Stirn.

Hund im Spagat gleitet zum Boden

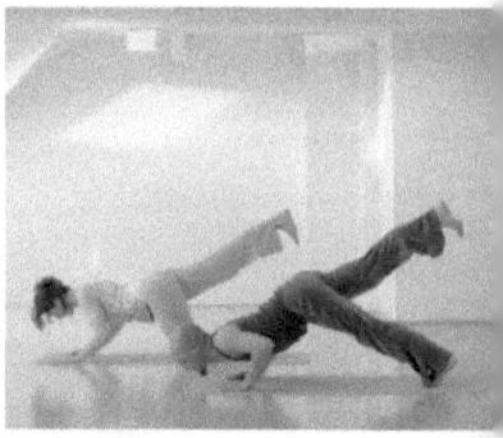

Beginne im Hund im Spagat.
Gleite langsam aus dem Hund im Spagat mit deinem Oberkörper nach vorne, bis deine Schultern über den Handgelenken ausgerichtet sind. Sinke langsam Richtung Boden, bis deine Schultern Ellbogenhöhe erreicht haben, und schwinge hinein in den nach oben gerichteten Hund.

Tipp

Falls dir die Kraft noch fehlt, gleite nach vorne, und führe das Knie vom Standbein zum Boden. Gleite langsam Richtung Boden, bis deine Schultern sich auf Ellbogenhöhe befinden, und schwinge in den nach oben gerichteten Hund.

Flow

Atme ein und fließe nach vorne, atme aus und sinke nach unten Richtung Boden, atme ein und schwinge in den nach oben gerichteten Hund.

Auf dem Zentrum

1 Minikobra

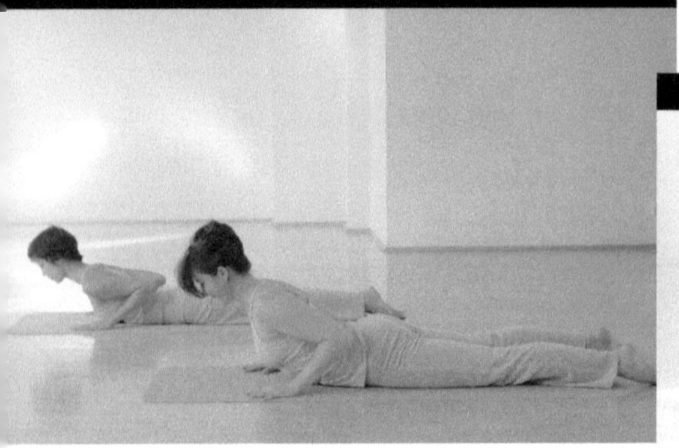

2 Schwimmende Heuschrecke

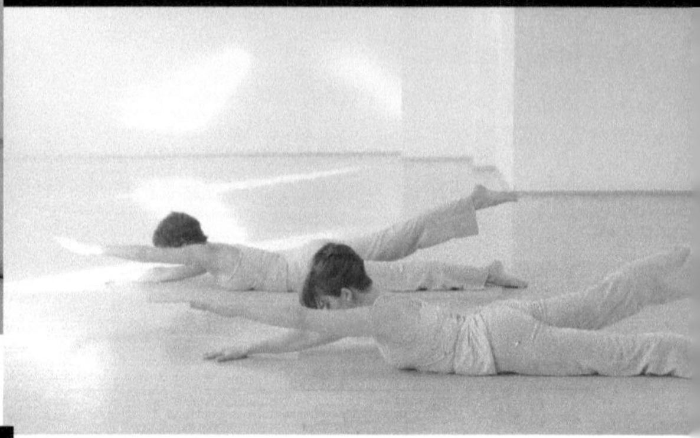

3 Herzerhebende Heuschrecke

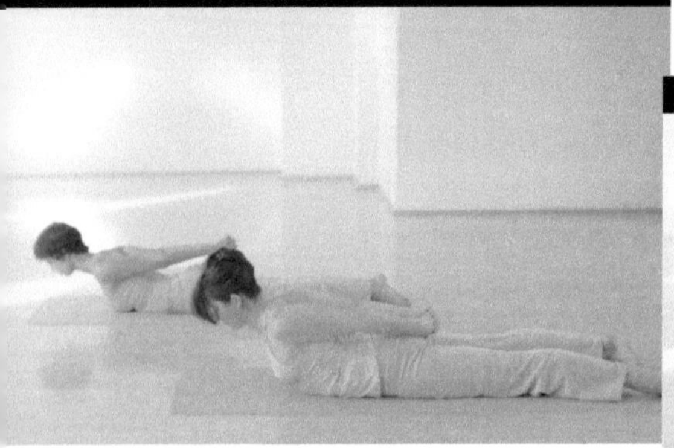

4 Fliegende Heuschrecke

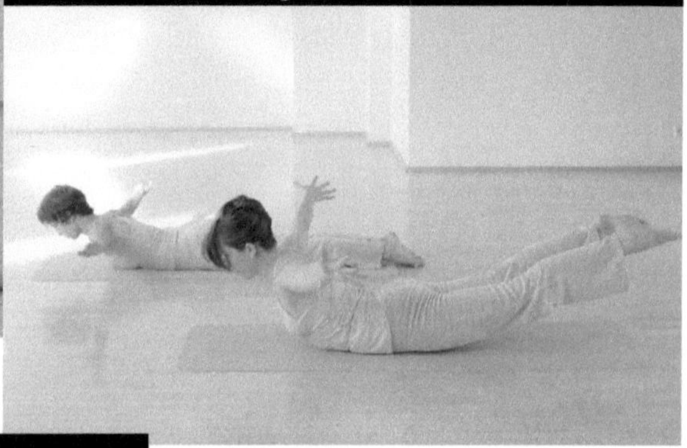

5 Hund im Spagat **(s. S. 82)**

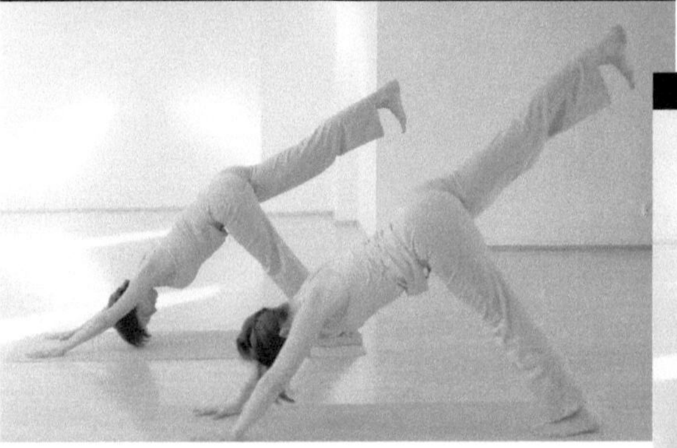

6 Halbe Taube

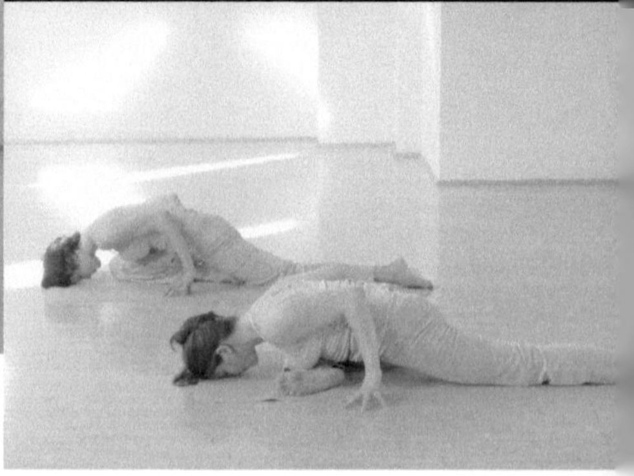

liegend gestärkt werden

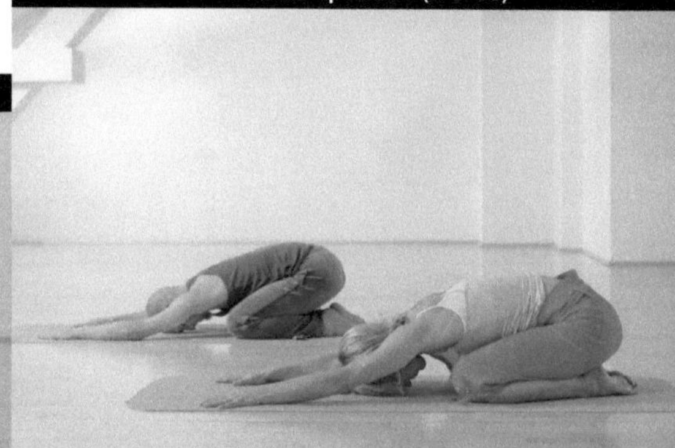

12 Kinderposition (s. S. 88)

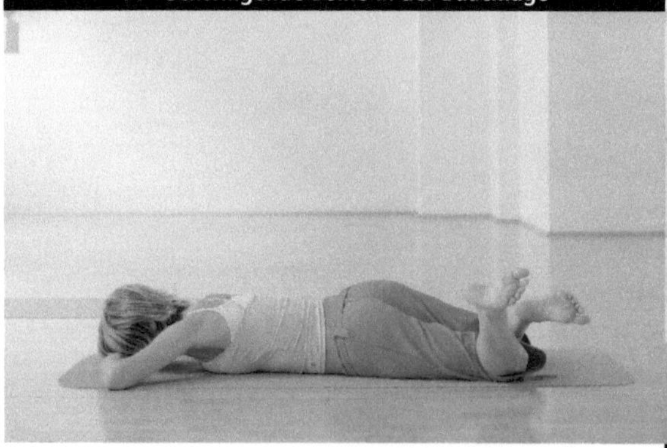

11 Schwingende Beine in der Bauchlage

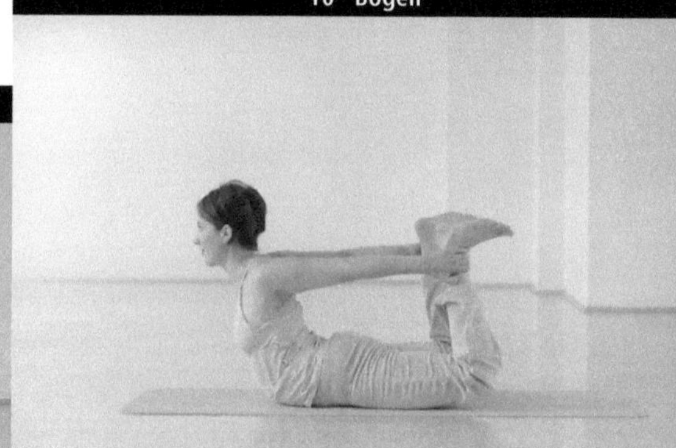

10 Bogen

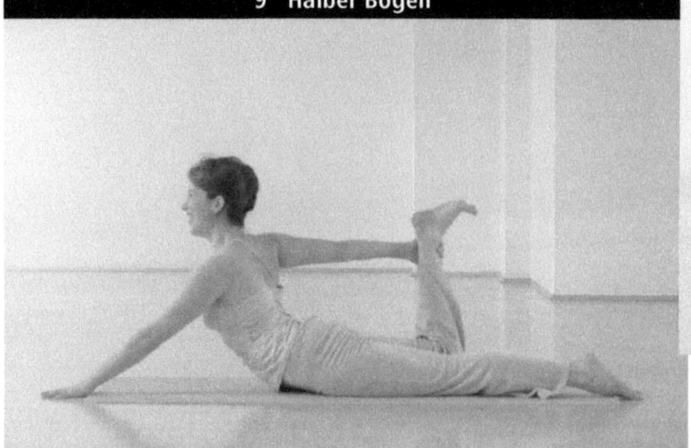

9 Halber Bogen

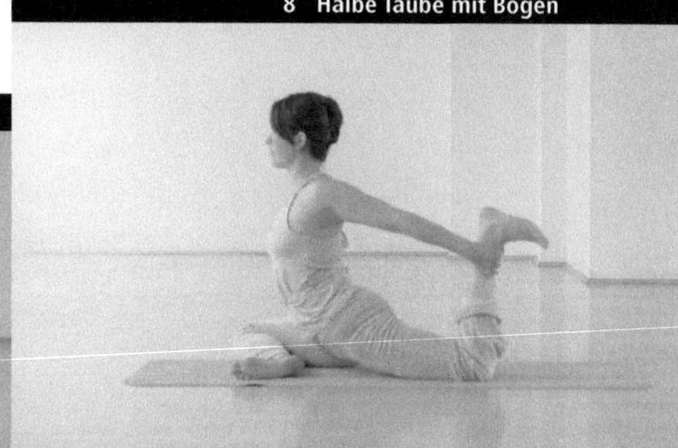

8 Halbe Taube mit Bogen

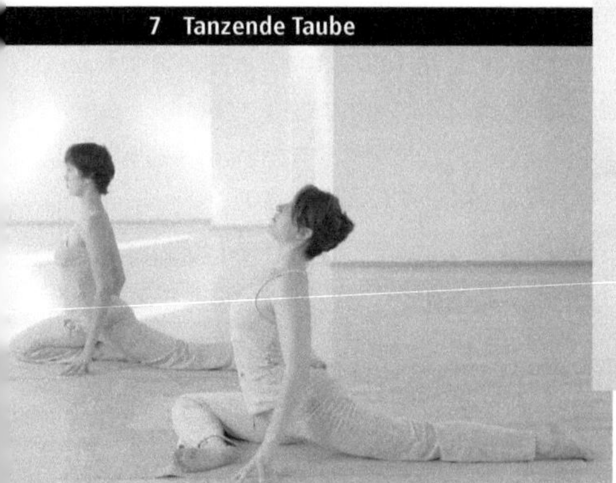

7 Tanzende Taube

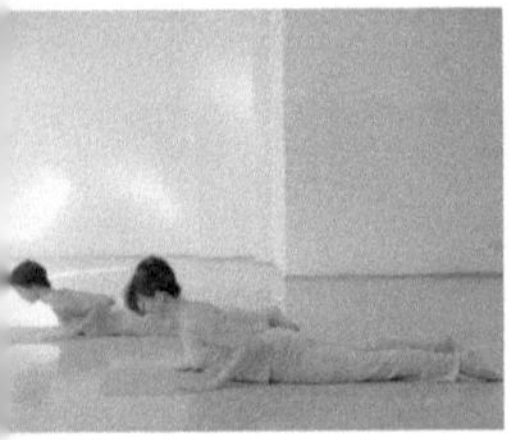

Minikobra (Bhujangasana)

Beginne in der Bauchlage, deine Stirn am Boden.
Stelle deine Hände in Schulterhöhe auf, die Fingerspitzen in Linie zu deinen Schultern. Schmiege deine Oberarme in die seitlichen Rippen, und fließe mit deinen Ellbogen Richtung Füße. Sinke mit deinen Leisten in den Boden, und stelle dir vor, dein Steißbein bewegt sich mehr Richtung Fersen. Auch deine Zehen, besonders die kleinen Zehen, schmiegen sich in den Boden. Fließe energievoll mit deinen Beinen und Füßen in die Länge.

Beginne dich langsam vom Herzen aus mit deinem Oberkörper aufzurichten. Stelle dir vor, dein Brustkorb ist wie ein Segel, das sich aufrichtet, weitet und leicht bewegt. Rolle deine Schultern nach hinten und unten weg von den Ohren, und schmiege deine Schulterblätter mehr ins Körperinnere, nach unten und in die Weite. Werde lang und weich im Nacken.

Tipp

Drücke dich nicht mit deinen Händen weg vom Boden, sondern richte dich mit der Kraft deiner Rumpfmuskeln und der Energie deines Einatmens auf.

Flow

Die tanzende Minikobra
Atme ein und richte dich mit deinem Oberkörper auf, atme aus und sinke wieder in den Boden hinein. Spüre, wie die Einatmung dich aufrichtet und die Ausatmung dich wieder zum Boden führt.

Hinweise für die Varianten der Heuschrecke

Richte dich immer von deinem Herzen her auf, und fließe mit den Schlüsselbeinen nach vorne und oben. Beginne die Bewegung nicht mit deinem Kinn oder Kopf, und bleibe lang und weich im Nacken. Bevor du dich aufrichtest, schmiege deine Leisten in den Boden und bewege dein Steißbein Richtung Schambein. Wichtig ist nicht, wie hoch du dich aufrichten kannst, sondern es kommt vielmehr darauf an, in der Wirbelsäule eine weiche, gleichmäßige Länge zu finden. Fühle dich in deinem Rücken wie eine lange, sanfte Welle, getragen von deinem Atem, und fliege mit deinen Beinen weit nach unten.

Die schwimmende Heuschrecke

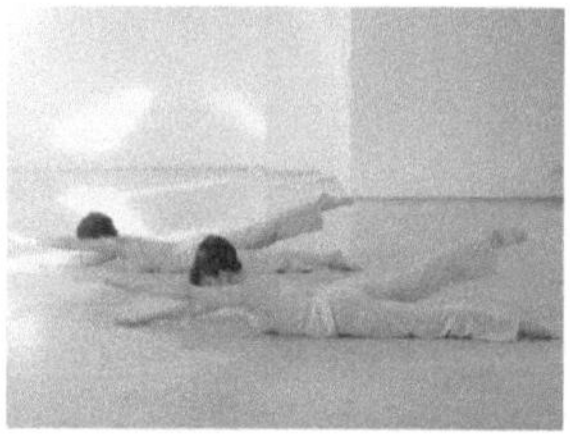

Beginne auf deinem Bauch liegend mit der Stirn am Boden. Strecke deine Arme schulterbreit und mit den Handflächen einander zugewandt nach vorne aus. Stelle dir eine innere diagonale Linie vor, die vom Bauch durch deinen linken Arm und dein rechtes Bein verläuft. Strecke dich in dieser Linie in beide Richtungen, und hebe vom Zentrum deines Körpers ausgehend deinen linken Arm und dein rechtes Bein an. Fließe mit dem vorderen Arm nach vorne und dem hinteren Bein nach hinten, und schmiege dein anderes Bein und den anderen Arm in den Boden.

Die herzerhebende Heuschrecke

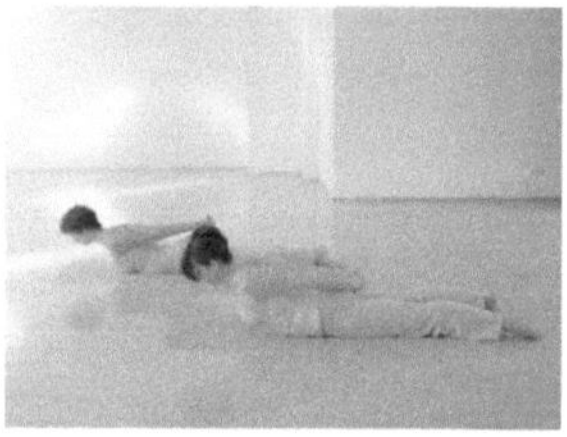

Falte deine Hände hinter dem Rücken. Richte dich mit deinem Oberkörper auf, und hebe deine Arme an. Fließe mit den Händen in Richtung der Füße und mit deinen Schultern weit weg von den Ohren. Wenn es für dich angenehm ist, hebe auch deine Beine an. Achte auf Länge, nicht auf Höhe.

Die fliegende Heuschrecke

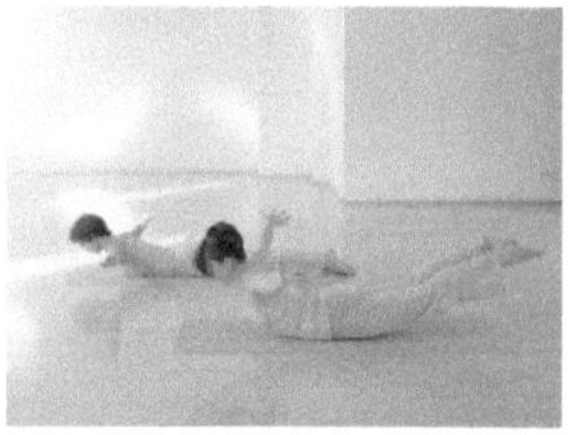

Strecke deine Arme in Linie mit deinen Schultern seitlich aus, und stelle dir vor, deine Arme würden von der Wirbelsäule in die Länge fließen und die Mittelfinger sich voneinander wegbewegen. Hebe gleichzeitig deinen Oberkörper, deine Arme und die Beine an, und fliege lang und weit mit deinen Armen nach oben.

Erforsche
Spiele mit den Armpositionen, fließe zwischen ihnen hin und her, und nimm deinen oberen Rücken in diesen Bewegungen wahr.

Flow
Atme ein und richte dich auf, werde lang und weit, atme aus, fließe zurück zum Boden, und entspanne dich. Spüre, wie die Einatmung dich anhebt und die Ausatmung dich absenkt.

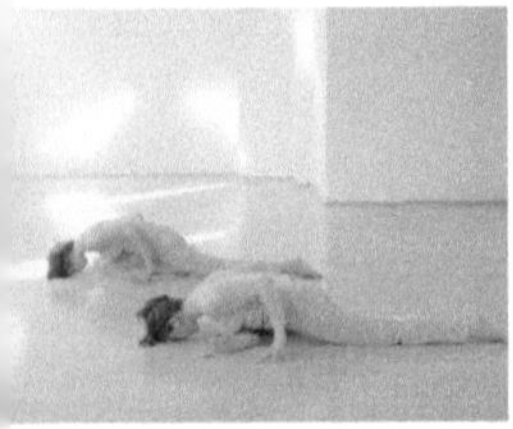

Halbe Taube (Ekapada Rajakapotasana)

Beginne in der Minikobra.
Gleite langsam in den nach unten gerichteten Hund. Hebe dein rechtes Bein nach oben gestreckt an, ohne mit der rechten Hüfte aufzudrehen. Schwinge das Bein nach vorne, und lege es angewinkelt mit der Außenseite des Schienbeins und dem Knie dicht an deiner rechten Hand am Boden ab.

Führe deine Hüften auf eine Ebene, und richte sie gleichmäßig nach vorne aus. Falls du mit dem Becken zur Seite kippst oder dich verdrehst, lege eine Decke oder ein Kissen unter die rechte Gesäßhälfte. Schaue kurz nach hinten zum ausgestreckten Bein, und bringe Hüfte, Knie und Fuß auf eine Linie. Schmiege deinen Fußrücken an den Boden, und lasse deinen Fuß weder nach innen noch nach außen rollen.

Lasse dein Becken mehr Richtung Boden sinken, und stelle dir vor, deine Knie bewegen sich weg voneinander. Richte dich mit deinem Oberkörper auf, und stütze dich mit den Händen oder Fingerspitzen am Boden ab. Finde Länge in deiner Taille und eine weiche und angenehme Kurve im Rücken.

Flow

Die tanzende Taube
Stütze dich auf deinen Fingerspitzen neben dem vorderen Knie am Boden auf. Atme ein und bewege dich mit deinem Oberkörper mehr in die Länge und Weite und vom Herzen aus in eine leichte Rückbeuge. Atme aus und fließe mit dieser Offenheit im Bauchraum und Brustkorb in den Boden hinein. Lege deine Stirn am Boden auf. Führe dein Kinn leicht Richtung Hals, und richte dich mit deinem Oberkörper rund und weich wie eine sanfte Welle wieder auf.

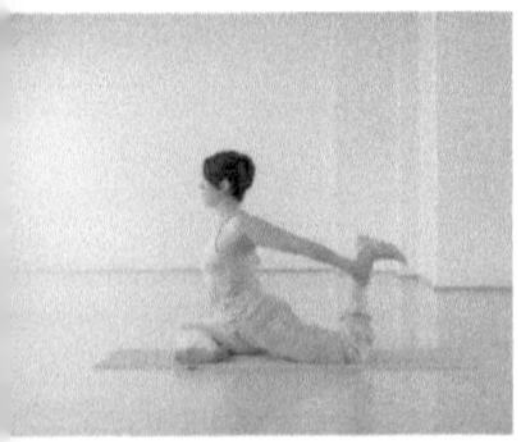

Halbe Taube mit Bogen

Beuge langsam dein hinteres Bein an, und greife mit der linken Hand dein hinteres Fußgelenk. Stelle dir vor, das hintere Bein würde sich gerne kraftvoll strecken, aber deine Hand verhindert es. Schmiege dein Steißbein mehr ins Körperinnere, und fließe mit dem Brustbein nach vorne und oben. Versuche mit beiden Händen dein Fußgelenk zu greifen. Spüre, wie sich durch die kraftvolle Energie des angewinkelten Beines dein Oberkörper wie ein Springbrunnen nach oben ausbreiten kann.

Tipp
Falls dein unterer Rücken sich unangenehm meldet, richte dich mit deinem Oberkörper nicht so hoch auf.

Erforsche
Hebe deine Arme seitlich an, und fließe mit ihnen von der Wirbelsäule in den Raum. Stelle dir vor, dich über deine Beine und das Becken im Boden zu verwurzeln, und fließe von dieser Stabilität ausgehend mit deinem Oberkörper in die Länge und Weite. Vielleicht hast du das Gefühl zu fliegen.

Halber Bogen (Ardha Dhanurasana)

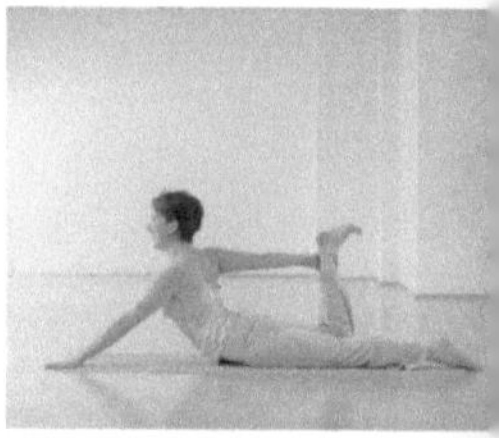

Beginne in der Bauchlage
Strecke deine Arme am Boden nach vorne aus. Beuge dein rechtes Bein an, und greife mit der rechten Hand um die Außenseite des Fußgelenkes. Schmiege deinen Bauch unterhalb des Nabels, dein Schambein und die Beckenknochen in den Boden und dein Steißbein tief ins Körperinnere.

Richte dich langsam mit deinen Oberkörper vom Herzen her auf, und hebe gleichzeitig den rechten Oberschenkel an. Stelle dir vor, das Bein würde sich gerne kraftvoll strecken, aber deine Hand verhindert es. Achte darauf, dass dein Knie nicht seitlich ausweicht. Führe deine Knie, Hüfte und Fußgelenk auf eine Linie. Lasse die Energie kraftvoll über deine vordere Hand in den Boden hineinfließen, und stelle dir vor, du würdest sie gleichzeitig vom Boden aufsaugen.

Tipp
Falls sich dein Rücken eng und gestaucht anfühlt, richte dich nicht so hoch auf und stütze dich mehr auf dem Unterarm auf. Versuche zwischen Steißbein und unteren Rippen länger zu werden.

Flow
Atme ein und richte dich langsam auf, atme aus und fließe wieder in den Boden hinein.

Erforsche
Beginne den halben Bogen, indem du dich mit deinen Unterarmen am Boden abstützt. Führe deine Schultern direkt über die Schultergelenke, und fließe von hier aus in das Asana hinein.

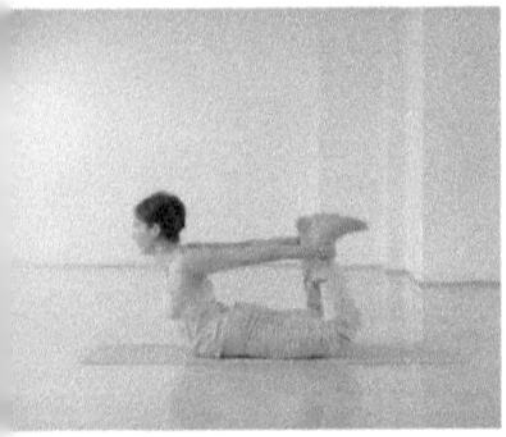

Bogen (Dhanurasana)

Beginne auf dem Bauch, deine Stirn am Boden.
Beuge deine Beine an, und umfasse die Außenseite deiner Fußknöchel. Führe deine Knie hüftbreit auseinander, und bringe deine Fußgelenke, Knie und Sitzknochen auf eine Linie. Schmiege deine Leisten in den Boden, und richte dich langsam vom Herzen her mit deinem Oberkörper auf. Fließe mit deinem Brustkorb nach vorne, werde lang in der Taille, und schmiege deine Schulterblätter mehr ins Körperinnere. Folge der Bewegung mit deinem Kopf, und werde lang und weich im Nacken. Hebe nun auch deine Oberschenkel an. Stelle dir vor, deine Beine möchten sich kraftvoll strecken, aber deine Hände verhindern es. Nutze die Kraft deiner Beine, um dich mit deinem Oberkörper aufzurichten. Achte darauf, deinen Bauch nicht in den Boden zu pressen. Während deine Beine das Gewicht nach oben und hinten ziehen, fließe mit deinem Brustkorb nach vorne und oben. Sei ganz aktiv in den Beinen und eher entspannt in deinem Oberkörper und in deinen Armen. Nicht die maximale Aufrichtung ist entscheidend, sondern eine gleichmäßige Öffnung der gesamten Vorderseite des Körpers und ein Gefühl von Weite in den Rückenmuskeln. Achte darauf, in deinen Rückenmuskeln nicht hart und eng zu werden.

Tipp
Falls sich dein unterer Rücken unangenehm anfühlt, hebe Oberkörper und Beine nicht so hoch an, und versuche, zwischen Steißbein und unteren Rippen mehr Länge zu schaffen. Falls deine Knie schmerzen, achte darauf, den unteren Teil deines Beckens nicht in den Boden zu drücken.

Erforsche
Greife mit deinen Händen die Innenseite deiner Füße.

Flow
Atme ein und fließe in den Bogen hinein, atme aus und schmelze wieder zurück zum Boden.

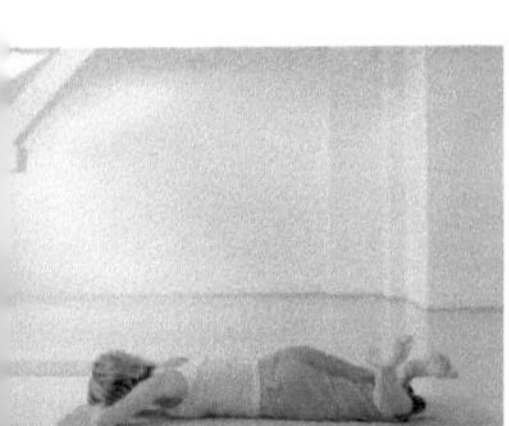

Schwingende Beine in der Bauchlage

Beginne in der Bauchlage. Lege deine Hände unter deiner Stirn übereinander und deine Stirn auf die Hände. Beuge deine Beine an, und schwinge die Unterschenkel ganz locker von Seite zu Seite. Kreise nun mit den Unterschenkeln locker mehrere Runden, und ändere dabei häufiger die Richtung.

Herzöffnende Rückbeugen

1 Vorbereitung rollende Brücke

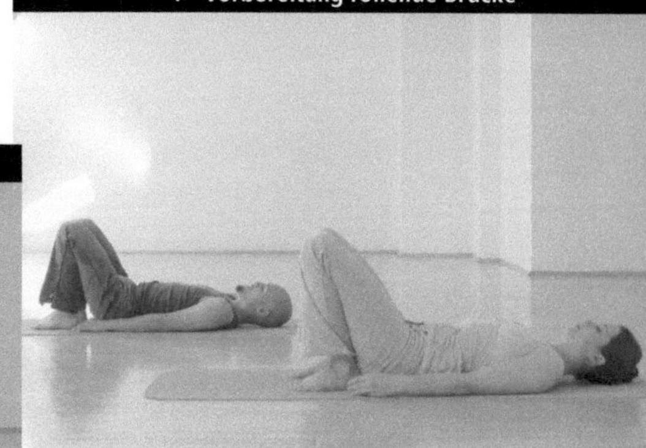

2 Hochrollend

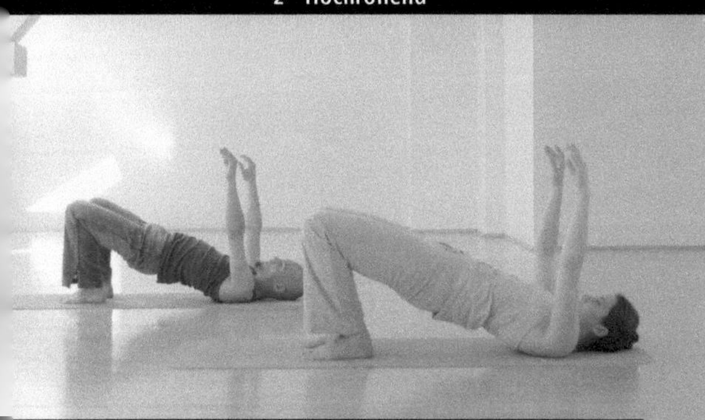

3 Angekommen

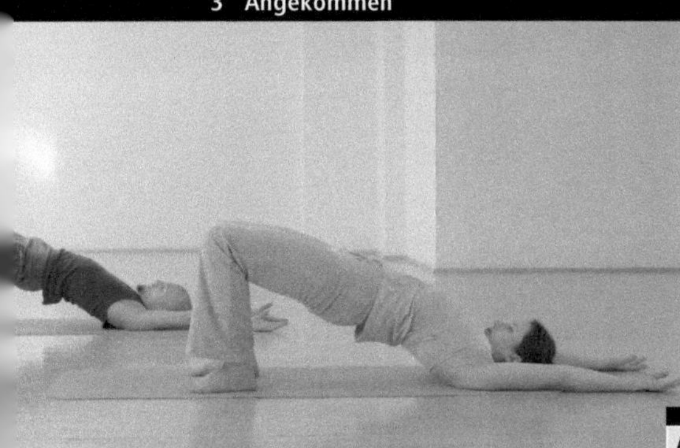

Langsam wieder zurückrollen

4 Vorbereitung fließender Bogen

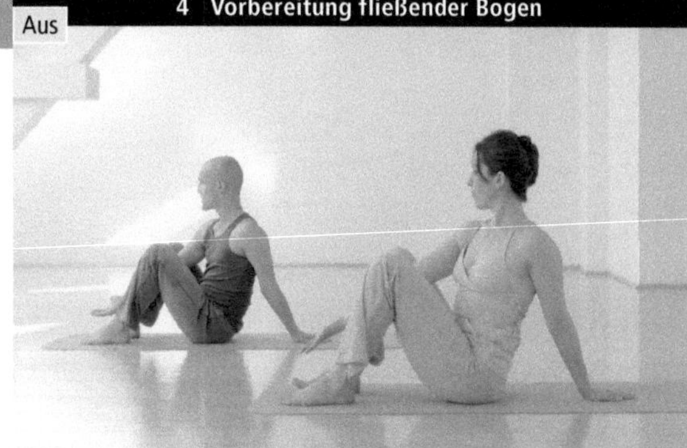

Fortsetzung ↘

5 Angekommen

Ein

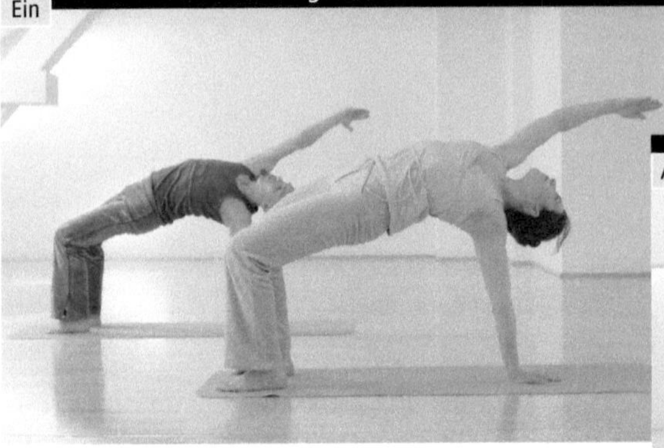

Zwischen 4 (Vorbereitung fließender Bogen) und 5 (Angekommen) mehrere Runden mit Atemwechsel.

6 Einfache Variante Kopf zum Knie

Aus

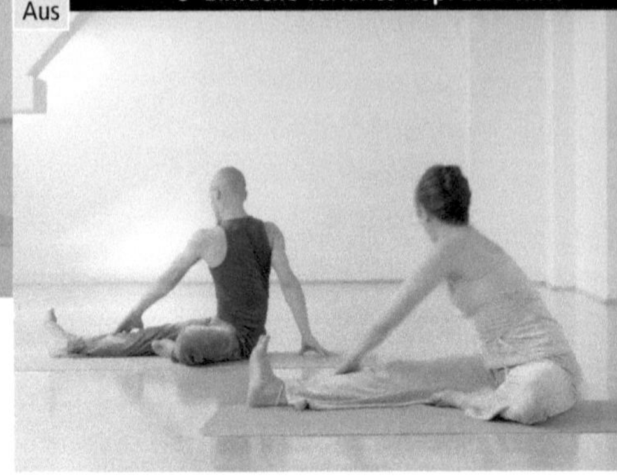

↗
Fortsetzung: Herzöffnende Rückbeugen

13 Liegende Beindehnung

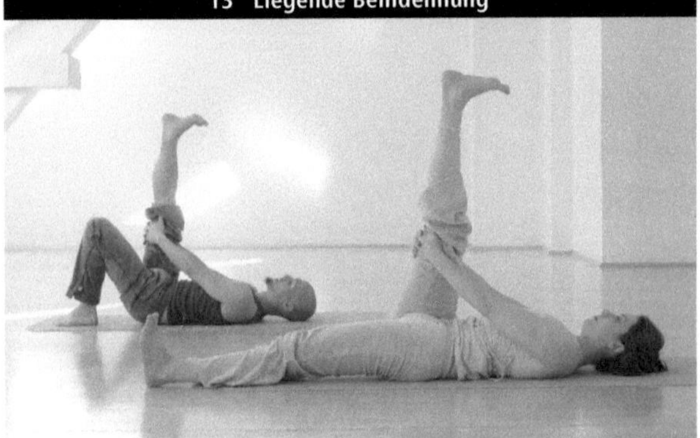

12 Einfache Bauchdrehung (s. S. 180)

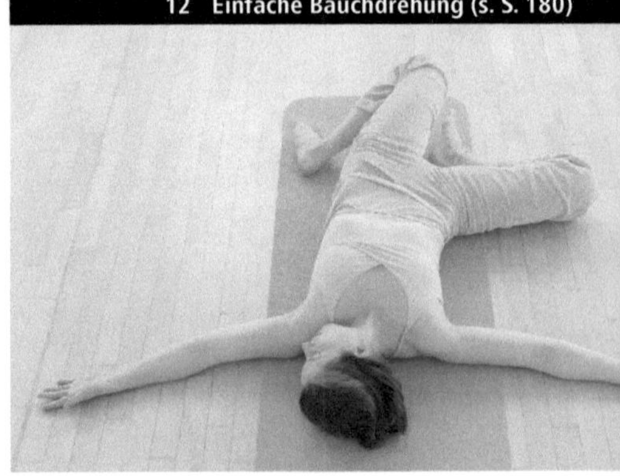

7 Kopf zum Knie

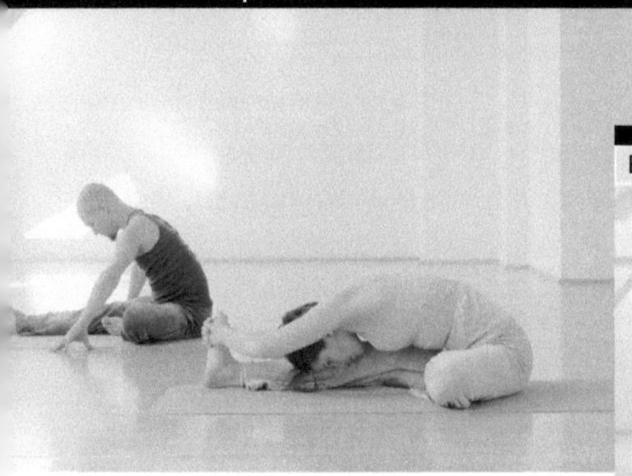

Zwischen 7 (Kopf zum Knie) und 9 (Halber Kreis) mehrere Runden fließen.

8 Hinein und heraus aus dem halben Kreis

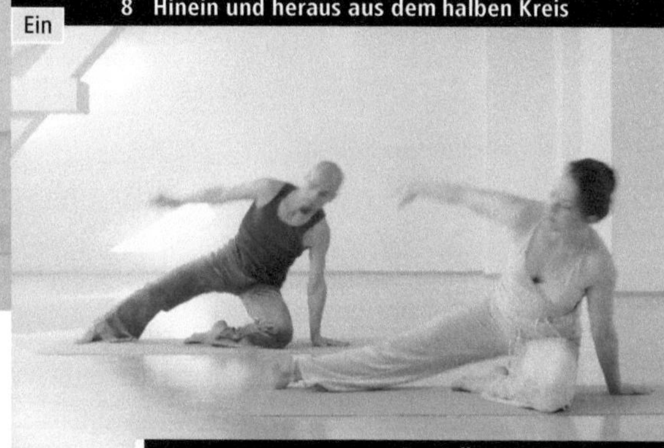

9 Halber Kreis

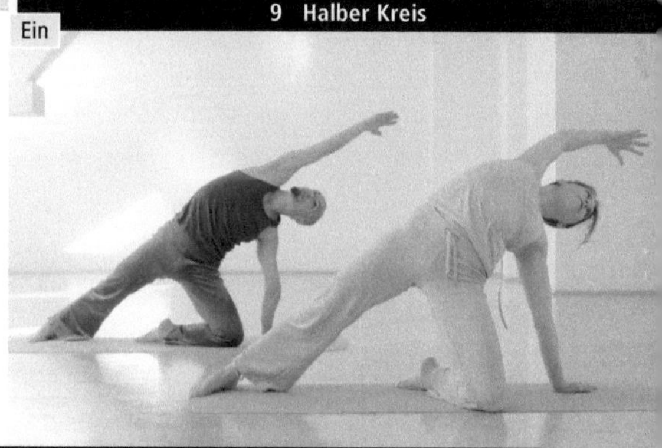

10 Schulterbrücke

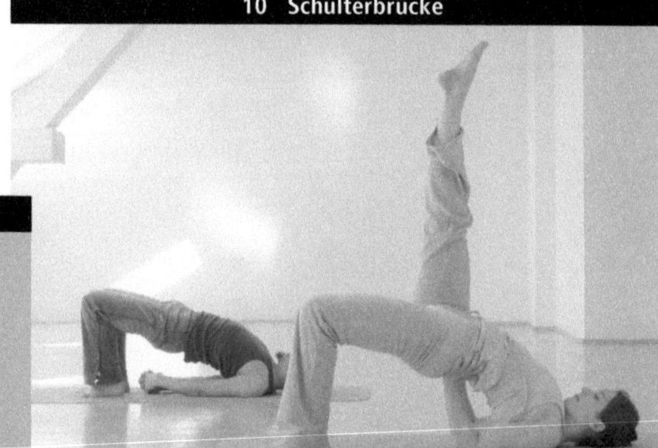

11 Nach oben gerichteter Bogen

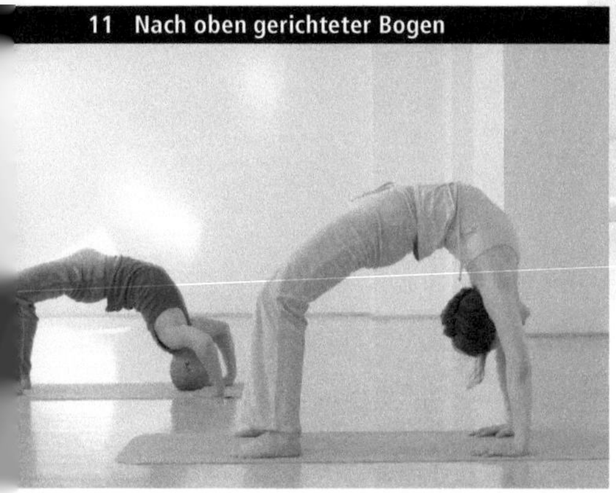

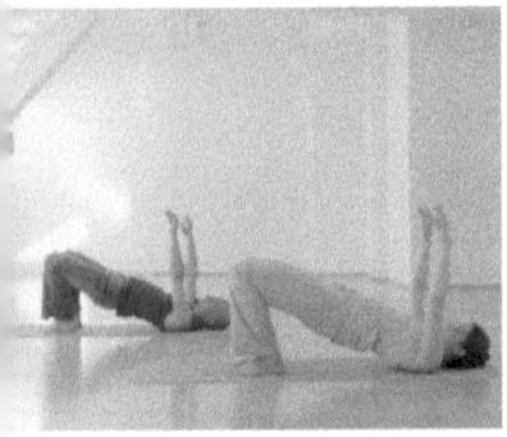

Rollende Brücke (Dvipadapitham Krama)

Beginne in der Rückenlage mit nach unten ausgestreckten Armen.
Stelle deine Beine angewinkelt auf, die Füße hüftbreit auseinander und die Fersen dicht an deinen Sitzknochen. Schmiege deinen unteren Rücken in den Boden, und beginne vom Steißbein aus, deine Wirbelsäule langsam Wirbel für Wirbel hochzurollen. Fließe gleichzeitig mit deinen Armen über den Kopf nach oben, und lege sie am Boden ab.

Rolle langsam wieder Wirbel für Wirbel zurück, und führe deine Arme in einem großen seitlichen Bogen am Boden zurück in die Ausgangsposition. Gib das Gewicht deiner Arme an den Boden ab, und fühle, wie du mit deinen Armen und Schultern in den Boden zu schmelzen scheinst. Falls sich deine Arme nicht in den Boden hineinschmiegen, beuge sie mehr an.

Tipp
Weiche mit deinen Knien nicht seitlich aus, sondern bleibe genau über deinen Fußgelenken. Schmiege deine Fußsohlen und Zehen in den Boden. Je mehr du dich mit den Füßen im Boden verwurzelst, umso müheloser und fließender wird die Bewegung.

Flow
Atme ein und fließe langsam nach oben, atme aus und fließe langsam wieder zurück zum Boden.

Erforsche
Lege dein linkes Fußgelenk über dein rechtes Knie, und fließe aus dieser Ausgangsposition in die Bewegung. Erde dich kraftvoll über deinen Standfuß im Boden. Wechsele nach einigen Runden die Seiten, und rolle die gleiche Anzahl an Runden hoch und runter.

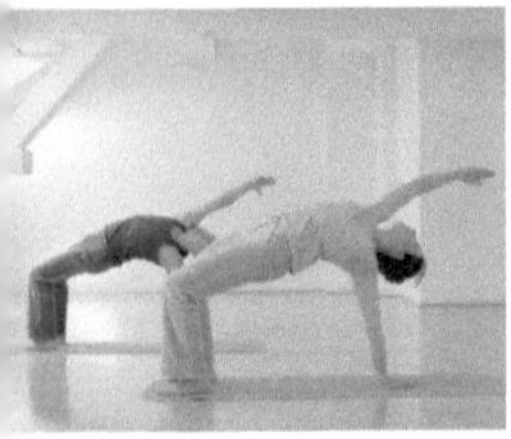

Fließender Bogen

Beginne sitzend am Boden, die Beine angewinkelt aufgestellt.
Führe deinen linken Arm, die Handfläche nach oben gerichtet, zwischen die Beine, und stütze dich mit der rechten Hand hinter deinem Becken am Boden auf. Schmiege die Füße kraftvoll in den Boden, und verwurzele dich über die Standhand fest im Boden.

Gleite langsam mit deinem linken Arm über deinem Kopf nach hinten, und hebe gleichzeitig dein Becken an. Folge der Hand mit deinem Blick. Fließe in einen angenehmen langen und weichen Bogen, und genieße die Öffnung und Dehnung in der Vorderseite deines Körpers.

Erforsche
Während du in den Bogen hineingleitest, komme auf deine Zehenspitzen.

Tipp
Achte darauf, dich nicht seitlich aufzudrehen.

Flow
Atme ein und fließe in den Bogen hinein, atme aus und führe dein Becken wieder zum Boden. Fließe nun mit deinem anderen Arm in den Bogen hinein.

Kopf zum Knie (Janu Shirshasana)

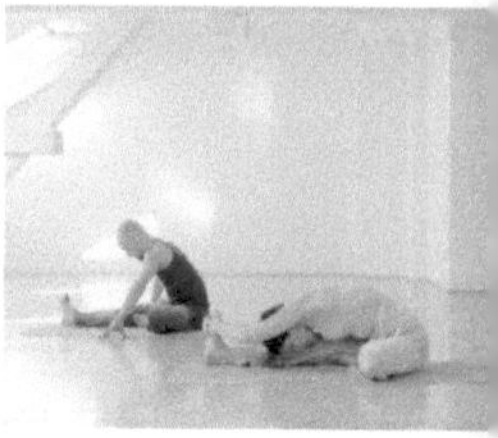

Beginne sitzend am Boden mit nach vorne ausgestreckten Beinen.
Ziehe mit deinen Händen deine Gesäßhälften nach hinten und auseinander. Beuge dein rechtes Bein am Boden seitlich an, führe die Ferse nahe zum Schambein und die Fußsohle an die Innenseite des Oberschenkels. Nimm wahr, wie dein Oberkörper jetzt nicht mehr genau zu deinem linken Bein gerichtet ist. Spüre diese Asymmetrie.

Drehe dich mit deiner Körpermitte etwas nach links, bis dein Oberkörper genau über dem linken Bein ausgerichtet ist. Werde gleichmäßig lang in der Taille, im Bauchraum und im Rücken.

Bewege dich mit dieser Länge in eine angenehme Vorbeuge. Fließe mit deinen Sitzknochen energetisch nach hinten und mit der vorderen Ferse nach vorne. Greife mit deinen Händen den Fußballen des vorderen Fußes. Falls dir dafür noch die Dehnung fehlt, führe deine Hände neben das Schienbein oder neben dein Knie.

Schaffe drei kraftvolle Energielinien. Lasse die Energie über das vordere Bein und die Ferse nach vorne fließen, vom Becken mit deinem Oberkörper über die Kopfkrone nach vorne und von der Innenseite des Oberschenkels über deine Fußsohle und über das Knie zur Seite. *Janu Shirshasana* wird zwar »Kopf zum Knie« genannt, denke aber mehr daran, deinen Kopf Richtung Fuß zu führen, so dass du im Oberkörper nicht rund und eng wirst.

Tipp

Vielleicht ist es für dich angenehmer, den Fuß des angewinkelten Beines mehr in Kniehöhe zu führen. Falls sich das Knie unangenehm meldet, polstere es mit Decken ab.

Flow

Atme ein und richte deinen Brustkorb auf, werde lang und weit und lockere dich; atme aus und fließe wieder in die Vorbeuge hinein. Versuche mit jeder Atemrunde länger und weiter zu werden.

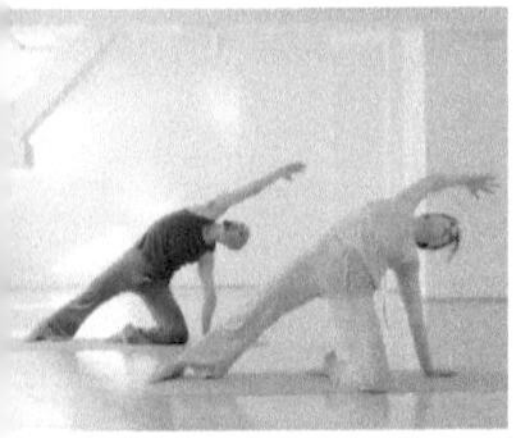

Halber Kreis (Ardha Mandalasana)

Beginne im Kopf zum Knie.
Gleite langsam aus der Vorbeuge heraus, und stütze dich mit deiner rechten Hand hinter der rechten Hüfte ab. Hebe deinen rechten Arm etwa in Augenhöhe an, und fließe mit diesem Arm in einem großen Bogen seitlich nach rechts und weiter nach hinten über deinen Kopf. Hebe gleichzeitig langsam dein Becken und das ausgestreckte Bein an.

Stelle dir vor, über die Standhand und das rechte Knie die Energie kraftvoll vom Boden aufzusaugen. Schmiege deine linke Fußsohle in den Boden, deinen Bauch mehr ins Körperinnere, und fließe mit deinem Steißbein Richtung Schambein – stabilisiere dich über deine Körpermitte. Genieße diese angenehme Öffnung im Bauchraum und Oberkörper, die intensive seitliche Dehnung und die leichte, angenehme Rückbeuge.

Flow

Atme ein und fließe in den halben Kreis, atme aus und fließe zurück in Kopf zum Knie.

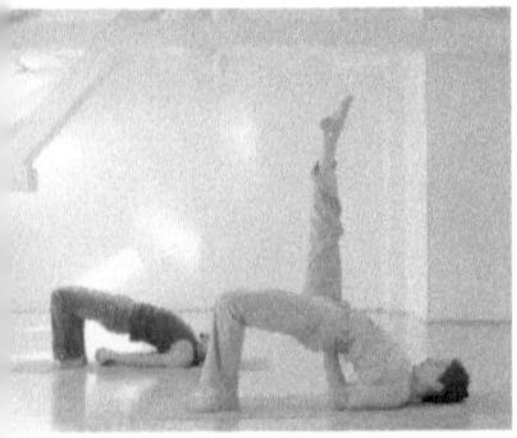

Schulterbrücke (Setu Bandhasana)

Beginne im Kopf zum Knie.
Gleite langsam aus der Drehung heraus, stelle beide Beine angewinkelt auf, und rolle langsam Wirbel für Wirbel, gut abgestützt auf deine Hände, in die Rückenlage. Führe deine Füße hüftbreit parallel auseinander und dicht zum Becken. Genieße es, in den Boden hineinzusinken, und versuche auch tief im Körperinneren loszulassen.

Richte deine Aufmerksamkeit auf deine Füße, und schmiege deine Fußsohlen gleichmäßig kraftvoll in den Boden. Fließe mit deinem Steißbein Richtung Schambein, und hebe vom Schambein aus langsam das Becken an. Fließe von den Seiten des Brustkorbes, der Taille und den Seiten des Beckens nach oben Richtung Decke.

Führe erst einen Arm, dann den anderen unter deinen Brustkorb, und falte die Hände unter deinem Becken. Schmiege deine Arme und Hände in den Boden, und fließe mit ihnen nach unten Richtung Füße.

Verwurzele dich über Schultern, Arme und Füße kraftvoll im Boden. Lasse die Energie von deinen Füßen über den gleichmäßigen, sanften Bogen deines Oberkörpers zu deinem Herzen und zu deinem Kopf fließen. Spüre, wie diese Energie deinen Oberkörper leicht werden und dein Becken nach oben schweben lässt.

Tipp

Achte darauf, dass deine Füße nicht nach außen drehen und deine Knie nicht seitlich ausweichen.

Erforsche

Schmiege deine Hände um die Außenseite deines Beckens, stütze es mit deinen Händen, und lasse das Becken in deine Handflächen hineinfallen.

Flow

Atme ein und fließe mit deinem Brustbein Richtung Kinn, atme aus und stelle dir vor, deine Beckenknochen bewegen sich zueinander und dein unterer Rücken weitet sich.

Nach oben gerichteter Bogen (Urdhva Dhanurasana)

Beginne auf deinem Rücken, die Beine angewinkelt aufgestellt.
Führe deine Füße hüftbreit parallel auseinander und deine Fersen dicht an die Sitzknochen. Beuge deine Arme an, und führe die Handflächen neben den Schultern zum Boden. Achte darauf, mit deinen Ellbogen nicht seitlich auszuweichen – Ellbogen und Hände sollten sich auf einer Linie befinden.

Hebe langsam dein Becken und deinen Oberkörper an, und berühre mit deiner Kopfkrone leicht den Boden. Fließe mit der Innenseite deiner Schulterblätter Richtung Becken, und schmiege sie tief ins Körperinnere. Fließe mit deinem Steißbein weg vom unteren Rücken, und rolle die Außenseite der Oberschenkel mehr nach innen. Schmiege kraftvoll deine Füße und Hände in den Boden, hebe gleichzeitig

Steißbein und Schulterblätter an, und strecke mehr und mehr die Arme aus. Sei dabei nicht schnell und aggressiv, sondern taste dich langsam in die bestmögliche Streckung hinein. Achte darauf, dass sich deine Füße nicht nach außen gedreht haben – dies würde die Knie und den unteren Rücken belasten. Finde eine gleichmäßige Öffnung und Länge in der gesamten Wirbelsäule. Fließe mit der Energie über deine Hände und Füße in den Boden, mit den Hüften nach oben Richtung Decke und mit dem Brustbein mehr nach vorne. Fühle dich wie ein langer Bogen der Energie.

Falls es für dich noch nicht möglich sein sollte, dich vom Boden wegzubewegen und deine Arme zu strecken, bleibe zunächst mit deiner Kopfkrone am Boden. Häufig ist es nicht die Kraft, die fehlt, sondern die Beweglichkeit im unteren Rücken, in den Hüften und in den Schultern.

Gleite immer langsam und achtsam aus dem Asana heraus, und bleibe dabei lang und offen in deiner Wirbelsäule. Sacke nicht unachtsam wieder zurück in den Boden. Fließe einige Male in das Asana hinein und wieder heraus, um deinen Körper mehr aufzuwärmen. Verweile dann einige Atemrunden im nach oben gerichteten Bogen.

Erforsche

Ist es schwierig für dich, deine Arme zu strecken? Hebe deine Fersen an, komme fast auf die Zehenspitzen. Durch die zusätzliche Höhe ist es leichter, die Arme zu strecken. Führe langsam die Fersen wieder zum Boden, ohne dabei mit dem Becken abzusacken, und bleibe lang in der Wirbelsäule.

Tipp

Drücke dich nicht von der Vorderseite deines Körpers in die Rückbeuge, sondern hebe dich von der Rückseite deines Körpers an. Falls die Ellbogen seitlich ausweichen, wenn du die Arme streckst, drehe deine Finger etwas zur Seite. Dadurch entsteht mehr Beweglichkeit in den Schultern.

Flow

Atme ein und fließe in den nach oben gerichteten Bogen, atme aus und komme wieder zurück zum Boden.

Liegende Beindehnung (Supta Padangushtasana)

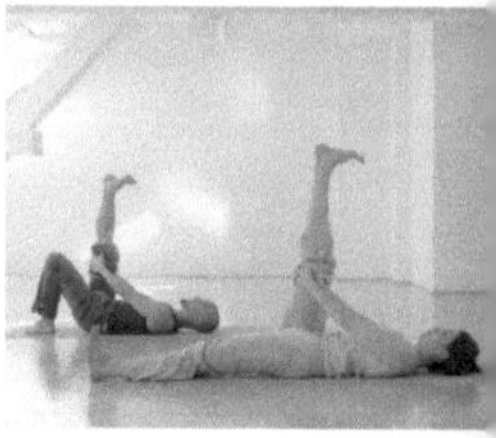

Beginne in der Rückenlage.
Stelle deine Beine angewinkelt auf. Führe dein rechtes Bein angewinkelt Richtung Oberkörper, und falte deine Hände um die Rückseite des Oberschenkels. Strecke langsam dein rechtes Bein nach oben aus, und finde eine intensive, aber angenehme Dehnung. Lasse langsam dein linkes Bein schwer und locker in den Boden hineingleiten. Sinke mit deinen Schultern in den Boden, und achte auf einen langen, weichen Nacken.

Flow

Atme ein und spüre, wie durch den Atem die Beine länger und lebendiger werden. Atme aus und spüre, wie die Muskeln der Beine und der Hüften weicher werden.

Tipp

Falls es unangenehm sein sollte, dein Bein am Boden auszustrecken, stelle es wieder angewinkelt auf.

1 Vorbereitung umgedrehtes Brett

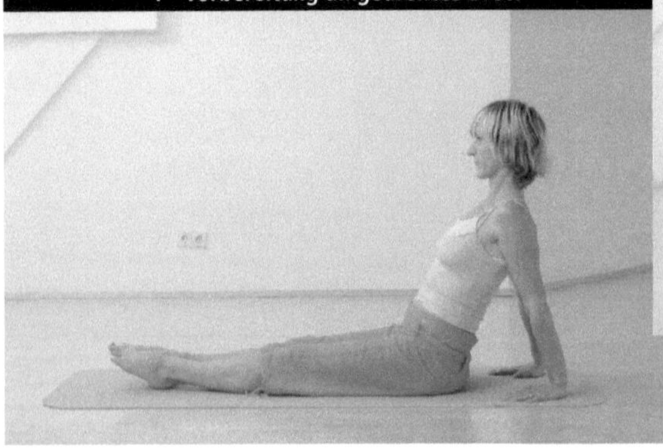

Ein

2 Umgedrehtes Brett

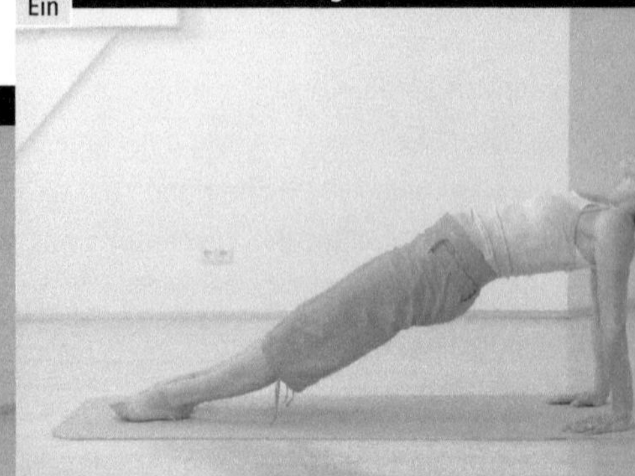

Aus

10 Sitzende Grätsche einfach

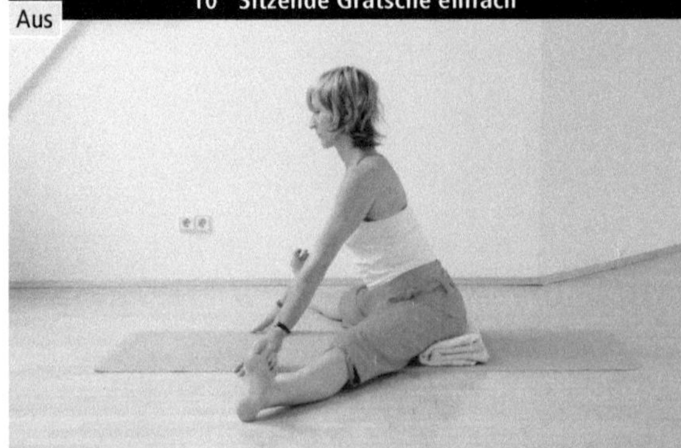

Aus

9 Sitzende Grätsche

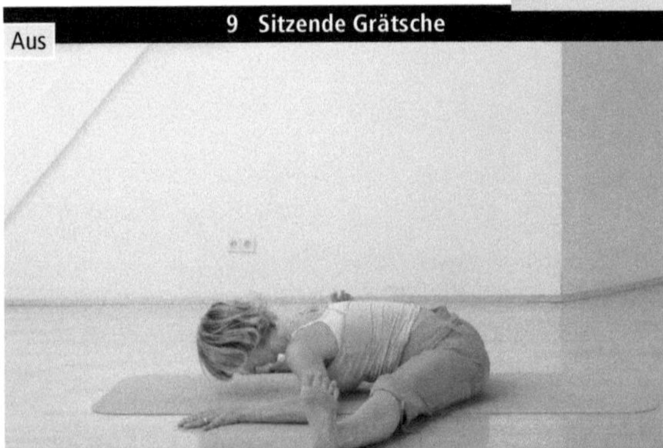

Ein

8 Umgedrehtes Brett

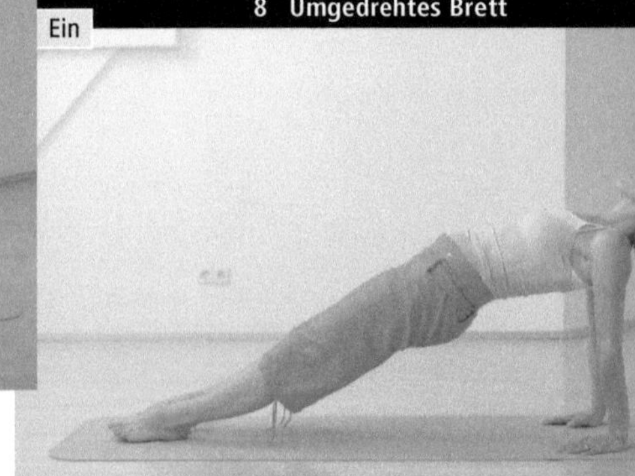

Ost-West-Flow

3 Hineinschwimmen in die Vorbeuge im Sitzen

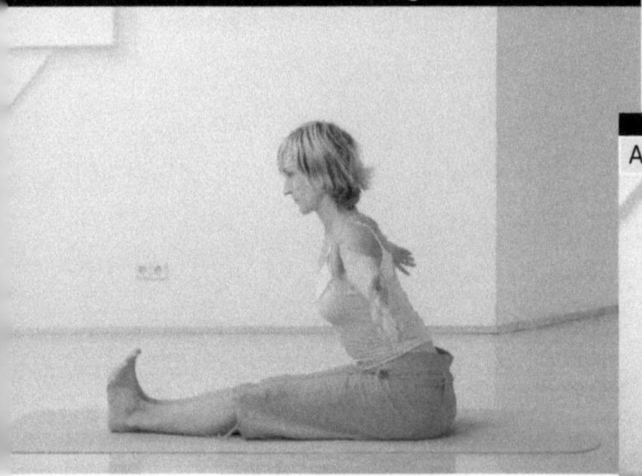

4 Vorbeuge einfach

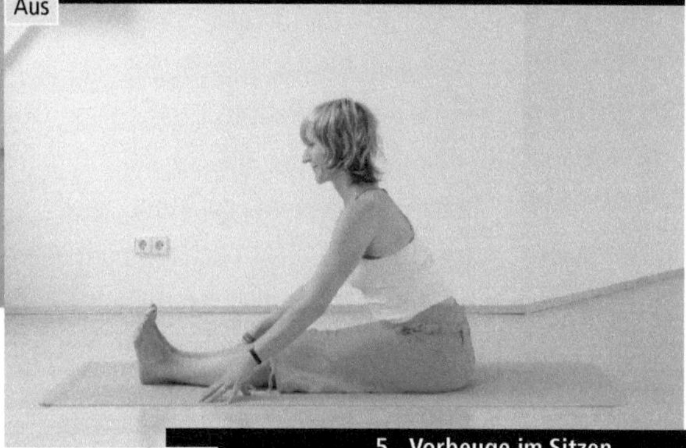

5 Vorbeuge im Sitzen

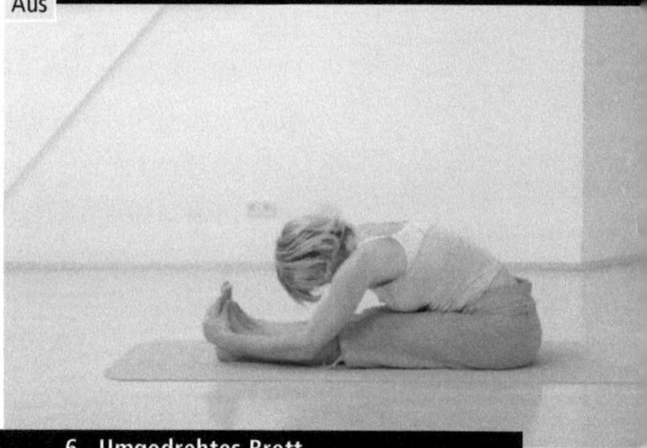

6 Umgedrehtes Brett

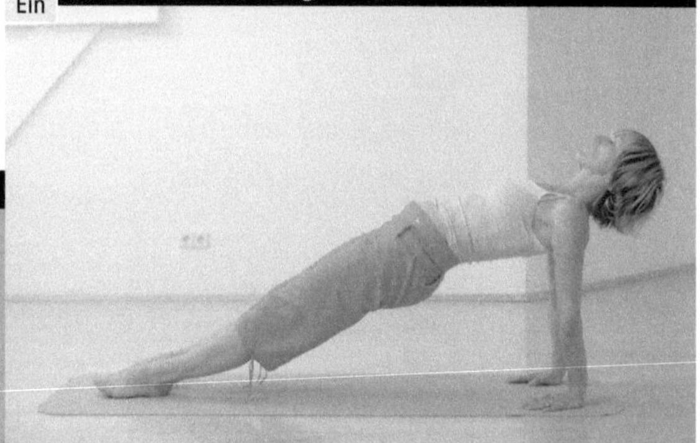

7 Schuster

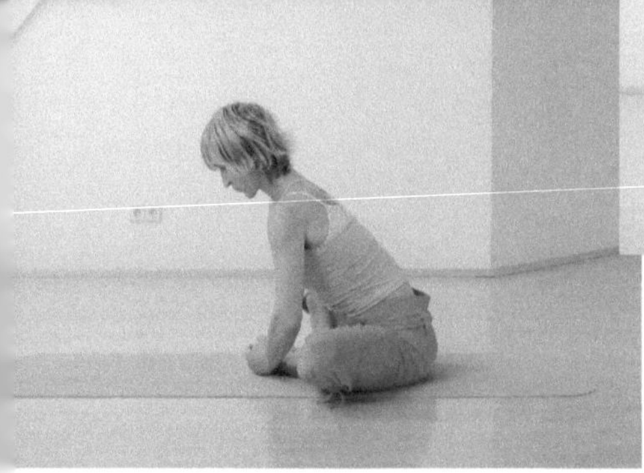

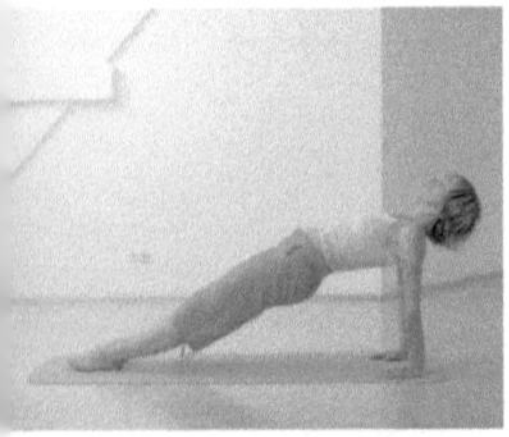

Umgedrehtes Brett (Purvottanasana)

Beginne sitzend am Boden, die Beine nach vorne ausgestreckt.
Führe deine Beine und Füße zusammen, und schmiege die Innenseiten deiner Füße und großen Zehen aneinander. Stütze dich mit deinen Händen hinter dem Becken am Boden ab, und richte deine Fingerspitzen Richtung Becken.

Fließe mit deinem Steißbein Richtung Schambein, und hebe vom Schambein aus dein Becken so weit an, dass dein Körper von den Fußspitzen bis zur Kopfkrone eine Linie bildet. Drehe deine Oberschenkel leicht nach innen, und schmiege deine Fußsohlen gleichmäßig in den Boden. Stelle dir vor, zwei Hände umfassen deine seitlichen Rippen und heben deinen Brustkorb sanft etwas mehr an. Lasse deinen Kopf nicht nach hinten hängen – richte deinen Blick zu den Beinen.

Verwurzele dich mit deinen Händen im Boden, und stelle dir vor, die Energie kraftvoll vom Boden aufzusaugen. Versuche Raum in deinen Schultergelenken zu schaffen.

Tipp

Falls dir das umgedrehte Brett zu anstrengend sein sollte, komme in die Variante des Tisches. Stelle deine Beine angewinkelt auf, hebe dein Becken an, und führe deinen Oberkörper, dein Becken und deine Oberschenkel auf eine Linie. Richte auch hier deinen Blick in Richtung Beine. Falls deine Handgelenke schmerzen, stütze dich mit Fäusten auf.

Erforsche

Spiele mit der Höhe deines Beckens, kreise mit ihm, und finde zurück zum Ort des Gleichgewichts.

Flow

Atme ein und fließe in das umgedrehte Brett, atme aus und komme wieder mit deinem Becken zum Boden.

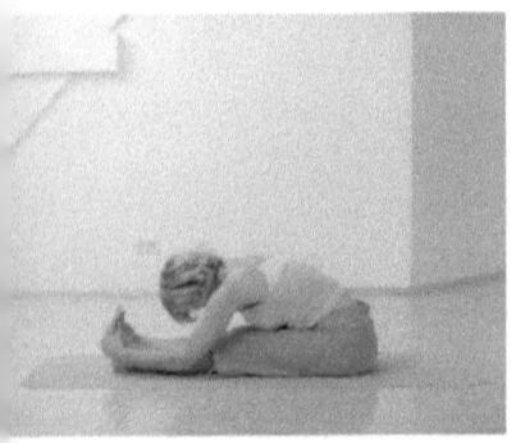

Vorbeuge im Sitzen (Pashimottanasasana)

Beginne im umgedrehten Brett.
Komme zum Sitzen, und ziehe mit deinen Händen die Gesäßhälften nach hinten und außen. Sitze direkt auf den Sitzknochen, und stelle dir vor, dich über sie tief im Boden zu verwurzeln. Fließe von diesen Wurzeln aus mit deinem Oberkörper nach oben Richtung Decke. Rolle deine Oberschenkel leicht nach innen, bis deine Knie

nach oben zur Decke und die Innenseite deiner Füße einander zugewandt sind. Gleite mit deinen Fersen und der Innenseite deiner Füße kraftvoll nach vorne und mit deinen Zehen Richtung Oberkörper.

Bewege dich tief vom Becken aus in eine Vorbeuge, und achte dabei auf viel Länge und Platz im Bauchraum und Länge im Rücken und Nacken. Stelle dir vor, Brustbein und Schambein würden sich voneinander wegbewegen. Vielleicht kommst du nur ein paar Millimeter in deine Vorbeuge. Das ist völlig in Ordnung. Es geht hier nicht darum, deinen Oberkörper so weit wie möglich zu deinen Beinen zu bringen, sondern es ist wichtig, im Rücken und Bauchraum Länge und Weite zu finden.

Fließe mit den Innenseiten der Oberschenkel Richtung Boden und mit den Sitzknochen nach hinten, weg von den Fersen. Spüre, wie sich durch die Kraft und Energie in deinen Beinen deine Wirbelsäule mehr strecken kann.

Wenn du sehr flexibel bist, greife mit deinen Händen um die Fußballen. Falls dir diese Flexibilität noch fehlt, führe deine Hände neben deine Schienbeine oder Oberschenkel. Genieße die Dehnung in der gesamten Rückseite deines Körpers von den Fußsohlen bis in den Nacken hinein.

Tipp
Falls du nicht entspannt aufrecht und gerade sitzen kannst, setze dich so erhöht auf eine oder mehrere Decken oder Kissen, dass du dich mit deinem Oberkörper mühelos aufrichten kannst.

Flow
Atme ein und richte dich etwas auf, werde lang und weit, lockere und öffne dich, atme aus und fließe mit deinem Brustbein mehr Richtung Knie.

Erforsche
Hake dich mit Daumen und Zeigefinger in deine großen Zehen, und fließe mit deinen Ellbogen zur Seite. Vielleicht kannst du sogar vor deinen Fußballen mit einer Hand dein anderes Handgelenk greifen.

Schuster (Baddha Konasana)

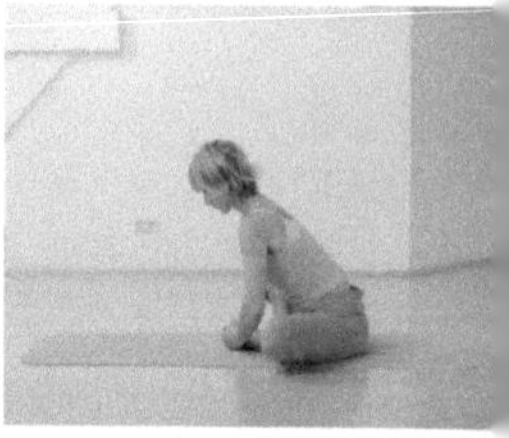

Beginne im umgedrehten Brett.
Beuge die Beine seitlich an, und führe die Fußsohlen aneinander. Schmiege deine Fußsohlen, besonders die Außenseite deiner Füße, ineinander, und dehne die Innenseite deiner Oberschenkel Richtung Knie.

Greife mit deinen Händen die Fußgelenke, oder falte die Hände um deine Füße. Versuche, in den Leisten weich zu werden, und finde die natürliche Kurve in deinem Rücken, mit weiten und weichen Rückenmuskeln. Versuche, vor und hinter deinem Herzen gleichmäßig weit zu werden.

Stelle dir vor, deine Beine würden sich kraftvoll in den Boden verwurzeln und dein Becken wie eine sich öffnende Blüte nach oben fließen.

Tipp

Falls du nicht direkt auf deinen Sitzknochen sitzen kannst, sondern hinter deine Sitzknochen rollst und rund im Rücken und eng im Bauchraum wirst, setze dich erhöht auf Decken, Kissen oder ein dickes Buch, so dass du ganz entspannt aufrecht sitzen kannst. Falls deine Knie unangenehm zu spüren sind, lege Kissen oder Decken unter deine Knie.

Erforsche

Bewege dein Becken von Seite zu Seite und nach vorne und hinten. Wie fühlt es sich an, deine Füße auf einen Klotz oder ein dickes Buch zu legen?

Flow

Atme ein und schwebe mit deinen Knie mehr nach oben, atme aus, fließe mit deinen Knien auseinander und Richtung Boden, und schmiege deine Fußsohlen mehr ineinander.

Sitzende Grätsche (Upavishta Konasana)

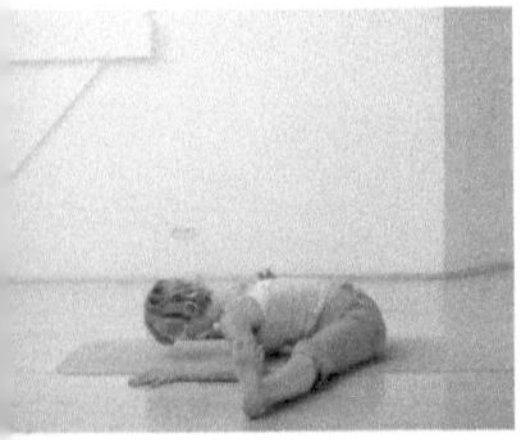

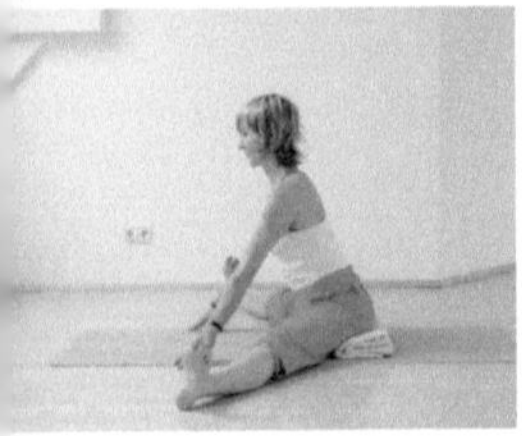

Beginne im umgedrehten Brett.
Komme mit deinem Becken zum Boden, stelle kurz die Beine angewinkelt auf, und gleite mit den Beinen zur Seite in die sitzende Grätsche. Schmiege die Sitzknochen, die Rückseite der Oberschenkel, Waden und Fersen in den Boden. Stelle dir vor, viele kleine Wurzeln wachsen in den Boden hinein. Lasse die Energie vom Becken über die Beine und Fersen zur Seite fließen.

Richte deine Fußspitzen hoch zur Decke, und fächere die Zehen auseinander. Spüre die Energie und Stabilität in deinem Becken, in deinen Beinen und Füßen, und lockere den Oberkörper in die Länge und Weite. Schmiege deinen Bauch leicht ins Körperinnere, und finde die natürliche Kurve im Rücken.

Gleite fest verwurzelt im Boden, die Hände vor dir leicht abgestützt, von den Hüften aus mit deinem Oberkörper entspannt und locker in eine Vorbeuge. Fließe von deinen Sitzknochen aus über die Kopfkrone in die Länge.

Tipp

Falls du hinter deine Sitzknochen rollst und dein Rücken sich rundet, setze dich erhöht auf Decken oder Kissen, so hoch, bis du entspannt aufrecht sitzen kannst. Verliere nicht die Energie in deinen Beinen und Füßen und die Erdung deiner Sitzknochen.

Flow

Atme ein und öffne, weite und lockere dich in deinem Oberkörper, atme aus und fließe in deine Vorbeuge hinein.

Erforsche

Tanze auf deinen Sitzknochen. Rolle nach vorne, zur Seite, nach hinten, schwinge auf ihnen hin und her, vor und zurück.

1 Sitzendes Nadelöhr

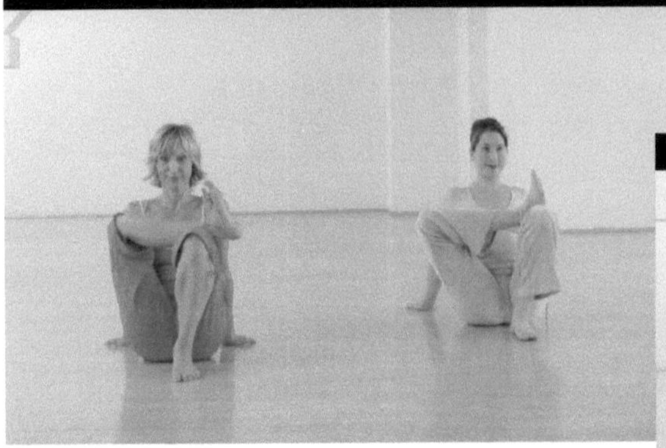

2 Variante Kopf zum Knie

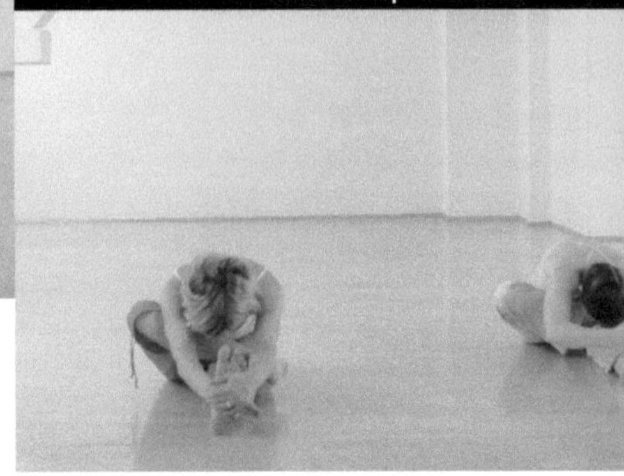

9 Schuster

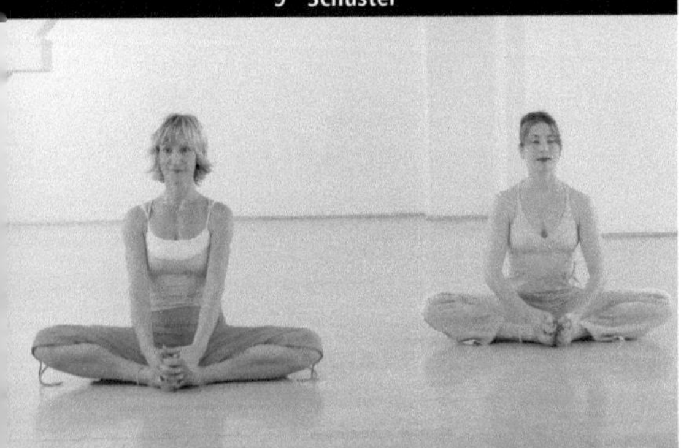

8 Sitz des Kuhgesichts mit Vorbeuge

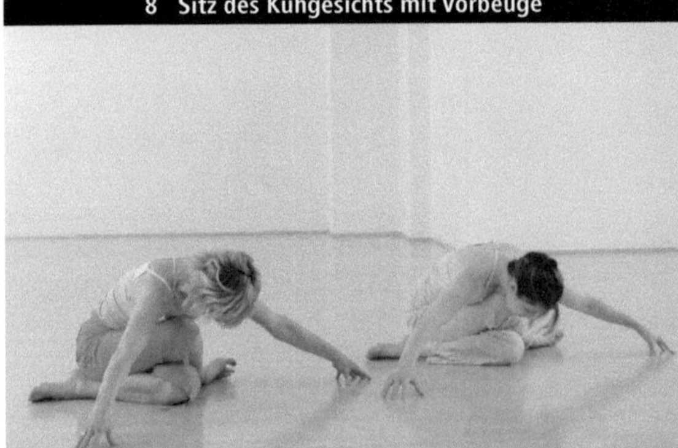

7 Sitz des Kuhgesichts

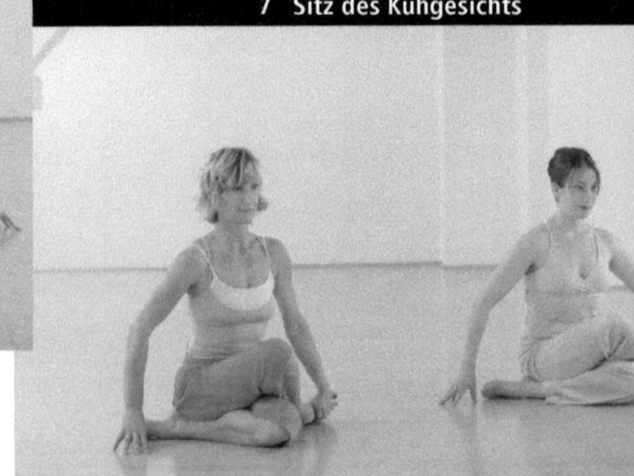

Schwingende Beine, lockere Hüften

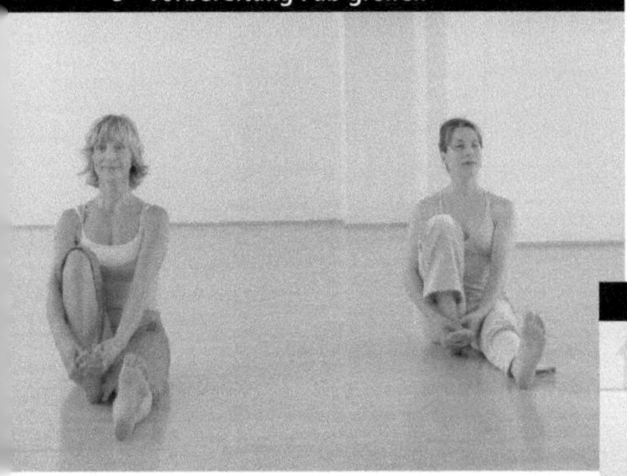
3 Vorbereitung Fuß greifen

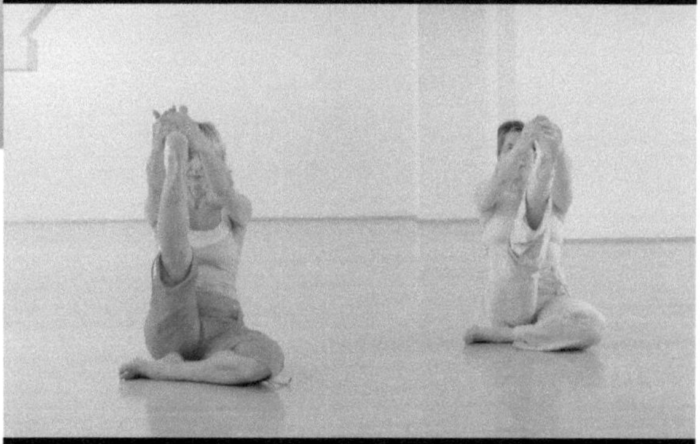
4 Halber Schneidersitz, Bein nach vorne oben

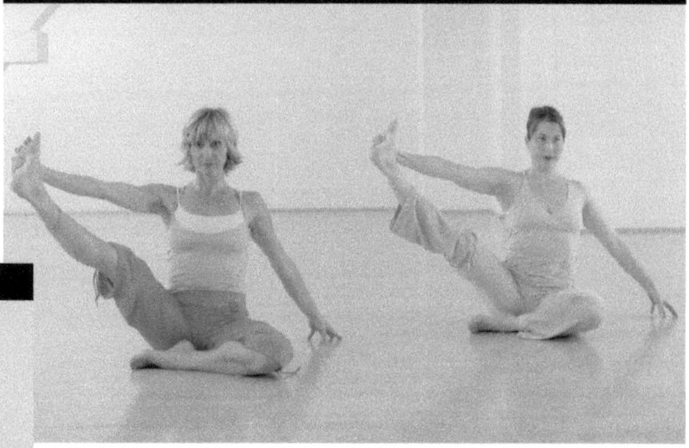
5 Halber Schneidersitz, Bein seitlich

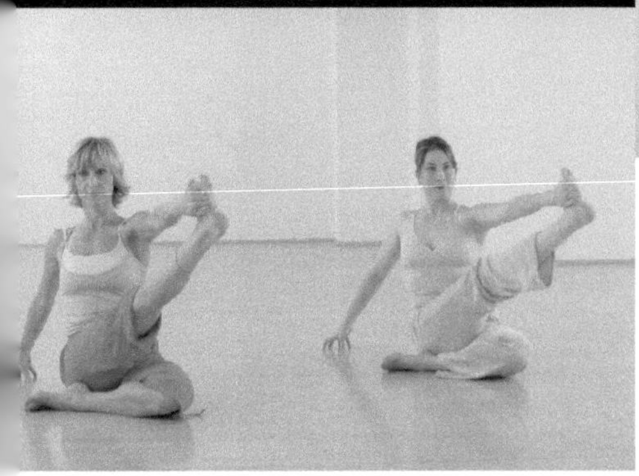
6 Halber Schneidersitz, Beine überkreuzt

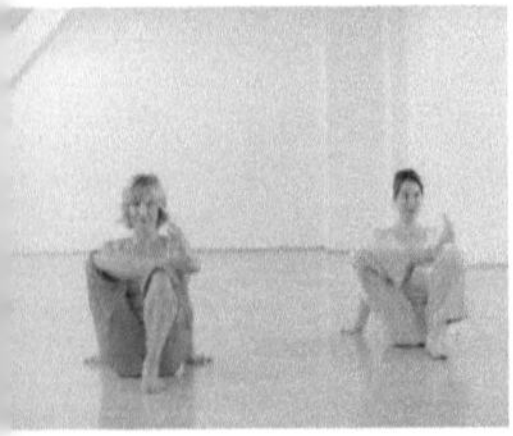

Sitzendes Nadelöhr

Beginne sitzend auf dem Boden.
Stelle deine Beine angewinkelt auf, und stütze dich mit den Händen hinter deinem Becken auf. Richte deine Fingerspitzen weg vom Becken, lehne dich etwas nach hinten, und lege dein rechtes Fußgelenk über das linke Knie. Führe deine Hände und deinen linken Fuß so weit, wie es angenehm ist, Richtung Becken. Je näher du deinen Oberkörper und die Beine zusammenführst, dich zusammenklappst, umso intensiver wird die Dehnung.

Tipp
Achte darauf, dich nicht in deine Schultern hineinzuhängen. Stelle dir vor, über deine Hände die Energie vom Boden aufzusaugen, und schaffe viel Platz zwischen Schultern und Ohren.

Erforsche
Hebe dein Becken an, bis sich dein Oberkörper, das Becken und der Oberschenkel des aufgestellten Beins auf einer Ebene befinden.

Flow
Atme ein und richte dich vom Herzen aus mit deinem Oberköper mehr auf, locke-re dich, atme aus, und führe Oberkörper und Beine mehr zusammen.

Kopf zum Knie

Beginne im sitzenden Nadelöhr.
Strecke langsam dein linkes Bein am Boden aus, und stelle dir vor, Fußsohle und Zehen würden sich in eine Wand hineinschmiegen. Bleibe mit deinem rechten Fußgelenk über dem Knie, und gleite von deinen Hüften aus in eine Vorbeuge. Schaffe viel Länge vom Schambein zum Brustbein, und achte auf einen langen, entspannten Rücken.

Tipp
Falls dein Rücken sich sehr rundet und du eng im Bauchraum wirst, setze dich so erhöht auf Decken oder Kissen, dass du entspannt aufrecht sitzen kannst.

Erforsche

Wie weit kannst du deine Hände zum vorderen Fuß bringen, ohne rund und eng zu werden? Vielleicht kannst du sogar deine Hände um den Fußballen legen.

Flow

Atme ein und richte dich vom Herzen her auf, öffne und lockere dich, atme aus und fließe mit dieser lockeren Offenheit in die Vorbeuge hinein.

Halber Schneidersitz, ein Bein nach vorne oben ausgestreckt

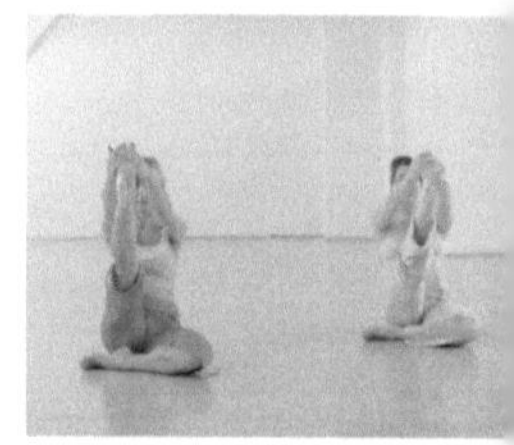

Beginne in der Position Kopf zum Knie.
Stelle dein rechtes Bein angewinkelt, den Fuß in Linie mit dem rechten Sitzknochen, auf. Greife mit deinen Händen den rechten Fußballen, lehne dich leicht zurück, und strecke das Bein so weit, wie es angenehm ist, nach oben aus. Hebe leicht dein Brustbein an, und ziehe dich mit deinen Händen an den Fußballen in die Länge. Beuge das linke Bein nach innen an, wobei sich die linke Ferse in Höhe des rechten Sitzknochens befindet.

Tipp

Falls dein Rücken sich rundet, beuge das Bein mehr an. Ein langer Rücken ist wichtiger als ein gestrecktes Bein.

Flow

Atme ein und werde lang und weit in deinem Oberkörper, atme aus, lasse dein Becken mehr in den Boden sinken, und fließe mit deinem ausgestreckten Bein in die Länge

Halber Schneidersitz, ein Bein seitlich nach oben ausgestreckt

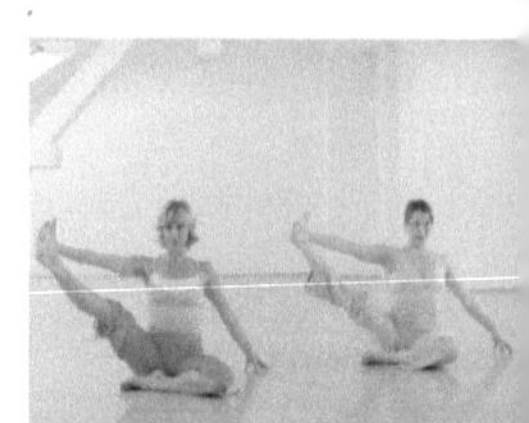

Beginne im halben Schneidersitz, ein Bein nach vorne oben ausgestreckt.
Löse die linke Hand vom Fuß, und führe sie neben deiner linken Hüfte zum Boden. Gleite mit deinem rechten Bein so weit, wie es angenehm ist, seitlich nach rechts. Sinke mit deinen Sitzknochen tief in den Boden hinein, und fließe mit der Energie über das ausgestreckte Bein zur Seite.

Tipp

Auch hier ist ein langer Rücken wichtiger als ein gestrecktes Bein. Falls du im Rücken rund wirst, beuge das zur Seite ausgestreckte Bein an.

Flow

Atme ein und richte dich von deinem Herzen her mehr auf, atme aus und fließe mit der Energie von den Sitzknochen über das ausgestreckte Bein und den Fußballen zur Seite.

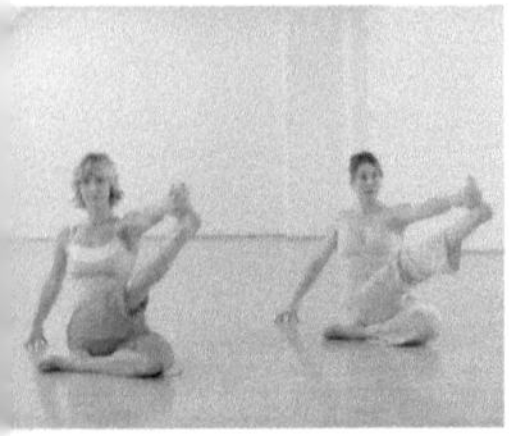

Halber Schneidersitz, ein Bein überkreuzt nach oben ausgestreckt

Beginne im halben Schneidersitz, ein Bein seitlich ausgestreckt.
Gleite mit deinem rechten Bein zurück zur Körpermitte, und greife mit der linken Hand die Außenseite deines rechten Fußballens. Stütze dich leicht mit deiner rechten Hand hinter dem Becken am Boden ab, und führe dein rechtes Bein so weit, wie es angenehm ist, über deine Körpermitte nach links.

Tipp

Auch hier ist wieder ein gestreckter Rücken wichtiger als ein gestrecktes Bein.

Erforsche

Je mehr du deinen Fuß anwinkelst, umso intensiver wird die Dehnung.

Flow

Atme ein und verwurzele dich über die Sitzknochen tief im Boden, atme aus und gleite vom rechten Sitzknochen über das ausgestreckte Bein und die Ferse zur Seite.

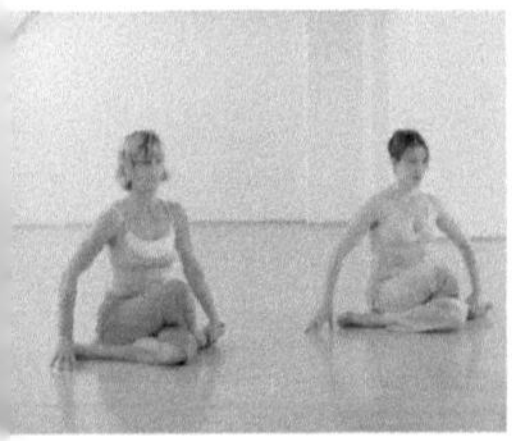

Sitz des Kuhgesichts (Gomukhasana)

Beginne im halben Schneidersitz, ein Bein überkreuzt nach oben ausgestreckt.
Stelle deinen rechten Fuß an der Außenseite des linken Knies am Boden auf, und stütze dich mit deinen Händen leicht am Boden ab. Komme auf deine Fingerspitzen, hebe etwas dein Becken an, lockere es, und führe es wieder zum Boden. Sinke gleichmäßig mit deinem Becken in den Boden hinein, und führe deine Knie so weit, wie es angenehm ist, übereinander. Strecke deine Arme seitlich aus, abge-

stützt auf deinen Fingerspitzen, und gleite mit viel Länge und Weite in eine angenehme Vorbeuge.

Tipp

Falls es für dich schwierig ist, aufrecht und entspannt zu sitzen, oder du mit deinem Becken etwas zur Seite kippst, setze dich erhöht auf eine oder mehrere Decken oder feste Kissen.

Flow

Atme ein und richte dich etwas auf, weite und lockere dich, atme aus und fließe wieder mehr in die Vorbeuge hinein.

Schuster (Baddha Konasana)

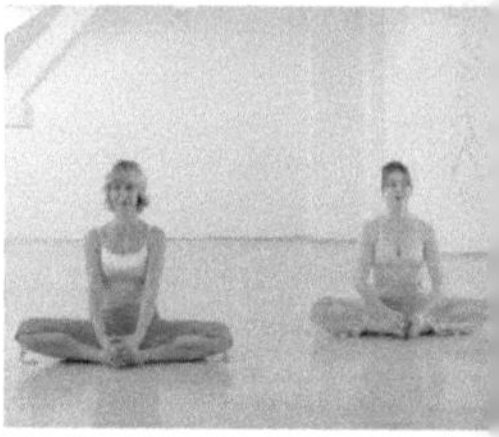

Beginne im Sitz des Kuhgesichts.
Löse langsam deine Beine, strecke sie kurz seitlich aus, und führe deine Fußsohlen aneinander. Drücke leicht die Außenseite deiner Füße aufeinander, und dehne die Innenseite deiner Oberschenkel in Richtung Knie.

Greife mit deinen Händen die Fußgelenke, oder falte die Hände um deine Füße. Finde die natürliche Kurve in deinem Rücken und eine gleichmäßige Weite vor und hinter deinem Herzen. Lasse die Energie durch dein Becken und die Innenseite deiner Oberschenkel fließen, und versuche, tief in deinen Hüften loszulassen.

1 In die Arme genommen

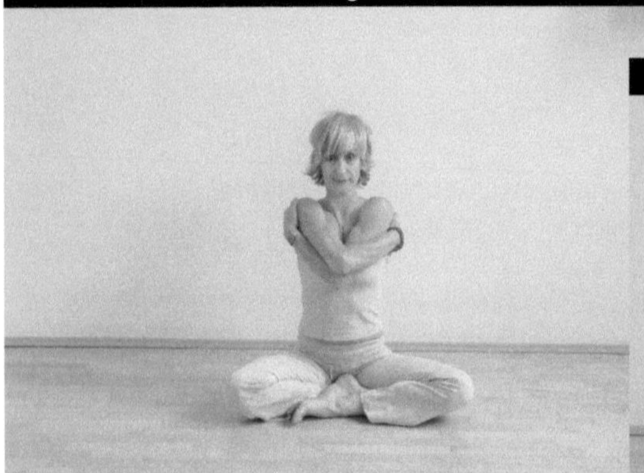

2 Mit Adlerarmen

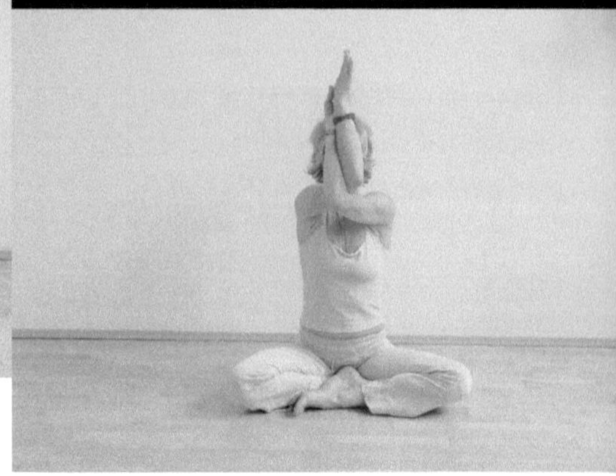

Der Schulter-Flow

9 Arme kreisen zur anderen Seite

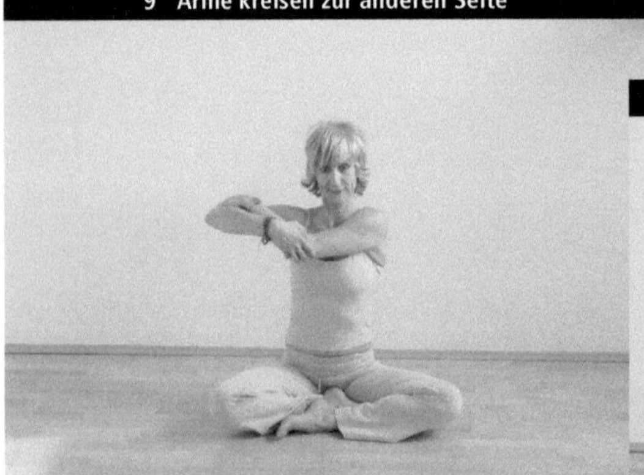

8 Arme kreisen nach unten

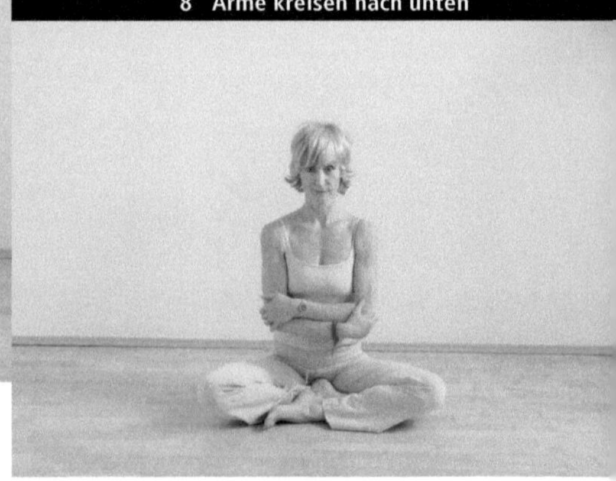

Arme gestreckt, Handgelenke überkreuzt

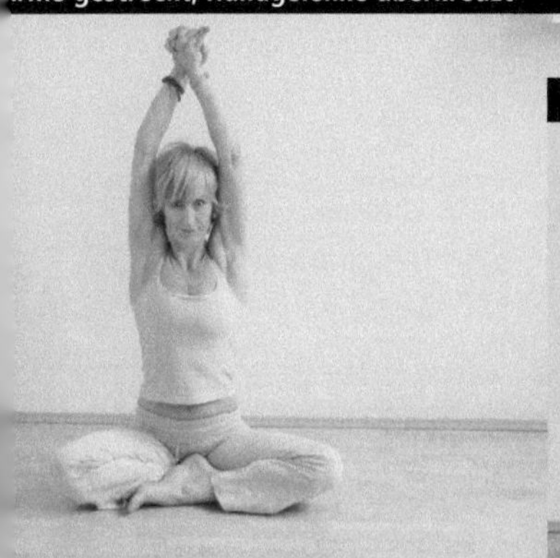

4 Arme angewinkelt, Hände greifen Ellbogen

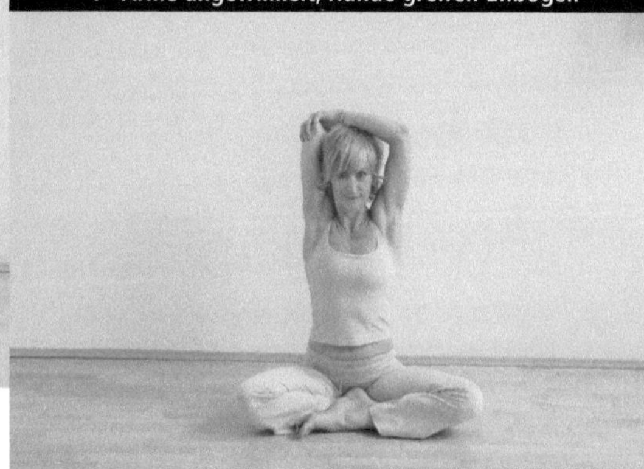

5 Ein Arm gestreckt, eine Hand greift Ellbogen

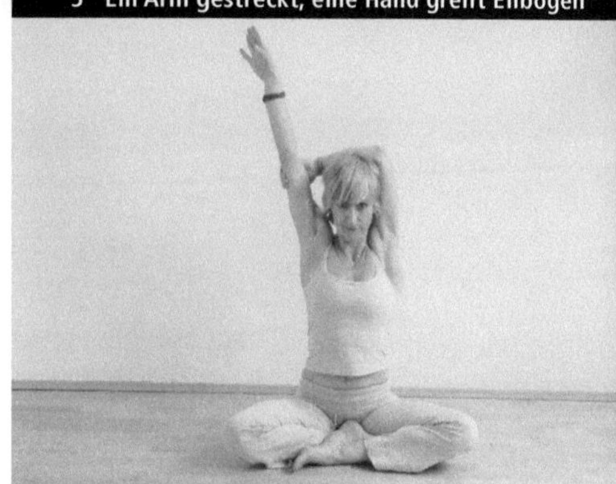

6 Beide Arme angewinkelt, Hände greifen Ellbogen

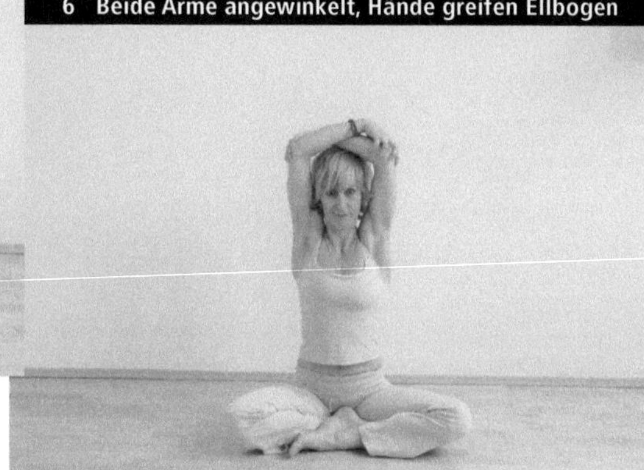

7 Arme kreisen zur Seite

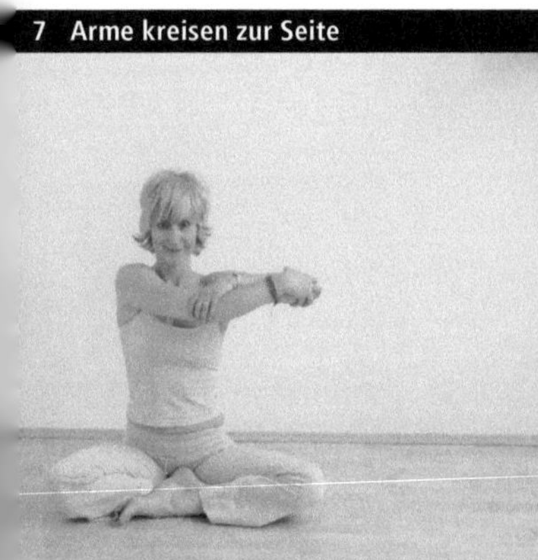

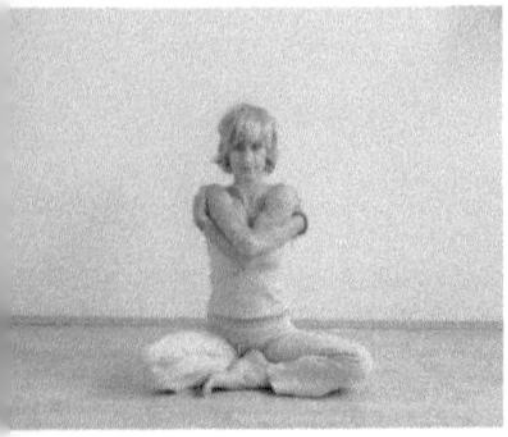

Sitze im Schneidersitz.
Überkreuze vor dem Brustkorb deine Arme, so dass dein rechter Arm über dem linken liegt, und nimm dich selbst in die Arme. Wiege und bewege dich leicht hin und her. Lockere auf diese wohltuende Weise deinen Oberkörper und deine Schultern. Nimm die Weite und Dehnung zwischen deinen Schulterblättern wahr.

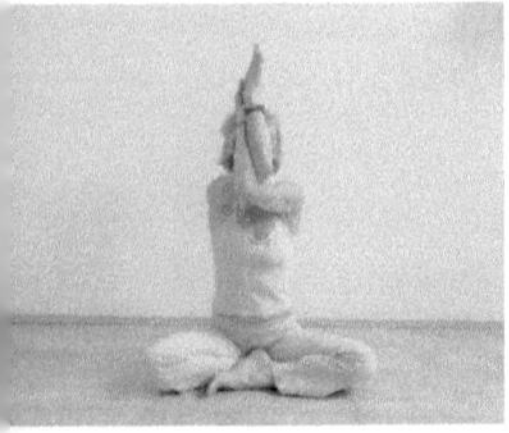

Löse deine Hände, strecke deine Arme überkreuzt nach vorne aus, beuge sie an, und schmiege deine Unterarme und Handrücken oder Handflächen aneinander. Führe deine Ellbogen so weit, wie es angenehm ist, in Gesichtshöhe, und bewege sie weg vom Gesicht. Sinke mit den Schultern weit weg von den Ohren, und atme in die Weite und Dehnung zwischen deinen Schulterblättern hinein.

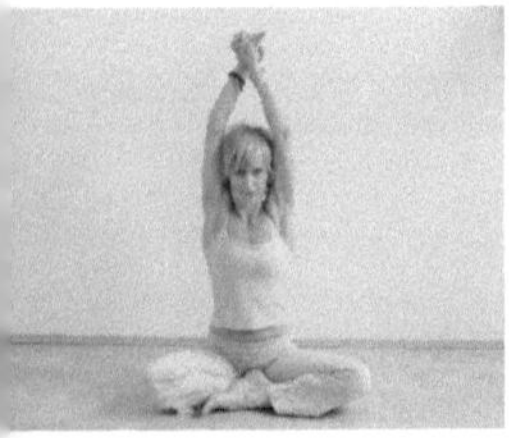

Löse langsam deine Arme aus den Adlerarmen, und streckte sie nach oben aus. Überkreuze die Handgelenke, und falte deine Hände. Räkele und strecke dich von der Taille aus in die Länge, lockere deine Schultern, und entspanne deine unteren Rippen.

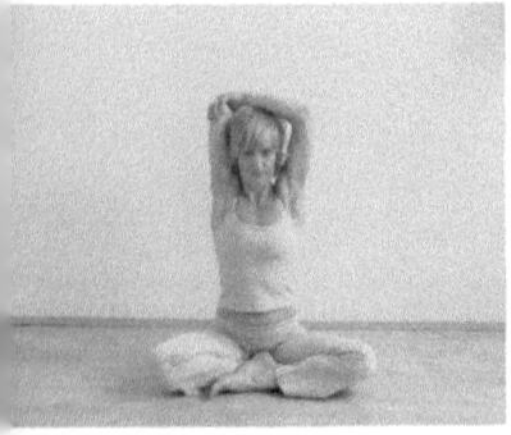

Beuge deinen rechten Arm an, und greife mit der linken Hand um den rechten Ellbogen herum. Werde von der Taille aus lang in deinem rechten Oberarm, und fließe mit der Energie über den Ellbogen hoch Richtung Decke.

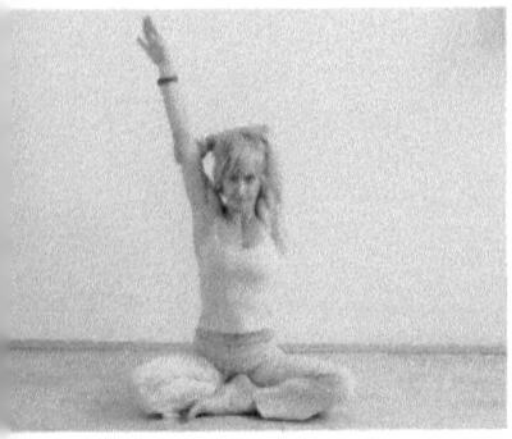

Löse die linke Hand vom Ellbogen, und strecke langsam den rechten Arm nach oben aus. Greife mit der linken Hand um die Außenseite des rechten Oberarms herum, etwa in Ellbogenhöhe.

Beuge langsam deinen rechten Arm an, und greife mit der rechten Hand um den linken Ellbogen herum. Falls du Spannungen im Brustkorb wahrnimmst, bewege dich leicht mit deinem Oberkörper – ein kleiner Brustkorbtanz –, und löse diese Spannungen auf. Stelle dir vor, deine Unterarme fließen von der Taille hoch Richtung Decke.

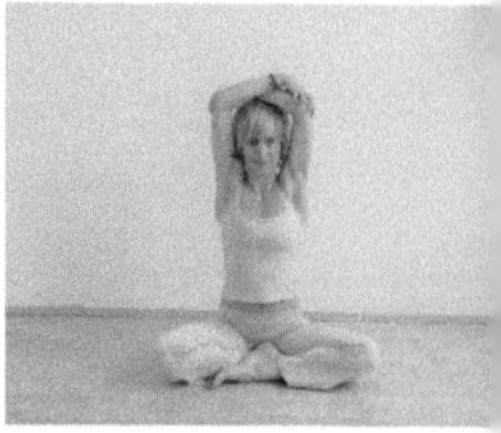

Beginne mit den Armen, so wie sie sind, langsam und achtsam vor deinem Körper zu kreisen. Atme aus und gleite mit den Armen nach unten, atme ein und gleite nach oben. Kreise drei Runden in die eine Richtung und drei zur anderen.

Löse die Hände, lasse deine Arme locker hängen, und spüre nach. Wenn du bereit bist, nimm dich in die Arme, diesmal mit dem linken Arm über dem rechten, und wiederhole diese Sequenz.

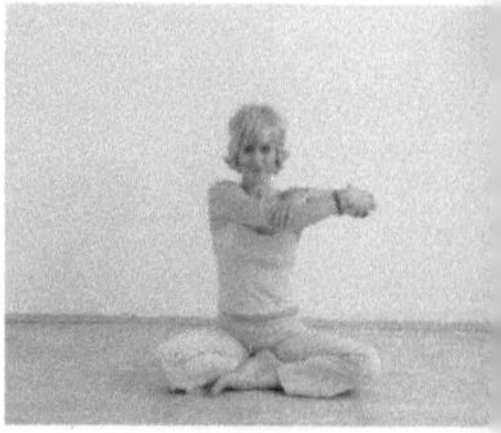

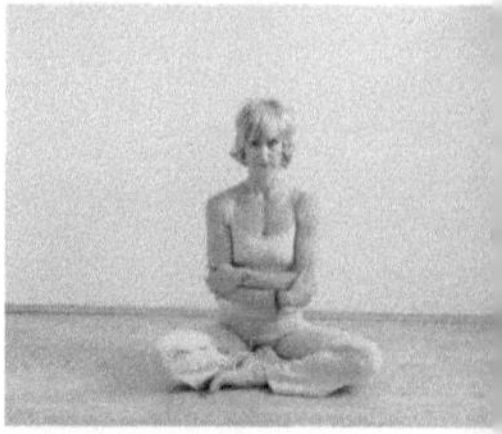

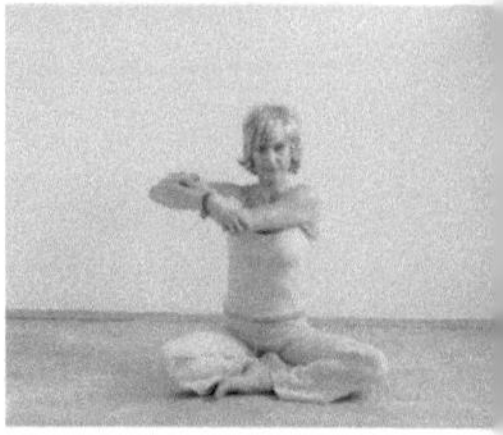

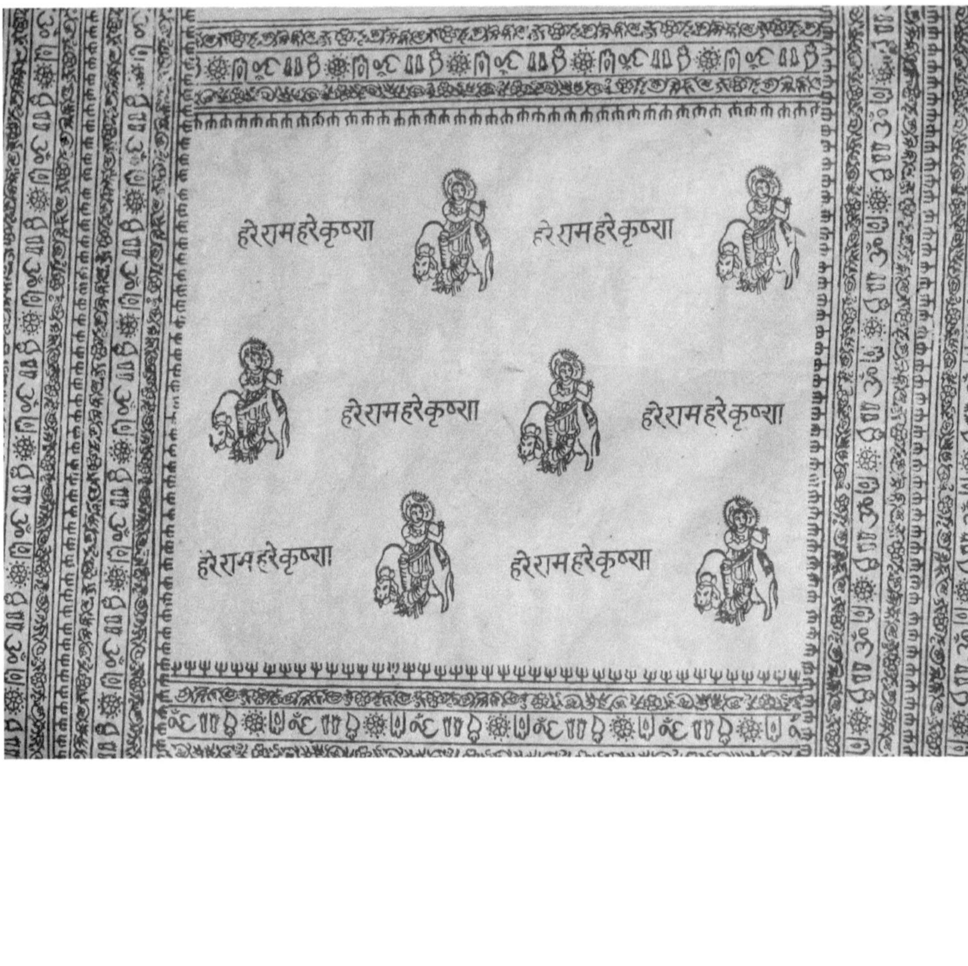
हरेराम हरेकृष्णा
हरेराम हरेकृष्णा
हरेराम हरेकृष्णा
हरेराम हरेकृष्णा
हरेराम हरेकृष्णा
हरेराम हरेकृष्णा

Entspannung an der Wand

1 Beine an der Wand

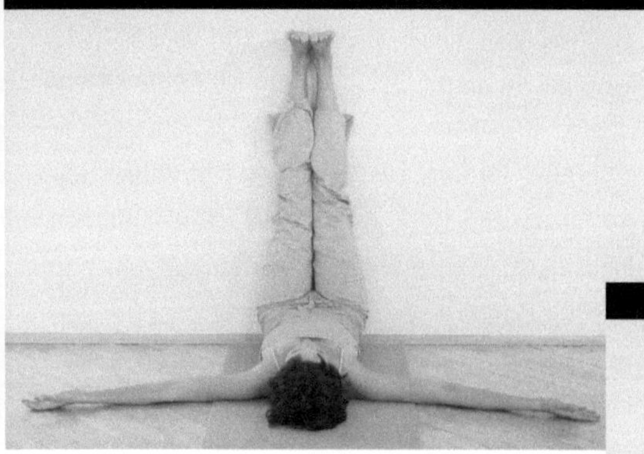

2 Nadelöhr an der Wand

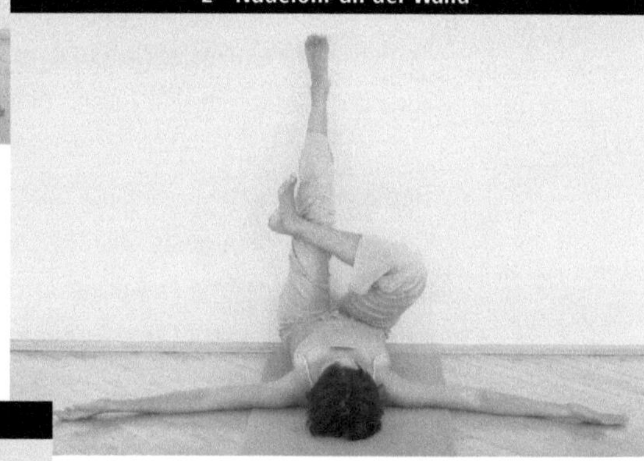

3 Schuster an der Wand

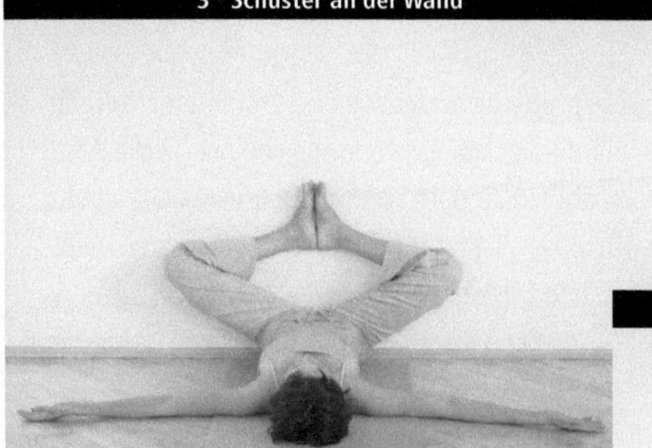

4 Grätsche an der Wand

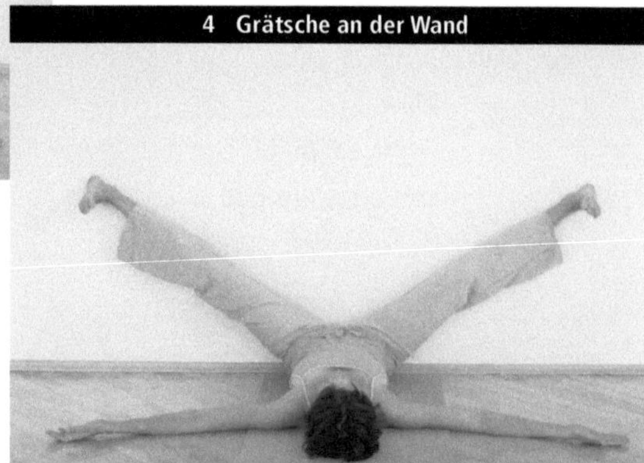

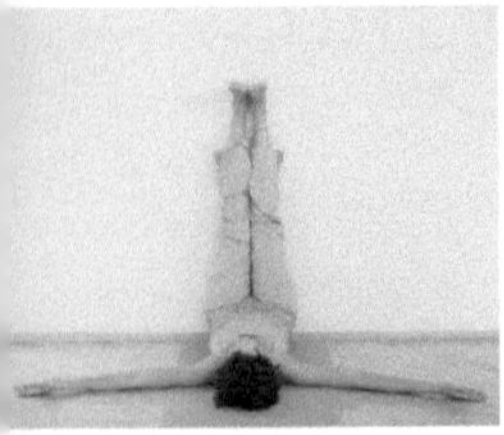

Beine an der Wand (Viparita Karani)

Komme zu einer freien Wand, und setze dich, die Beine angewinkelt aufgestellt, mit einer Seite des Beckens an die Wand. Stütze dich mit den Händen hinter deinem Becken ab, schwinge die Beine an der Wand nach oben, und gleite gleichzeitig mit deinem Oberkörper auf den Boden.

Führe deine Füße direkt über die Hüften und deine Schultern in Linie zum Becken. Schmiege dein Gesäß gleichmäßig an die Wand, und breite dich mit beiden Armen seitlich aus. Finde die Armposition, die es dir ermöglicht, eine Offenheit in der Vorder- und Rückseite deines Brustkorbes zu finden.

Werde schwer in deinen Beinen und im Becken. Lasse das Gewicht deiner Beine immer mehr in die Hüftgelenke fallen, und stelle dir vor, mit deinem Becken immer mehr in den Boden hineinzusinken. Werde weich in deinen Leisten und weich im Bauchraum. Stelle dir vor, von deinen Fersen würde die Energie über deine Beine wie ein Wasserfall in dein Becken und wie eine Welle über Bauch, Brustkorb und Nacken in den Boden hineinfließen.

Tipp

Finde die für dich beste Distanz zwischen deinem Becken und der Wand, so dass du eine angenehme Dehnung in der Rückseite deiner Beine spürst und auch in den Beinen entspannt und locker werden kannst. Falls du im Nacken eng und hart wirst, lege eine Decke unter deinen Kopf.

Erforsche

Lege zwei oder drei Decken am Boden übereinander, wenige Zentimeter von der Wand entfernt. Setze dich seitlich auf die Decken, und komme von hier in die Position. Die Decken sollten dich vom oberen Bereich deines Steißbeins bis etwas unterhalb deiner Schulterblätter abstützen. Der untere Bereich deines Steißbeins sinkt mehr in den kleinen Spalt zwischen Decken und Wand.

Flow

Atme ein und breite dich in alle Richtungen aus, spüre den Raum in deinem Körper, atme aus und sinke in den Boden hinein.

Nadelöhr an der Wand

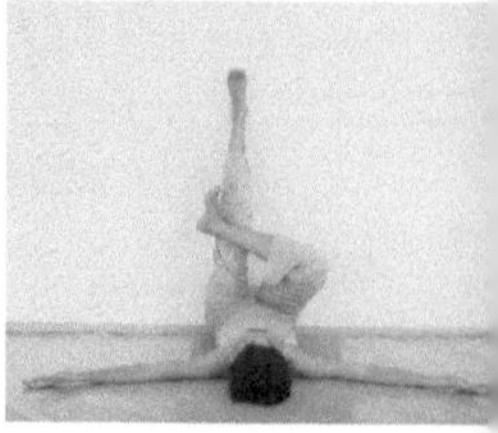

Lege dein rechtes Fußgelenk über dein linkes Knie, und beuge dein linkes Bein so weit an, wie es möglich ist, ohne dass du dabei mit deinem Becken vom Boden abhebst. Vielleicht kannst du deine Fußsohle an die Wand schmiegen und mit dem Fuß an der Wand mehr nach unten gleiten. Sinke schwer und gleichmäßig mit deinem Becken in den Boden hinein. Strecke nach einer Weile die Beine wieder an der Wand nach oben aus. Lege nun das linke Fußgelenk über das rechte Knie, und gleite wieder in die Position hinein.

Schuster an der Wand

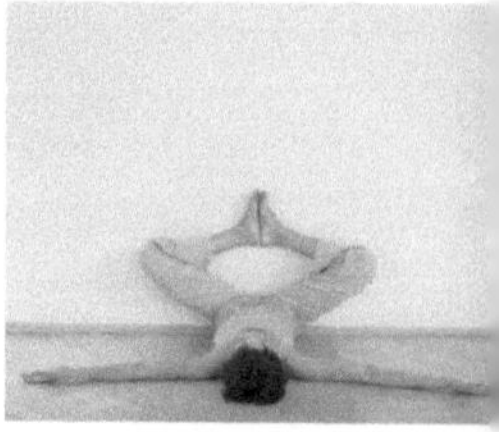

Aus der Position Beine an der Wand gleite langsam mit deinen Fußsohlen an der Wand nach unten, öffne die Beine zur Seite, und schmiege deine Fußsohlen ineinander.

Grätsche an der Wand

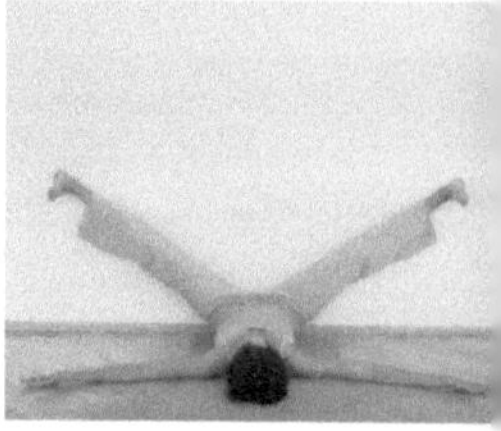

Führe aus dem Schuster wieder deine Beine zueinander, und strecke sie an der Wand nach oben aus. Bewege deine an der Wand ausgestreckten Beine so weit, wie es angenehm ist, auseinander.

Hineindehnen in die tiefe Entspannung

1 Einfache Bauchdrehung

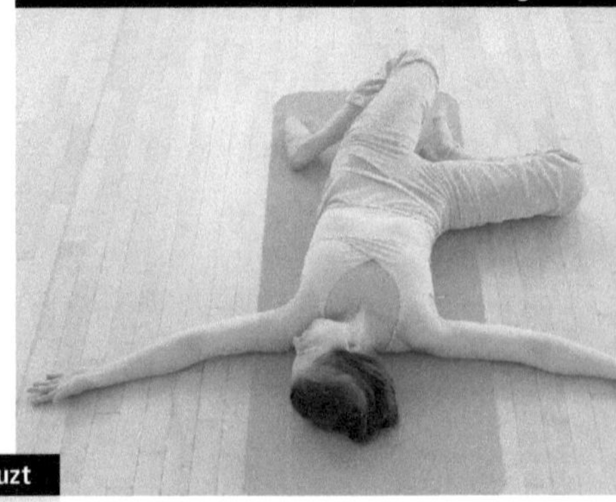

2 Glückliches Baby, Fußgelenke überkreuzt

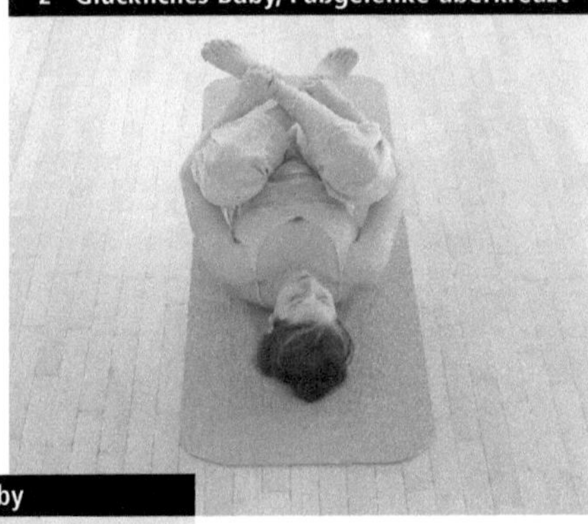

3 Glückliches Baby

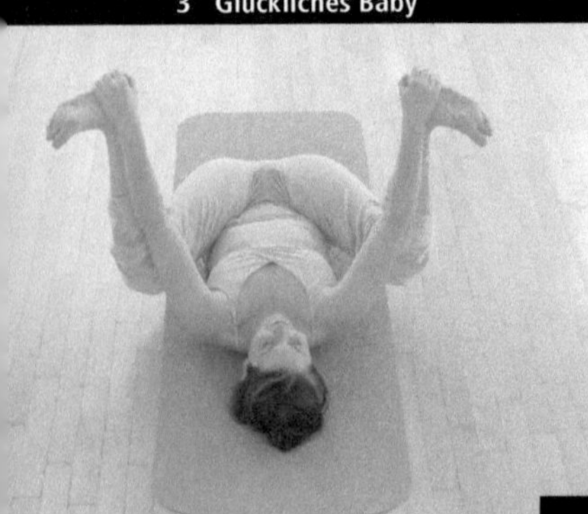

4 Beide Knie zur Brust

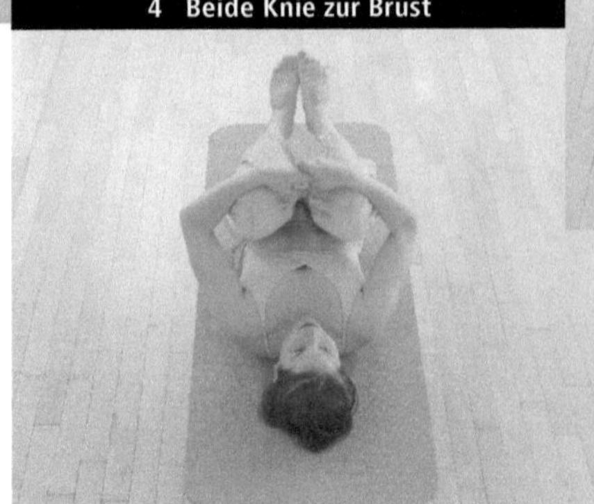

5 Liegendes Nadelöhr

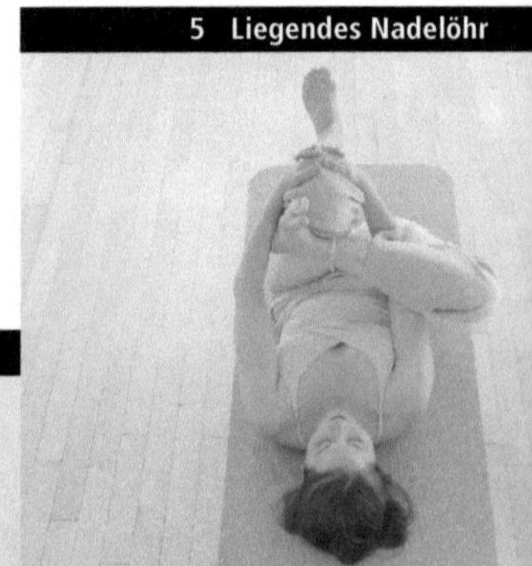

8 Tiefenentspannung mit Kissen

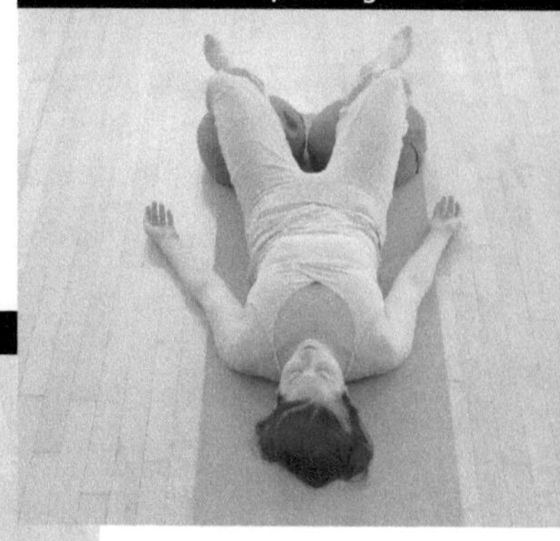

7 Tiefenentspannung

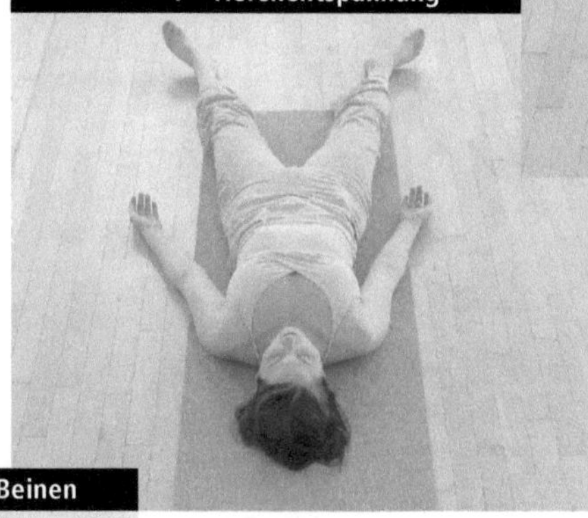

Krokodil mit übereinandergeschlagenen Beinen

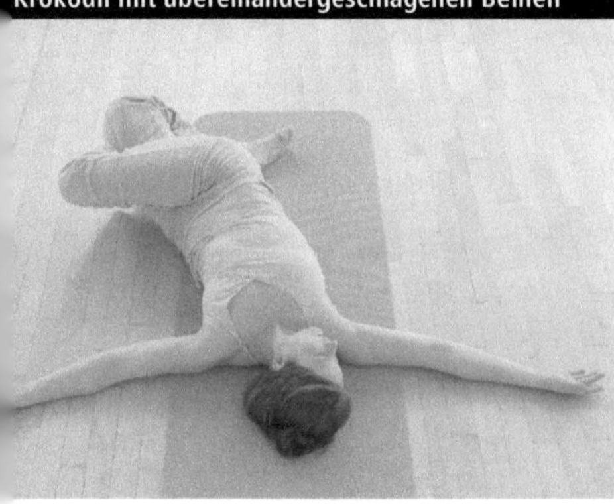

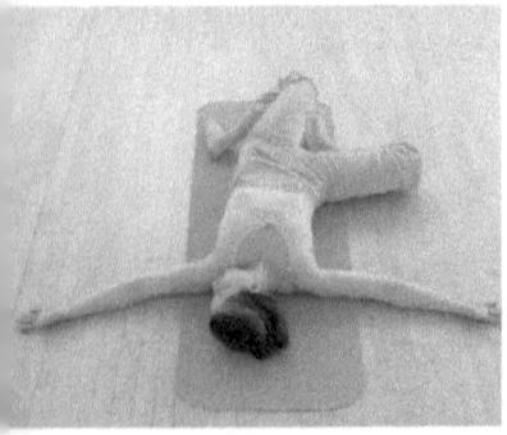

Einfache Bauchdrehung (Jathara Parivartanasana)

Beginne in der Rückenlage.
Stelle deine Beine angewinkelt auf, die Füße und Knie hüftbreit auseinander. Breite deine Arme seitlich aus, und drehe die Handflächen nach oben. Lasse deine Beine nach rechts zum Boden gleiten, und rolle gleichzeitig mit deinem Kopf schwer und locker nach links. Komme zurück in die Ausgangsposition, lasse deine Beine nach links in den Boden gleiten, und rolle mit deinem Kopf nach rechts. Finde in der Bewegung die Qualität langsam fließenden Wassers. Stelle dir vor, dein Kopf sinkt mehr und mehr in den Boden hinein.

Tipp
Falls dein Kinn nach oben Richtung Decke ragt und du im Nacken Enge spürst, lege eine Decke oder ein Kissen unter deinen Kopf.

Erforsche
Führe deine Beine weiter auseinander.

Flow
Atme aus, gleite mit deinen Beinen nach links zum Boden, und rolle deinen Kopf nach rechts, atme ein und gleite zurück in die Ausgangsposition. Fließe mehrere Runden ganz locker von Seite zu Seite.

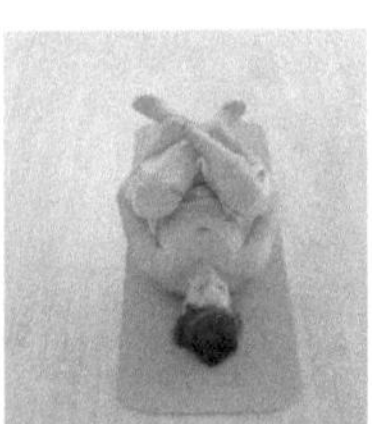

Glückliches Baby mit überkreuzten Fußgelenken (Ananda Balasana)

Überkreuze deine Fußgelenke, und ergreife mit den Händen deine Füße. Spüre diese angenehme Dehnung im unteren Rücken, und nimm wahr, wie dein Atem ganz natürlich in den unteren Rücken fließt. Fühle den Boden unter dir, fühle dich getragen vom Boden, und sinke mit deinem Kreuzbein und den Schulterblättern tief in den Boden hinein.

Tipp
Vielleicht fühlt es sich für dich besser an, die Schienbeine zu überkreuzen und deine Knie zu greifen.

Erforsche
Überkreuze die Fußgelenke anders herum. Spürst du einen Unterschied?

Flow

Atme ein und weite und öffne dich nach vorne zur Seite und nach hinten, atme aus und sinke tief in den Boden hinein. Lasse bewusst los.

Glückliches Baby (Ananda Balasana)

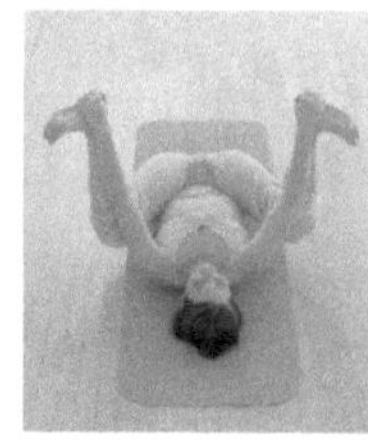

Führe deine Beine angewinkelt zum Oberkörper, und gleite mit deinen Knien etwas weiter als hüftbreit auseinander. Greife mit den Händen die Innenseite deiner Füße, und führe die Füße genau über die Knie. Beginne auf deinem Rücken herumzurollen, spüre den Boden unter dem Rücken, und genieße das Gefühl, vom Boden vollständig getragen zu werden. Bringe deine Knie dicht zu den Achselhöhlen und Richtung Boden.

Werde weich in den tiefen Bauchmuskeln, und schmiege dein Steißbein in den Boden. Finde die Länge in deiner Taille, und genieße die Weite und Länge in deinem Rücken. Stelle dir ein Baby vor, voller Freude auf dem Rücken rollend. Es spielt mit seinen Füßen und nimmt sie manchmal sogar in den Mund.

Erforsche

Greife die Außenseite deiner Füße.

Tipp

Benütze einen Gurt oder Schal, falls du nicht entspannt und mühelos deine Füße greifen kannst.

Flow

Atme ein und fließe mit deinen Füßen und Schultern ein wenig nach oben Richtung Decke, atme aus und sinke tief in den Boden hinein.

Liegendes Nadelöhr

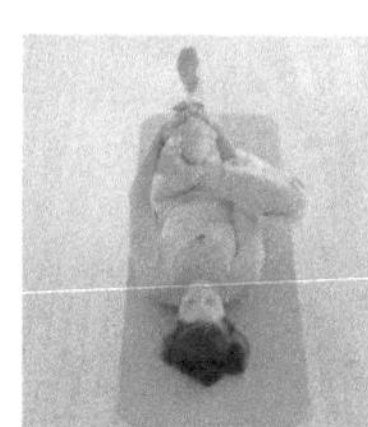

Beginne auf dem Rücken.
Stelle die Beine angewinkelt auf, und lege deinen rechten Knöchel über das linke Knie. Greife mit deinen Händen die Rückseite des linken Oberschenkels, und führe das Bein Richtung Oberkörper. Schmiege deine Schulterblätter und den unteren Rücken in den Boden, und achte darauf, dein linkes Knie über die linke Hüfte zu richten.

Tipp

Falls dein Kinn nach oben Richtung Decke ragt und dein Nacken sich verengt hat, lege eine Decke oder Kissen unter deinen Kopf.

Erforsche

Falls die Dehnung nicht intensiv genug ist, umfasse die Vorderseite deines Knies oder das Schienbein. Achte darauf, in deinem Nacken weich und lang zu bleiben und deine Schultern in den Boden zu schmiegen.

Flow

Atme aus und führe dein Bein mehr zum Oberkörper, atme ein und schmiege dein Steißbein mehr an den Boden.

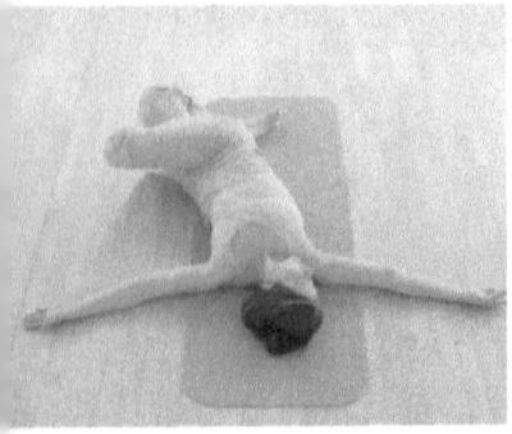

Krokodil mit übereinandergeschlagenen Beinen (Makarasana)

Stelle deine Beine angewinkelt auf, und strecke die Arme seitlich aus. Kreuze dein rechtes Bein über das linke, und schmiege die Beine leicht ineinander. Führe dein Becken etwas nach rechts, lasse die Beine nach links Richtung Boden sinken, und drehe deinen Kopf langsam nach rechts.

Erforsche

Falte die Hände hinter deinem Kopf, und lasse deinen Kopf entspannt in die Handflächen hineinsinken.

Flow

Atme aus und führe die Beine zum Boden. Atme ein und fließe zurück in die Ausgangsposition. Atme aus und führe nun die Beine so, wie sie sind, zur anderen Seite, atme ein und fließe wieder zurück.

Tiefenentspannung (Shavasana)

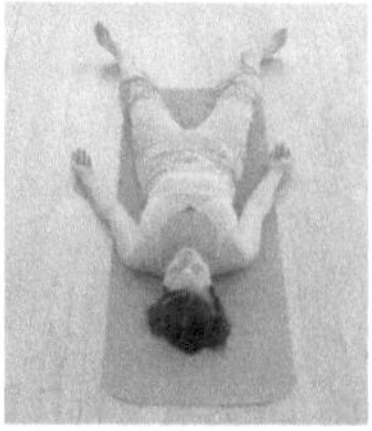

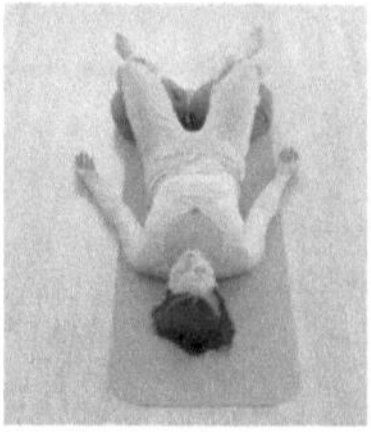

Beginne in der Position beide Knie zur Brust.
Komme langsam aus der Rundung heraus, und stelle deine Beine angewinkelt auf. Lasse die Beine nacheinander schwer und locker in den Boden hineingleiten. Nimm dich in die Arme, und führe mit deinen Händen die Schulterblätter mehr auseinander. Schaukele etwas seitlich hin und her, lockere und weite dich zwischen deinen Schulterblättern.

Strecke deine Arme etwas entfernt vom Körper nach unten aus. Drehe deine Handflächen leicht nach oben, und werde lang und weich in Nacken und Hals. Schaffe Weite, Länge und Symmetrie in deinem Körper. Spüre den Boden unter deinem Körper, fühle dich getragen vom Boden, und sinke mehr und mehr in den Boden hinein.

In *Shavasana* können wir in unseren Muskeln, in unserem Körper bewusst entspannen, Weichheit entdecken, das Gefühl haben, mit der Erde zu verschmelzen. Wo spürst du Kontakt zum Boden? Wo nimmst du Raum wahr zwischen deinem Körper und dem Boden? Spürst du Unterschiede zwischen den Seiten? Nimmst du Verspannungen wahr? Kannst du mehr und mehr in den Boden »hineinfallen«? Wo hältst du noch fest?

Richte nun die Aufmerksamkeit auf deinen Atem. Nimm die Bewegungen deines Atems wahr, das Heben und Senken deines Bauches; spüre, wie die Luft durch deine Nasenlöcher herein- und herausfließt. Werde mit jeder Ausatmung weicher und offener. Je mehr du loslässt, umso mehr entsteht ein Gefühl der Leichtigkeit, ein Schweben zwischen Erde und Himmel.

Shavasana erfordert kein körperliches Können, keine bestimmte Muskelkraft oder Flexibilität. Sie schaut so einfach aus, und ist doch eine der anspruchsvollsten Asanas. Unser Körper befindet sich in äußerer Bewegungslosigkeit, wirkt von außen leblos; deshalb wird diese Haltung »Totenstellung« genannt. Und hierin liegt die besondere Herausforderung dieses Asana. Viel einfacher ist es, aktiv zu sein, in Bewegung und Spannung, sich zu zerstreuen. Loszulassen ist viel schwieriger, besonders in unserem Geist. In der äußeren Stille und Bewegungslosigkeit bemerken wir meist erst den Lärm in unserem Geist. Ein Gedanke springt zum anderen, eine schier endlose Flut von Erinnerungen, Plänen, Sorgen – unsere selbst kreierten Seifenopern.

Nimm alle diese Gedanken wahr, lasse sie an dir vorbeigleiten, ohne sie zu bewerten oder zu verurteilen. Nimm die Bewegungen deiner Gedanken wahr, ohne an ihnen verhaftet zu bleiben, und komme immer wieder zurück zu deinem Atem. Dein Geist wandert zu anderen Orten, zu anderen Zeiten – komme zurück zu deinem Atem. Immer wieder und wieder.

Verweile mindestens fünf Minuten im Shavasana, und erlaube dir auch häufiger fünfzehn bis zwanzig Minuten. Je länger wir verweilen, desto tiefer und regenerierender ist die Wirkung.

Fange langsam an, deine Füße und Hände wieder zu bewegen, räkele und strecke dich mehr und mehr, gleite auf deine linke Körperseite, und rolle dich zusammen. Gleite nach ein paar Atemrunden offen und locker zur rechten Körperseite, und rolle dich zusammen. Komme dann über die Seitenlage, gut abgestützt auf deinen Händen, hoch zum entspannten, aufrechten Sitzen. Verweile im Fersen- oder Schneidersitz, die Hände locker auf den Oberschenkeln oder im Namaste.

Tipp

Wenn du im unteren Rücken Spannungen wahrnimmst, lege eine gerollte Decke oder ein Kissen unter deine Kniekehlen. Oder stelle deine Beine angewinkelt auf. Führe dabei deine Füße weiter auseinander und deine Knie zueinander. Falls dein Kinn weit zur Decke ragt, lege eine Decke unter deinen Kopf.

Erforsche

Lege dir ein Augenkissen auf deine Stirn oder über die Augen.

Flow

Atme ein und stelle dir vor, dich am Boden in alle Richtungen auszubreiten, atme aus und stelle dir vor, in den Boden hineinzuschmelzen.

Ein Danke an …

… meinen Vater. Während ich dieses Buch schrieb, ist er kurz vor der Vollendung seines neunzigsten Lebensjahres friedlich gestorben. Besonders dankbar bin ich dafür, dass ich seine letzten Tage mit ihm und meiner Mutter so intensiv verbringen konnte.

… Yoga, das mein Leben und meinen Geist so öffnet und vertieft.

… Bewegung, Tanz und den Körper. Ich bin ihnen mein Leben lang gefolgt, und sie haben mich auf diese wunderschöne Reise mitgenommen.

… Tom Cuson für die vielfältige Mitarbeit an diesem Buch als Berater, Lektor, Fotograf und die vielen Herausforderungen, die wir durchlebten.

… die Teilnehmer meiner Kurse, deren Energie und Tiefe mich immer wieder inspiriert – durch euch habe ich so viel gelernt und erfahren.

… Ursula Richard für ihr Vertrauen und Engagement, dieses Buch beim Theseus Verlag zu veröffentlichen, Claudia Seele-Nyima für das Lektorat und Frau Ingeburg Zoschke für die Gestaltung.

… Lucia Krämer, Maskenbildnerin, die uns mit ihrem so natürlichen visagistischen Einsatz unterstützte, und Janne Peters für das Fotografieren der Flows.

… und an die Leser dieses Buches.

Ich wünsche euch
viel Freude,
Wunder,
und inspirierende Momente
auf eurem Yogaweg.

Beate Cuson
Berlin, 28. Mai 2007

Anmerkungen

1 *Weg des Lichts.* Hamburg, Rowohlt 1984.
2 Stuttgart, Klett-Cotta 2005, S. 144.
3 Yogasutra III.12.
4 Die Bhagavad Gita, Teil des indischen Epos' Mahabharata, ist ein philosophisches Lehrgedicht, ein Dialog zwischen Arjuna und dem Gott Krishna. Es ist eine grundlegende Unterweisung über die Kunst des richtigen Lebens und Handelns und über den spirituellen Weg zu Gott.
5 Interview mit T. K. V. Desikachar, *Süddeutsche Zeitung* Nr. 115, 21./22. Mai 2005.
6 IV.14, zit. nach R. Sriram, *Yoga. Neun Schritte in die Freiheit,* S. 129.
7 Ebd.
8 III.15, zit. nach R. Sriram, *Yoga. Neun Schritte in die Freiheit,* 161.
9 Desikachar, *Heart of Yoga,* S. 25 (Übers. d. A.).
10 Gary Kraftsow, »Set your Practice free«, in: *Yoga Journal* (April 2007), S. 81.
11 Yogasutra II.46.
12 *Licht auf Yoga,* O. W. Barth, S. 39.
13 »Ein Gespräch mit T. K. V. Desikachar«, in: *Viveka Hefte für Yoga, (Nr. 3, o. J.)* »Spiritualität und Ethik«, S. 23.
14 Desikachar, *Über Freiheit und Meditation,* S. 97.
15 A. a. O., S. 84.
16 Swami Prabhavananda, Christopher Isherwood, *Gotterkenntnis. Die Yoga-Sutras des Patanjali.* Ullstein 1998, S. 115.
17 Desikachar, *Über Freiheit und Meditation.*
18 Sriram, *Patañjali. Das Yogasutra,* S. 132.
19 Desikachar, *Über Freiheit und Meditation,* S. 85 (Sutra II.38).
20 Sriram, *Patañjali. Das Yogasutra,* S. 134.
21 Desikachar, *Über Freiheit und Meditation,* S. 87 (Sutra II.42).
22 Iyengar, *Licht auf Yoga.*
23 Evelyne Blau, *Krishnamurti. 100 Jahre,* Aquamarin Verlag, 1995.
24 Desikachar, *Über Freiheit und Meditation,* S. 87 (Sutra II.44).
25 A. a. O., S. 81 (Sutra II.32).
26 Im Verlauf des Textes werden solche und ähnliche Formulierungen – den Fuß, die Hand oder andere Körperteile »*in* (nicht an) den Boden/die Wand schmiegen« oder »*in* den Boden *hinein*fließen« – häufiger vorkommen. Diese Ausdrucksart ist gebräuchlich im Tanz, in der Körperarbeit und im Yoga. Es geht darum, das sinnliche Gefühl einer Bewegung oder energetischer Ausrichtung auszudrücken.

Literaturempfehlungen

Chopra, Deepak: *Die sieben geistigen Gesetze des Yoga.* Berlin: Marion von Schröder, Ullstein 2005.
Csikszentmihalyi, Mihaly: *Flow. Das Geheimnis des Glücks.* Stuttgart: Klett-Cotta Verlag 1992.
– *Flow. Der Weg zum Glück.* Freiburg: Herder 2006.
Desikachar, T. K. V.: *Über Freiheit und Meditation. Das Yoga-Sutra des Patanjali.* Petersberg: Via Nova 2003.
Gerwin, Roswitha Maria: *Das Yoga-Jahr.* München: Kösel 2006.
Hawley, Jack: *Bhagavad Gita.* München: Goldmann 2002.
Moser, Milena: *Schlampen-Yoga.* München: Blessing 2005.
Sriram, R.: *Patañjali. Das Yogasutra. Von der Erkenntnis zur Befreiung.* Berlin: Theseus 2005.
Sriram, R.: *Yoga. 9 Schritte in die Freiheit.* Berlin: Theseus 2001.

In englischer Sprache:
Chatlani, Mohini: *Yoga Flows.* London: Carroll & Brown Publ. 2002.
Desikachar, T. K. V.: *The Heart of Yoga – Developing A Personal Practice.* Rochester/Vermont: Inner Tradition International 1995.
Farhi, Donna: *Bringing Yoga to Life.* Harper San Francisco 2003.
Faulds, Richard: *Kripalu Yoga – A Guide to Practice On and Off the Mat.* Bantam Dell 2006.
Lasater, Judith: *Living Your Yoga.* Rodmell Press 2000.
Lee, Cindy: *Yoga Body Buddha Mind.* Riverhead Books/Penguin 2004.
Dies.: *Om Yoga. A Guide to Daily Practice.* San Francisco: Chronicle Books 2002.
Stiles, Mukunda: *Structural Yoga Therapy.* Red Wheel/Weiser 2000.
Yee, Rodney: *Moving Toward Balance.* Gaiam 2004.

Empfehlenswert sind auch die DVDs über fließendes Vinyasa-Yoga von Shiva Rea (Sounds True) und Cyndi Lee (Dharma Moon), ebenso wie die CDs mit Übungsanleitungen von Shiva Rea (Sounds True).

Über die Autorin

Beate Cuson ist Heilpraktikerin, Tänzerin, Yogalehrerin und Gründerin des international bekannten Moveo, Studio für Yoga in Berlin. Sie leitet das Studio sowie das Ausbildungs- und Workshop-Programm für Yogalehrer.

Mit über 22 Jahren Unterrichtserfahrung in Bewegung, Tanz, Capoeira und Yoga hat sie viele Menschen »bewegt« und inspiriert. Ihre Kurse sind neugierig-spielerisch und meditativ-achtsam, mit Freude an der Bewegung und einem Blick für individuelle Bedürfnisse. San Francisco, New York, London, Edinburgh und Indien waren Stationen ihrer Aus- und Weiterbildungen. Ihre tänzerischen Schwerpunkte waren afrikanische und afro-brasilianische Tänze. Sie tanzte, performte und unterrichtete international den afro-brasilianischen Kampfsporttanz Capoeira mit Tom Cuson.

Neben ihren laufenden Kursen im Moveo unterrichtet sie auch privat für persönliche und berufliche Zwecke, darunter auch Yoga für HIV-positive Frauen und Brustkrebsgruppen sowie Yoga für den Rücken. Ihre Flow-Yoga-Präsentationen wurden unter anderem im Sony Center Berlin und in der Galerie Lafayette vorgeführt.

Das erste Buch von Beate Cuson, »Bodyforming mit Yoga«, erschien 2004 bei Gräfe und Unzer. Interviews wurden im Rundfunk, Fernsehen, in Zeitungen und in der Zeitschrift »Yoga Aktuell« publiziert.

Kontaktadresse:

Moveo
Studio für Yoga in Berlin
Am Tempelhofer Berg 7D
10965 Berlin
Tel 030/695 05 224
Fax 030/695 05 229
info@moveoberlin.de
www.moveoberlin.de

Die Modelle

Hannah Reich

Hannah Reich arbeitet international und interkulturell mit Tanz und Theater als konstruktive Konfliktbearbeitung. Ihre Schwerpunkte sind Körperarbeit und interaktive Performance, und sie versucht Handlungsspielräume, Veränderungs- und Wachstumsmöglichkeiten zu ergründen und zu beleben. Die Prinzipien, Weisheiten und Techniken des Yoga bereichern stark ihre Vorgehensweise.

Frank Weigand

Frank Weigand lebt als freier Journalist und Dramaturg für Theater und zeitgenössischen Tanz in Berlin. Außerdem übersetzt er Theaterstücke aus dem Französischen, Englischen und Spanischen ins Deutsche. Zur Zeit der Fotoaufnahmen arbeitete er mit der Choreografin Anne Scharwatt an einer Präsentationsplattform für junge Tanzschaffende. Er ist seit 2003 Schüler von Beate Cuson.